国家卫生和计划生育委员会"十三五"规划教材

全国中等卫生职业教育教材

供医学检验技术专业用

医学统计学

主　编　赵　红

副主编　杜　宏　许坚锋

编　者（以姓氏笔画为序）

许坚锋（广东省江门市中医药学校）

杜　宏（云南省临沧市卫生学校）

张花荣（山东省青岛市卫生学校）

罗慧芳（山东省莱阳市卫生学校）

赵　红（辽宁省营口市卫生学校）

葛　娟（新疆伊宁市卫生学校）

人民卫生出版社

图书在版编目（CIP）数据

医学统计学 / 赵红主编. —北京：人民卫生出版社，2016
ISBN 978-7-117-23607-2

Ⅰ. ①医… Ⅱ. ①赵… Ⅲ. ①医学统计－统计学－中等专业学校－教材 Ⅳ. ①R195.1

中国版本图书馆 CIP 数据核字（2016）第 270549 号

人卫智网	www.ipmph.com	医学教育、学术、考试、健康，购书智慧智能综合服务平台
人卫官网	www.pmph.com	人卫官方资讯发布平台

医学统计学

主　　编：赵　红
出版发行：人民卫生出版社（中继线 010-59780011）
地　　址：北京市朝阳区潘家园南里 19 号
邮　　编：100021
E - mail：pmph @ pmph.com
购书热线：010-59787592　010-59787584　010-65264830
印　　刷：保定市中画美凯印刷有限公司
经　　销：新华书店
开　　本：787×1092　1/16　　印张：14
字　　数：349 千字
版　　次：2017 年 1 月第 1 版　2023 年 1 月第 1 版第 4 次印刷
标准书号：ISBN 978-7-117-23607-2/R·23608
定　　价：34.00 元

打击盗版举报电话：010-59787491　E-mail：WQ @ pmph.com
　　（凡属印装质量问题请与本社市场营销中心联系退换）

出版说明

为全面贯彻党的十八大和十八届三中、四中、五中全会精神,依据《国务院关于加快发展现代职业教育的决定》要求,更好地服务于现代卫生职业教育快速发展的需要,适应卫生事业改革发展对医药卫生职业人才的需求,贯彻《医药卫生中长期人才发展规划(2011—2020年)》《现代职业教育体系建设规划(2014—2020年)》文件精神,人民卫生出版社在教育部、国家卫生和计划生育委员会的领导和支持下,按照教育部颁布的《中等职业学校专业教学标准(试行)》医药卫生类(第二辑)(简称《标准》),由全国卫生职业教育教学指导委员会(简称卫生行指委)直接指导,经过广泛的调研论证,成立了中等卫生职业教育各专业教育教材建设评审委员会,启动了全国中等卫生职业教育第三轮规划教材修订工作。

本轮规划教材修订的原则:①明确人才培养目标。按照《标准》要求,本轮规划教材坚持立德树人,培养职业素养与专业知识、专业技能并重,德智体美全面发展的技能型卫生专门人才。②强化教材体系建设。紧扣《标准》,各专业设置公共基础课(含公共选修课)、专业技能课(含专业核心课、专业方向课、专业选修课);同时,结合专业岗位与执业资格考试需要,充实完善课程与教材体系,使之更加符合现代职业教育体系发展的需要。在此基础上,组织制订了各专业课程教学大纲并附于教材中,方便教学参考。③贯彻现代职教理念。体现"以就业为导向,以能力为本位,以发展技能为核心"的职教理念。理论知识强调"必需、够用";突出技能培养,提倡"做中学、学中做"的理实一体化思想,在教材中编入实训(实验)指导。④重视传统融合创新。人民卫生出版社医药卫生规划教材经过长时间的实践与积累,其中的优良传统在本轮修订中得到了很好的传承。在广泛调研的基础上,再版教材与新编教材在整体上实现了高度融合与衔接。在教材编写中,产教融合、校企合作理念得到了充分贯彻。⑤突出行业规划特性。本轮修订紧紧依靠卫生行指委和各专业教育教材建设评审委员会,充分发挥行业机构与专家对教材的宏观规划与评审把关作用,体现了国家卫生计生委规划教材一贯的标准性、权威性、规范性。⑥提升服务教学能力。本轮教材修订,在主教材中设置了一系列服务教学的拓展模块;此外,教材立体化建设水平进一步提高,根据专业需要开发了配套教材、网络增值服务等,大量与课程相关的内容围绕教材形成便捷的在线数字化教学资源包,通过扫描每章标题后的二维码,可在手机等移动终端上查看和共享对应的在线教学资源,为教师提供教学素材支撑,为学生提供学习资源服务,教材的教学服务能力明显增强。

　　人民卫生出版社作为国家规划教材出版基地,有护理、助产、农村医学、药剂、制药技术、营养与保健、康复技术、眼视光与配镜、医学检验技术、医学影像技术、口腔修复工艺等 24 个专业的教材获选教育部中等职业教育专业技能课立项教材,相关专业教材根据《标准》颁布情况陆续修订出版。

医学检验技术专业编写说明

　　2010 年,教育部公布《中等职业学校专业目录(2010 年修订)》,将医学检验专业(0810)更名为医学检验技术专业(100700),目的是面向医疗卫生机构,培养从事临床检验、卫生检验、采供血检验及病理技术等工作的、德智体美全面发展的高素质劳动者和技能型人才。人民卫生出版社积极落实教育部、国家卫生和计划生育委员会相关要求,推进《标准》实施,在卫生行指委指导下,进行了认真细致的调研论证工作,规划并启动了教材的编写工作。

　　本轮医学检验技术专业规划教材与《标准》课程结构对应,设置公共基础课(含公共选修课)、专业基础课、专业技能课(含专业核心课、专业方向课、专业选修课)教材。

　　本轮教材编写力求贯彻以学生为中心、贴近岗位需求、服务教学的创新教材编写理念,教材中设置了"学习目标""病例/案例""知识链接""考点提示""本章小结""目标测试""实训/实验指导"等模块。"学习目标""考点提示""目标测试"相互呼应衔接,着力专业知识掌握,提高专业考试应试能力。尤其是"病例/案例""实训/实验指导"模块,通过真实案例激发学生的学习兴趣、探究兴趣和职业兴趣,满足了"真学、真做、掌握真本领""早临床、多临床、反复临床"的新时期卫生职业教育人才培养新要求。

7

全国中等卫生职业教育
国家卫生和计划生育委员会"十三五"规划教材目录

总序号	适用专业	分序号	教材名称	版次
1	中等卫生	1	职业生涯规划	2
2	职业教育	2	职业道德与法律	2
3	各专业	3	经济政治与社会	1
4		4	哲学与人生	1
5		5	语文应用基础	3
6		6	数学应用基础	3
7		7	英语应用基础	3
8		8	医用化学基础	3
9		9	物理应用基础	3
10		10	计算机应用基础	3
11		11	体育与健康	2
12		12	美育	3
13		13	病理学基础	3
14		14	病原生物与免疫学基础	3
15		15	解剖学基础	3
16		16	生理学基础	3
17		17	生物化学基础	3
18		18	中医学基础	3
19		19	心理学基础	3
20		20	医学伦理学	3
21		21	营养与膳食指导	3
22		22	康复护理技术	2
23		23	卫生法律法规	3
24		24	就业与创业指导	3
25	护理专业	1	解剖学基础 **	3
26		2	生理学基础 **	3
27		3	药物学基础 **	3
28		4	护理学基础 **	3

续表

总序号	适用专业	分序号	教材名称	版次
29		5	健康评估 **	2
30		6	内科护理 **	3
31		7	外科护理 **	3
32		8	妇产科护理 **	3
33		9	儿科护理 **	3
34		10	老年护理 **	3
35		11	老年保健	1
36		12	急救护理技术	3
37		13	重症监护技术	2
38		14	社区护理	3
39		15	健康教育	1
40	助产专业	1	解剖学基础 **	3
41		2	生理学基础 **	3
42		3	药物学基础 **	3
43		4	基础护理 **	3
44		5	健康评估 **	2
45		6	母婴护理 **	1
46		7	儿童护理 **	1
47		8	成人护理（上册）- 内外科护理 **	1
48		9	成人护理（下册）- 妇科护理 **	1
49		10	产科学基础 **	3
50		11	助产技术 **	1
51		12	母婴保健	3
52		13	遗传与优生	3
53	护理、助产	1	病理学基础	3
54	专业共用	2	病原生物与免疫学基础	3
55		3	生物化学基础	3
56		4	心理与精神护理	3
57		5	护理技术综合实训	2
58		6	护理礼仪	3
59		7	人际沟通	3
60		8	中医护理	3
61		9	五官科护理	3
62		10	营养与膳食	3
63		11	护士人文修养	1
64		12	护理伦理	1
65		13	卫生法律法规	3

续表

总序号	适用专业	分序号	教材名称	版次
66		14	护理管理基础	1
67	农村医学	1	解剖学基础 **	1
68	专业	2	生理学基础 **	1
69		3	药理学基础 **	1
70		4	诊断学基础 **	1
71		5	内科疾病防治 **	1
72		6	外科疾病防治 **	1
73		7	妇产科疾病防治 **	1
74		8	儿科疾病防治 **	1
75		9	公共卫生学基础 **	1
76		10	急救医学基础 **	1
77		11	康复医学基础 **	1
78		12	病原生物与免疫学基础	1
79		13	病理学基础	1
80		14	中医药学基础	1
81		15	针灸推拿技术	1
82		16	常用护理技术	1
83		17	农村常用医疗实践技能实训	1
84		18	精神病学基础	1
85		19	实用卫生法规	1
86		20	五官科疾病防治	1
87		21	医学心理学基础	1
88		22	生物化学基础	1
89		23	医学伦理学基础	1
90		24	传染病防治	1
91	营养与保	1	正常人体结构与功能 *	1
92	健专业	2	基础营养与食品安全 *	1
93		3	特殊人群营养 *	1
94		4	临床营养 *	1
95		5	公共营养 *	1
96		6	营养软件实用技术 *	1
97		7	中医食疗药膳 *	1
98		8	健康管理 *	1
99		9	营养配餐与设计 *	1
100	康复技术	1	解剖生理学基础 *	1
101	专业	2	疾病学基础 *	1
102		3	临床医学概要 *	1

续表

总序号	适用专业	分序号	教材名称	版次
103		4	药物学基础	2
104		5	康复评定技术 *	2
105		6	物理因子治疗技术 *	1
106		7	运动疗法 *	1
107		8	作业疗法 *	1
108		9	言语疗法 *	1
109		10	中国传统康复疗法 *	1
110		11	常见疾病康复 *	2
111	眼视光与	1	验光技术 *	1
112	配镜专业	2	定配技术 *	1
113		3	眼镜门店营销实务 *	1
114		4	眼视光基础 *	1
115		5	眼镜质检与调校技术 *	1
116		6	接触镜验配技术 *	1
117		7	眼病概要	1
118		8	人际沟通技巧	1
119	医学检验	1	无机化学基础 *	3
120	技术专业	2	有机化学基础 *	3
121		3	生物化学基础	3
122		4	分析化学基础 *	3
123		5	临床疾病概要 *	3
124		6	生物化学及检验技术	3
125		7	寄生虫检验技术 *	3
126		8	免疫学检验技术 *	3
127		9	微生物检验技术 *	3
128		10	临床检验	3
129		11	病理检验技术	1
130		12	输血技术	1
131		13	卫生学与卫生理化检验技术	1
132		14	医学遗传学	1
133		15	医学统计学	1
134		16	检验仪器使用与维修 *	1
135	医学影像	1	解剖学基础 *	1
136	技术专业	2	生理学基础 *	1
137		3	病理学基础 *	1
138		4	影像断层解剖	1
139		5	医用电子技术 *	3

续表

总序号	适用专业	分序号	教材名称	版次
140		6	医学影像设备 *	3
141		7	医学影像技术 *	3
142		8	医学影像诊断基础 *	3
143		9	超声技术与诊断基础 *	3
144		10	X 线物理与防护 *	3
145		11	X 线摄影化学与暗室技术	3
146	口腔修复	1	口腔解剖与牙雕刻技术 *	2
147	工艺专业	2	口腔生理学基础 *	3
148		3	口腔组织及病理学基础 *	2
149		4	口腔疾病概要 *	3
150		5	口腔工艺材料应用 *	3
151		6	口腔工艺设备使用与养护 *	2
152		7	口腔医学美学基础 *	3
153		8	口腔固定修复工艺技术 *	3
154		9	可摘义齿修复工艺技术 *	3
155		10	口腔正畸工艺技术 *	3
156	药剂、制药	1	基础化学 **	1
157	技术专业	2	微生物基础 **	1
158		3	实用医学基础 **	1
159		4	药事法规 **	1
160		5	药物分析技术 **	1
161		6	药物制剂技术 **	1
162		7	药物化学 **	1
163		8	会计基础	1
164		9	临床医学概要	1
165		10	人体解剖生理学基础	1
166		11	天然药物学基础	1
167		12	天然药物化学基础	1
168		13	药品储存与养护技术	1
169		14	中医药基础	1
170		15	药店零售与服务技术	1
171		16	医药市场营销技术	1
172		17	药品调剂技术	1
173		18	医院药学概要	1
174		19	医药商品基础	1
175		20	药理学	1

** 为"十二五"职业教育国家规划教材
* 为"十二五"职业教育国家规划立项教材

前　言

《医学统计学》是全国中等卫生职业教育"十三五"规划教材，是中等卫生职业教育医学检验技术专业一门专业选修课程。本教材是根据国家卫计委、教育部《中等职业学校医学检验技术专业教学标准》，按照教育部"十三五"国家规划教材出版要求编写而成，供中等卫生职业教育医学检验技术专业学生使用。

在教材编写过程中，始终贯彻立德树人的"现代职业教育"精神，注重以服务为宗旨，以就业为导向；遵循"三基、五性、三特定"的原则，融传授知识、培养能力、提高素质为一体，重视学生创新精神和实践能力的培养。

本教材按 54 学时编写，理论部分共九章，实践部分介绍 SPSS 软件的使用，附表包括一些常用的统计用表。本书注重结合医学实例深入浅出地对医学统计学的基本理论、基本知识和基本技能，尤其对各种统计方法的使用条件、使用方法及统计结果的理解做正确解释，而不拘泥于大量的繁杂的计算过程。

本教材在编排体系上将定量数据和定性数据的统计描述合为一章，使教学内容紧凑、脉络清晰，易于学生对本学科知识框架的理解；在内容上删除了二项分布和泊松分布等章节，重点突出，实用性强；增加了实验部分的上机实习应用，以 SPSS for Windows 为例，示范性地讲解了如何建立数据文件、进行相应的统计分析及对其结果的正确解释，提高了学生的学习效率也有利于学生熟悉计算机技术的应用。教材在编写风格上有所创新，学习目标使学生学习有针对性；考点链接把理论知识与执业资格考试联系起来；本章小节总结归纳，突出重点，便于学生复习；目标测试加深学生对知识的全面理解和掌握。

教材在编写过程中，得到了各位编者所在学校的大力支持，并参考了部分本科院校、高职院校、中职学校的有关教材，在此表示衷心感谢。

鉴于编者学术水平和编写时间有限，教材中难免有不妥和遗漏之处，敬请广大读者批评指正，以便进一步修订完善。

赵　红

2016 年 7 月

目 录

第一章 绪 论

第一节 概 述

医学研究中，由于生物现象的变异较大，各种因素错综复杂，由实验或观察得到的结果往往会受到许多随机因素的影响。

某医师欲比较胞磷胆碱与神经节苷脂治疗脑血管疾病的疗效（表1-1），将58例脑血管疾病患者随机分为两组，问两种药物治疗脑血管疾病的有效率是否不同？

表1-1 胞磷胆碱与神经节苷脂两药疗效比较

药物分组	有效	无效	合计	有效率(%)
胞磷胆碱组	25	3	28	89.29
神经节苷脂组	24	6	30	80.00
合计	49	9	58	84.48

这种结果能否说明胞磷胆碱组药物优于神经节苷脂药物？由样本数据获得的结果，其差别既可能是药物本身作用引起，也有可能是随机波动所致。是否由于药物作用造成了两组疗效的差别，需要使用统计学方法进行推断。

统计学是研究数据的收集、整理、分析的一门科学。合理的统计分析能帮助我们正确认识事物客观存在的规律性。基础医学、临床医学和预防医学各个方面的科学研究以及医疗卫生实践和居民健康状况研究，都需要运用统计方法去分析事物发生发展的规律。医学统计学是一门运用统计学的原理和方法，研究医学科研中（侧重于预防医学和卫生事业管理学）有关数据的收集、整理和分析的应用科学。它作为医学科学研究方法学已逐渐被接受并广泛应用，包括了研究设计、数据收集、整理、分析以及分析结果的正确解释和表达。

医学统计学的研究对象是医学中具有不确定性结果的事物，其主要作用是通过数据的偶然性揭示和探测那些令人困惑的医学问题的规律性，对不确定性的数据作出科学推断，它是认识客观世界的重要工具和手段。医学统计学的全过程又可以看成是一个收集信息、处理信息、分析信息，从而提炼新的信息的过程，即从事物同质性与变异性的数量表现出发，通过一定数量的观察、对比、分析，揭示那些困惑费解的医学问题的规律性，亦即由偶然性（不确定性）的剖析中，发现事物的必然性（确定性），并用以指导医学的理论与实践。

现在生物医学实验室研究、临床研究、流行病学探索和公共卫生管理都要寻求统计学家的合作。美国国立卫生研究院的基金申请要求合作者有统计学专家，并且必须有统计设计和分析的内容。在药物开发中，制药公司要招聘统计学家指导研究设计、分析数据。总之，统计的思维和方法已经渗透到医学研究和卫生政策之中。

医学统计学与卫生统计学既有联系，也有区别。卫生统计学应用于医学与卫生学领域的有关研究，更侧重于研究居民健康状况以及与健康有关的各种因素及其相互关系和卫生事业管理中数据的搜集、整理与分析。

要充分认识医学统计学在医疗卫生工作中的重要作用，发挥学习的主动性和积极性，掌握医学统计学的基本知识、基本技能、基本概念和基本方法。养成依据统计学原理思考问题，进行分析、判断和推理的习惯。正确地选用统计分析方法，并结合专业知识做出科学的结论。医学生通过学习和运用统计学方法，更好地理解医学专业杂志的内容、撰写科学论文、建立逻辑思维方法和提高分析问题的能力，从而达到提高科研水平的目的。

随着医学科技的进步，学科间的相互渗透，数学与电子计算机在医学研究中的应用日益广泛。资料收集、整理、储存、分析、检索、传输与交流工作已经实现了自动化，建立资料的数据库，实现数据共享，使统计资料中所蕴藏的丰富的信息得以被充分地提取和利用。

第二节 医学统计工作的基本步骤

任何统计工作和统计研究的全过程都可分为以下四个步骤。

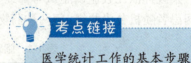

考点链接

医学统计工作的基本步骤

一、统计设计

统计设计是影响研究能否成功的最关键环节，是提高观察或实验质量的重要保证。在进行统计工作和研究之前必须有一个周密的设计。首先明确研究目的，根据研究目的，从统计角度对资料的搜集、整理和分析全过程提出全面具体的计划和要求，作为统计工作实施的依据，以便用尽可能少的人力、物力和时间获得准确可靠的结论。

在设计之前，应先对研究的问题有较多的了解。需要广泛查阅文献，了解实际情况，而且常要与有关专家共同协作。设计的内容包括资料收集、整理和分析，全过程总的设想和安排。例如，明确研究目的和研究假说、观察对象和观察单位，收集哪方面的原始资料，收集资料的方法等，列出拟分析的统计指标以及控制误差和偏倚的措施，预期拟得到的结果，经费预算等等，都要结合实际，周密考虑，妥善安排。

研究设计有专业设计和统计设计，两者相辅相成。专业设计主要包括：选题、根据研究目的确定研究对象、处理因素、实验或观察方法、实验材料和设备、实验效应或观察指标等；统计设计主要包括实验分组或抽样方法、样本含量估计、数据管理与质量控制、拟使用的统计分析方法等。由于研究设计上的错误在数据分析阶段无法更正，所以在研究开始时应与统计专业人员合作或向其咨询。统计设计能够提高研究效率，并使结果更加准确可靠。

二、收集资料

收集资料是要采取措施取得及时、准确、完整的原始资料。完整是指收集资料项目不遗漏；准确是指观察、测量准确，记录、计算无误；及时是应按规定的时间完成。医疗卫生统计资料的来源主要有①统计报表：如医院工作报表、职业病报表、传染病报表等。这些都是依据国家规定的报表制度由医疗卫生机构定期逐级上报。统计报表是了解居民健康状况的基础资料，为各级卫生决策部门提供科学依据。②医疗、预防机构的日常工作记录：如健康检查记录、卫生监测记录、门诊病历、住院病历等。③专题调查和实验研究：专题调查是依据一定的研究目的制定调查表格，通过现场调查获取的资料。实验研究指根据研究工作的需要，通过实验的方法获取数据，一般实验均有较好的设计，数据量不大，问题较少。④统计年鉴和统计数据专辑：可在各种相关出版物中查阅。

这些资料的收集过程，必须进行质量控制。包括它的统一性、确切性和可重复性。对这些原始数据的精度和偏性应有明确的控制范围。

三、整理资料

整理资料就是把收集到的原始资料，有目的地进行科学加工，使资料系统化、条理化，以便进行统计分析，以反映研究对象的规律性。要核对原始资料的准确性、完整性和可靠性，注意其是否合乎逻辑，合计是否有误，出现差错要及时纠正。

数据整理主要是指对数据质量进行的检查，考虑数据分布及变量转换，检查异常值和数据是否符合特定的统计分析方法要求等。医学研究中，当观测到的偏差比合理预期大时，应当仔细考虑，如果没有充分的理由说明它是不合理的，就应当予以保留；随意将那些自认为"过大或过小"的数据舍弃掉，不仅可能使实验研究的真实性受到破坏，还有可能失去新发现的机会。

从专业的角度对资料的合理性进行检查，比如男性患者的调查表中不应出现妇科疾病，出生婴儿体重不应出现大于 10 000 克等。同时，也要进行资料清理，因为无论是调查或实验的原始记录和计算录入过程，常会有错误，必须经过反复地检查和核对，这是需要耐心从事的基础工作，特别是数据较多时，一定对数据进行逻辑检查，以便纠正错误。

检查核对后可以设计分组。分组有两种：一是质量分组，即将观察单位按其属性或类别（如性别、职业、疾病分类、婚姻状况等）归类分组；二是数量分组，即将观察单位按数值大小（如年龄大小、血压高低等）分组。按分组要求设计整理表（如频数分布表），进行手工汇总（划记法或分卡法）或用计算机汇总。

四、分析资料

分析资料的目的是计算有关指标，反映数据的综合特征，在表达数据特征的基础上，阐明事物的内在联系和规律性。

数据的统计分析（statistical analysis）主要包括两个方面的内容：一是统计描述（statistical description），主要是运用一些统计指标、统计表和统计图等，对数据的数量特征及其分布规律进行客观地描述和表达。二是统计推断（statistical inference），即在一定的可信度或概率

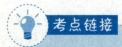

考点链接

统计分析主要包括哪两方面？

保证下,根据样本信息去推断总体特征。统计推断通常包括参数估计和假设检验两个内容:参数估计是指用样本指标推断总体相应的指标,例如根据部分城市人群的原发性高血压患病率去估计整个城市的原发性高血压患病率;假设检验是指由样本之间的差异推断总体之间是否可能存在差异,例如原发性高血压治疗药物在两组的疗效存在一定差别,假设检验回答这种差别是机会造成的,还是真实存在的。假设检验有许多种,根据其所计算的统计量不同而命名,如 t 检验、u 检验、F 检验、χ^2 检验等。

要做好分析资料,应具备两个条件:①对于各种统计分析方法能融会贯通地理解,能够正确地选择、综合运用各种统计分析方法。②对于所研究的事物本身及其与周围事物的联系具有丰富的知识,因而能够作出合理的判断。

统计工作以上四个步骤,它们是紧密联系、不可分割的整体,缺少任何一步,都会影响整个研究的结果。

第三节　医学统计学中的基本概念

一、同质与变异

同质(homogeneity)是指根据研究目的所确定的观察单位其性质大致相同。观察单位是研究的基本单元,可以是一个人、一个地点、一只动物、一份生物样品等。然而,即使性质相同的事物,如果观察同一指标,各观察单位之间由于存在个体差异,也会使测量结果不同,这种差异称为变异(variation)。医学研究的对象是有机的生命体,其机能十分复杂,不同的个体在相同的条件下,对外界环境因素可以产生不同的反应。例如,同种族、同年龄、同性别的健康人,在相同的条件下测其脉搏、呼吸、体温等生理指标均可能存在很大差异。在临床治疗中,用同样的药物治疗病情相同的病人,疗效也不尽相同。即使在相同条件下的实验室里,不同动物之间的各项指标也有明显的差异。个体间的变异来源于一些未加控制或无法控制,甚至不明因素所致的随机波动。例如研究儿童的身高时,要求性别、年龄、民族、地区等影响身高较大的、易控制的因素要相同,而不易控制的遗传、营养等影响因素则可以忽略。

由于医学统计学研究的对象是有变异的事物,因此无法用 1-2 例的观察结果推论出一般规律。例如,我们不能用某一健康成人的红细胞数作为一般健康成人的红细胞数;也不能因为使用某一种药物治疗一例冠心病患者有效,就断定这种药物治疗冠心病有效。科学研究工作的主要任务之一是要从表现为偶然性的大量数据中,分析出其中必然性的规律,而统计学就是解决这一问题的有效工具。

二、变量与数据类型

变量(variable)是观测单位的某种特征或属性,是反映实验或观察对象生理、生化、解剖等特征的指标,变量的观测值就是变量值,也称数据或资料(data)。更准确地讲,数据或资料是由具有若干变量值的观测单位所组成的。例如身高、体重、性别、年龄、血型、疗效等都是变量。资料可分为计量资料(quantitative data)、计数资料(qualitative)和等级资料(ordinal data)三种类型,便于研究者根据不同类型的资料采用相应的统

考点链接

统计资料的类型

计分析方法。

1. 计量资料 也称定量资料、数值变量资料。变量的观测值是定量的,其特点是能够用数值大小衡量其水平的高低,一般有计量单位。根据变量的取值特征可分为连续型数据和离散型数据。连续型定量数据具有无限可能的值,例如身高、体重、血压、温度等。离散型定量数据通常只能取正整数,例如家庭成员、脉搏、白细胞计数等。

2. 计数资料 也称定性资料、无序分类变量资料,变量的观测值是定性的、离散的,表现为互不相容的类别或属性。将观察单位按某种属性或类别分组计数,分组汇总各组观察单位数后而得到的资料。通常情况下,定性数据指类别(属性)之间没有程度或顺序上的差别,它可以进一步分为二分类和多分类,如观察用某药治疗某病患者的治疗结果,分为治愈与未愈;血型分为 A、B、O、AB 等。

3. 等级资料 也称半定量资料或有序分类变量资料。变量的观测值是定性的,但各类别(属性)之间有程度或顺序上的差别,将观察单位按某种属性的不同程度分成等级后分组计数,分类汇总各组观察单位数后而得到的资料。如尿糖的化验结果分为-、+、++、+++,药物的治疗效果按照显效、有效、好转、无效分类等。

不同种类资料各有其适用的统计分析方法。分析者首先要鉴别资料是属于何种类型,然后选择适用的统计分析方法进行分析。

根据研究目的和分析的需要,计量资料、计数资料和等级资料可以互相转化。如血压值为计量资料,可按照一定的临床标准,将其转换为高血压、正常血压和低血压,根据需要按照计数资料进行分析。原始血红蛋白为定量数据,若按血红蛋白正常与异常分为两组,得出各组的人数,是计数资料,如果将其分为正常、轻度贫血、中度贫血、重度贫血四个等级,计算各等级人数,就是等级资料。

三、总体与样本

总体(population)是根据研究目的确定的所有同质观察单位某种观察值(即变量值)的全体,例如调查某地 2010 年正常成年男子的红细胞数,则观察对象是该地 2010 年的正常成年男子,观察单位是每个人,观察值是每个人测得的红细胞数,该地 2010 年全部正常成年男子的红细胞数就构成一个总体。它的同质基础是同一地区、同一年份、同为正常成人,同为男性。

总体分为无限总体和有限总体,前者指总体中的个体是无限的,如研究用某药治疗缺铁性贫血的疗效,该总体应包括用该药治疗的所有贫血患者的治疗结果,没有时间和空间范围限制的;后者指总体中的个体是有限的,它是指特定时间、空间中有限的个体,研究某地 2010 年全部正常成年男子的红细胞数,总体明确了确定的时间、空间范围内有限的观察单位。个体间的同质性是构成总体的必备条件,也是进行研究的基本前提。

在实际工作中,要直接观察总体的情况是不可能的,即使是有限总体,如乳制品的卫生检查,不可能将所有生产的乳制品打开一一加以检查,所以在工作中经常是从总体中抽取样本,用样本信息推断总体特征。样本是总体中随机抽取部分观察单位的观测值的集合,样本的观察单位数称为样本含量。如从该地 2010 年正常成年男子中,随机抽取 300 人,分别测得其红细胞数就组成样本。所谓随机抽样,就是按随机化原则获取样本,以避免误差和偏倚对研究结果有所影响。抽样研究的目的是用样本信息推断总体特征,因此,样本对它来自的总体必须有代表性,并使抽样误差的大小可以用统计方法进行估计。为此,抽样必须遵循随机化的原则，即在抽取样本前，要使总体中的每个个体有同等的被抽取的机会，样本才对总体有较好的代表性，能根据其统计量推断总体特征。随机化的方法有抽签法或随机数字表。

四、参数与统计量

用于描述总体特征的指标称为参数（parameter），如整个城市的原发性高血压患病率；用于描述样本特征的指标称为统计量（statistic），如根据几百人的调查数据所算得的样本人群原发性高血压患病率。后者是研究人员知道的，而前者是研究人员想知道的。显而易见，只有当样本代表了总体时，根据样本统计量所估计的总体参数才是准确的。参数用希腊字母表示，统计量用拉丁字母表示。如 μ 表示总体均数，π 表示总体率，σ 表示总体标准差，$\bar{X}$ 表示样本均数，p 表示样本率，S 表示样本标准差，r 表示样本相关系数等。

五、误差

误差（error）指观测值与真实值之差。根据误差的性质和来源主要可以分为系统误差（systematic error）、随机测量误差（random measurement error）和抽样误差（sampling error）。

1. 系统误差　也称统计偏倚。系统误差由一些固定因素产生，如仪器未校正、操作不规范、标准试剂未校准、测量者读取测量值不准、试验对象选择不合适、收集资料设计不周、观察方法和判断标准不统一、观察者主观偏见等。如将可疑病例作为确诊病例，使用未经校正的血压计等。因此，通过完善研究设计、规范操作流程、改进技术手段等方式，可以控制或消除系统误差。

2. 随机测量误差　在测量过程中，即使仪器初始状态及标准试剂已经校正，但由于各种偶然因素的影响也会造成同一测量对象多次测定的结果不完全相同，这种随机产生的误差称为随机测量误差。实际中，产生随机误差的主要原因是生物体的自然变异和各种不可预知因素产生的误差。如实验操作员操作技术不稳定，不同实验操作员之间的操作差异，电压不稳及环境温度差异等因素造成测量结果的误差。随机测量误差不可避免，但可以通过多次测量获得的均数对真实值进行准确的估计。

3. 抽样误差　样本指标与总体指标间的差异。在抽样研究中抽样误差是不可避免的，这种由于抽样而引起的样本统计量与总体参数间的差异，在统计学上称为抽样误差。抽样误差主要来源于个体的变异和抽样时只能抽取总体中的一部分作为样本。由于个体变异的普遍存在，抽样误差是不可避免的。抽样误差的大小可以用统计方法进行分析，一般来说，样本含量越大，则抽样误差越小，样本统计量与总体参数越接近，越能说明总体的规律性。反之，样本含量越小，则抽样误差相应越大。因此，增加样本含量可以缩小抽样误差。

六、概率

医学研究的现象大多数是随机现象。如用相同的治疗方法治疗某病的一群患者，只知道治疗转归可能为治愈、好转、无效、死亡四种结果，但对某一患者，治疗后究竟发生哪一种结果是不确定的，这里每一种可能发生的结果都是一个随机事件。

概率（probability）是描述某事件发生可能性大小的度量，

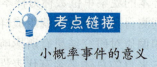
考点链接

小概率事件的意义

通常用 P 表示。事件 A 发生的概率可以写成 $P(A)$，其取值范围为 $0 \leq P(A) \leq 1$，P 越接近 1，说明某事件发生的可能性越大；P 越接近 0，说明某事件发生的可能性越小。我们把经常遇到的事件分为三种类型：①不可能事件：指不可能发生的事件，$P(A) = 0$。②必然事件：指的是必然会发生的事件，$P(A) = 1$。③随机事件：指的是在一定条件下，可能发生，也可能不发生的事件，$0 < P(A) < 1$。当某事件发生的 $P \leq 0.05$ 或 $P \leq 0.01$ 时，统计学习惯上称该事件为小概率事件（small probability event），其含义是该事件发生的可能性很小，表示在一次实验或观察中该事件发生的可能性很小，视为不可能发生。它是进行统计推断的重要基础。

 本章小结

　　本章主要讲授医学统计学的意义和基本内容；医学统计工作的基本步骤；医学统计学中的几个基本概念。
　　重点讲授统计资料的类型；医学统计学中常用的基本概念。

（赵　红）

 目标测试

一、选择题

1. 随机样本的特点是
　　A. 能消除系统误差　　　　　　　B. 能消除随机测量误差
　　C. 能减少抽样误差　　　　　　　D. 能减少样本偏性
　　E. 以上都对

2. 医学统计学研究的对象
　　A. 各种类型的数据　　　　　　　B. 动物和人的本质
　　C. 有变异的医学事物　　　　　　D. 医学中的小概率事件
　　E. 疾病的预防与治疗

3. 欲研究某种药物治疗糖尿病的疗效，临床观察了 200 名糖尿病病人的血糖情况。其研究总体是
　　A. 这 200 名糖尿病患者　　　　　B. 这 200 名患者的血糖值
　　C. 所有糖尿病患者　　　　　　　D. 所有糖尿病患者的血糖值
　　E. 所有研究的该种药物

4. 收集数据不可避免的误差是
　　A. 随机误差　　　　　　　　　　B. 系统误差
　　C. 过失误差　　　　　　　　　　D. 记录误差
　　E. 仪器故障误差

5. 进行统计分析的资料必须是
　　A. 完整、正确、及时的　　　　　B. 随机取得的
　　C. 对比条件齐同　　　　　　　　D. 数量足够的
　　E. 以上都对

6. 用样本推论总体,具有代表性的样本通常指的是
   A. 要测量的生物性样品
   B. 在总体中随意抽取的任意个体
   C. 挑选总体中的有代表性的部分个体
   D. 数据中有代表性的一部分
   E. 总体中有代表性的部分观察单位

7. 医学研究中抽样误差的主要来源是
   A. 测量仪器不够准确　　　　　B. 检测出现错误
   C. 统计设计不合理　　　　　　D. 生物个体的变异
   E. 样本量不够

8. 下列观测结果属于有序数据的是
   A. 病情程度　　　　　　　　　B. 脉搏数
   C. 四种血型　　　　　　　　　D. 住院天数
   E. 收缩压测量值

9. 统计学上的系统误差、随机测量误差、抽样误差在实际工作中
   A. 均不可避免
   B. 系统误差和随机测量误差不可避免
   C. 随机测量误差和抽样误差不可避免
   D. 系统误差和抽样误差不可避免
   E. 只有抽样误差不可避免

10. 收集资料的方法是
    A. 收集各种报表　　　　　　　B. 收集各种工作记录
    C. 进行专题调查　　　　　　　D. 进行科学实验
    E. 以上都对

二、简答题

1. 医学统计工作分哪几个步骤?各步骤意义与要求如何?
2. 观察值变异是由什么原因引起的?举例说明。
3. 什么是观察单位?变量和变量值有何不同?
4. 统计资料分哪几种类型?区分统计资料类型的依据是什么?
5. 什么是统计推断,它包括哪两个方面?
6. 抽样研究的目的是什么?
7. 医学统计学上的三类误差是什么?应采取什么措施和方法加以控制?
8. 小概率事件的意义。

第二章 统 计 描 述

  统计描述是获取信息最基本的方法。统计描述是指用统计指标和适当的统计图表来描述资料的分布规律及其数据特征。学习这些方法的目的在于能够有效地组织、整理和表达统计数据的信息。本章学习计量资料的统计描述。

第一节　定量数据的统计描述

一、频数分布

  频数就是观察数据的个数。频数分布就是观察数据在其取值范围内分布的情况。计量资料的频数分布情况可以用频数分布表（frequency table）或直方图（histogram）表示。了解频数分布情况是研究计量资料的第一步。

（一）频数分布表

  频数分布表（frequency table）是统计表的一种，它同时列出观察指标的取值区间及其在各区间内出现的频数。在编制频数表时，通常先将选定的组列出，每一组段的起点称下限，终点称上限，然后将原始数据放到不同的组段中，最后计算不同组段中数据的个数，即可得到各组的频数。

  现结合实例说明频数分布表的编制方法和应注意的问题。

  例 2-1　某市 1995 年 110 名 7 岁男童的身高（cm）资料如下：

114.4	119.2	124.7	125.0	115.0	112.8	120.2	<u>110.2</u>	120.9	120.1
125.5	120.3	122.3	118.2	116.7	121.7	116.8	121.6	115.2	122.0
121.7	118.8	121.8	124.5	121.7	122.7	116.3	124.0	119.2	124.5
121.8	124.9	130.0	123.5	128.1	119.7	126.1	131.3	123.8	114.7
122.2	122.8	128.6	122.0	132.5	122.0	123.5	116.3	126.1	119.2

126.4	118.4	121.0	119.1	116.9	131.1	120.4	115.2	118.0	122.4
114.3	116.9	126.4	114.2	127.2	118.3	127.8	123.0	117.4	123.2
119.9	122.1	120.4	124.8	122.1	114.4	120.5	115.0	122.8	116.8
125.8	120.1	124.8	122.7	119.4	128.2	124.1	127.2	120.0	122.7
118.3	127.1	122.5	116.3	125.1	124.4	112.3	121.3	127.0	113.5
118.8	127.6	125.2	121.5	122.5	129.1	122.6	134.5	118.3	132.8

1. 求极差　也称全距，即找出观察值中的最大值（134.5）和最小值（110.2），它们的差值即全距 $R = 134.5cm - 110.2cm = 24.3cm$。

2. 确定组段数、组距和组段

（1）确定组数：进行数据分组时首先应考虑组数，分组过少会导致信息损失较大；分组过多则可能使数据分布的规律性不能明显地表示出来。一般取 8～15 组，以能显示数据的分布规律为宜。

（2）确定组距：组距可相等，也可不相等。实际应用时采用等组距分组，组距 = 极差 / 组数 = 24.3/10 ≈ 2cm。

（3）确定组段：每个组段的起点被称为该组的下限，终点被称为上限。组距 = 上限 - 下限。第一组段必须包括最小值，其下限一般取包含最小值的、较为整齐的数值，最末组段包含最大值。实际组限在每组中只包含下限而不包含上限，最末组段应同时写出下限和上限。

3. 确定频数　如表 2-1

表2-1　某市 1995 年 110 名 7 岁男童的身高（cm）频数分布

身高组段	频数（f）	频率（%）	累计频数	累计频率（%）
110～	1	0.91	1	0.91
112～	3	2.73	4	3.64
114～	9	8.18	13	11.82
116～	9	8.18	22	20.00
118～	15	13.64	37	33.64
120～	18	16.36	55	50.00
122～	21	19.09	76	69.09
124～	14	12.73	90	81.82
126～	10	9.09	100	90.91
128～	4	3.64	104	94.55
130～	3	2.73	107	97.27
132～	2	1.82	109	99.09
134～136	1	0.91	110	100.00
合计	110	100.00	—	—

（二）直方图

直方图是以垂直条段代表频数分布的一种图形，条段高度代表各组的频数，由纵轴标度；各组的组限由横轴标度，条段的宽度表示组距。如将表 2-1 资料绘制直方图，如图 2-1 所示。

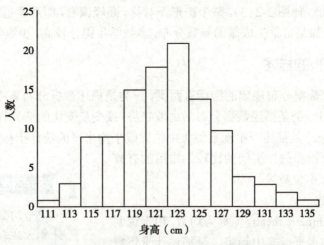

图 2-1　某市 110 名 7 岁男童身高的频数分布

（三）频数分布类型

从频数分布的图形来看，常见频数分布有三种类型：

1. 正态分布　如图 2-2（1），整个图形以高峰所在处的
垂线为中心，左右两侧逐渐下降并对称。

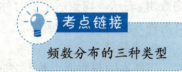

考点链接

频数分布的三种类型

2. 正偏态分布　如图 2-2（2），整个图形不对称，高峰偏左，即观察值较小的这一端，集中了较多的频数。如正常人体中某些非必需元素含量的频数分布；一些传染病潜伏期的频数分布。

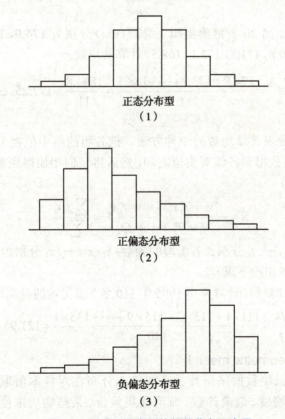

图 2-2　几种不同类型的频数分布示意图

3．负偏态分布　如图 2-2（3），整个图形不对称，高峰偏右，即观察值较大的这一端，集中了较多的频数。如某班学生成绩的频数分布，多数学生得分较高，少数学生得分较低。

二、集中趋势的描述

常用描述定量数据分布规律的指标有两类，一类是描述数据分布集中趋势（中心位置）的指标，平均数；另一类是描述数据分布的离散趋势（或变量变化的变异程度）的指标。

平均数（average）是描述一组观察值集中位置或平均水平的统计指标，它常作为一组数据的代表值用于分析和进行组间的比较。常用的有算术均数、几何均数、中位数等。

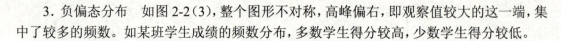
考点链接

平均数的类型、意义、计算方法和适用条件

（一）算术均数

算术均数（arithmetic mean）简称为均数，用于说明一组观察值的平均水平或集中趋势。是描述计量资料的一种常用方法。总体均数以希腊字母 μ 表示，样本均数用 $\bar{x}$ 表示。均数适用于对称分布，特别是正态或近似正态分布的计量资料。均数计算有两种方法，直接法和加权法。

1．直接法

当样本的观察值个数不多时，将各观察值 $x_1, x_2, \cdots, x_n$ 相加再除以观察值的个数 n（样本含量）即得均数。$\sum$（希腊字母，读作 sigma）为求和的符号。其公式为：

$$\bar{x} = \frac{\sum x}{n}$$

例 2-2　某单位 11 名 20 岁健康男职工身高（cm）分别为 174.9，173.1，171.8，179.0，173.9，172.7，166.2，170.8，171.8，172.1，168.5，计算其均数。

$$\bar{x} = \frac{\sum x}{n} = \frac{174.9 + 173.1 + \cdots + 168.5}{11} = \frac{1894.8}{11} = 172.25（\text{cm}）$$

2．加权法

加权法是根据频数表计算均数的一种方法。把各组的组中值视为各组观察值的代表值，分别乘以各组的频数得到各组观察值之和，然后将它们相加得到观察值的总和再除以总例数。用公式表示为

$$\bar{x} = \frac{f_1 x_1 + f_2 x_2 + \cdots + f_k x_k}{f_1 + f_2 + \cdots + f_k} = \frac{\sum f_i x_i}{\sum f_i}$$

式中，k 为组段数；$f_1, f_2, \cdots, f_k$ 分别为各组段的频数；$x_1, x_2, \cdots, x_k$ 分别为各组段的组中值，组中值＝（本组段上限＋本组段下限）/2。

例 2-3　依据表 2-1 资料，计算某市 1995 年 110 名 7 岁男童的身高均数为：

$$\bar{x} = \frac{\sum fx}{\sum f} = \frac{111 \times 1 + 113 \times 3 + 115 \times 9 + \cdots + 135 \times 1}{110} = 121.95（\text{cm}）$$

（二）几何均数（geometric mean）

几何均数适用于原始数据呈倍数关系或偏态分布在对样本值取对数后呈近似正态分布的资料。如抗体滴度、细菌计数、血清凝集效价、某些物质浓度等。几何均数用 G 表示。

1. 直接法

当观察值个数 n 不多时，直接将 n 个观察值（$x_1, x_2, \cdots, x_n$）的乘积开 n 次方。其计算公式为：

$$G = \sqrt[n]{x_1 x_2 \cdots x_n}$$

其对数形式为：

$$G = \lg^{-1}\left(\frac{\lg x_1 + \lg x_2 + \cdots + \lg x_n}{n}\right) = \lg^{-1}\left(\frac{\sum \lg x}{n}\right)$$

例 2-4 设有 6 份血清，其抗体效价分别为 $1:10$，$1:20$，$1:40$，$1:80$，$1:80$，$1:160$。求其平均效价。

$$G = \lg^{-1}\left(\frac{\sum \lg x}{n}\right) = \lg^{-1}\left(\frac{\lg 10 + \lg 20 + \cdots + \lg 160}{6}\right) = \lg^{-1}(1.6522) = 45$$

即此 6 份血清的平均抗体效价为 $1:45$。

2. 加权法

当观察值个数 n 较多时，先将观察值分组归纳成频数表，再用以下公式计算。

$$G = \lg^{-1}\left(\frac{f_1 \lg x_1 + f_2 \lg x_2 + \cdots + f_k \lg x_k}{f_1 + f_2 + \cdots + f_k}\right) = \lg^{-1}\left(\frac{\sum f \lg x}{\sum f}\right)$$

例 2-5 某医师使用胎盘浸出液钩端螺旋体菌苗对 326 名农民接种，2 个月后测得血清 IgG 抗体滴度见表 2-2，试计算平均抗体滴度。

表2-2 胎盘浸出液钩端螺旋体菌苗接种 2 个月后血清 IgG 抗体滴度

IgG 滴度倒数	20	40	80	160	320	640	1280
例数	16	57	76	75	54	25	23

$$G = \lg^{-1}\left(\frac{\sum f \lg x}{\sum f}\right) = \lg^{-1}\left(\frac{16\lg 20 + 57\lg 40 + \cdots + 23\lg 1280}{326}\right) = 139$$

即胎盘浸出液钩端螺旋体菌苗接种 2 个月后血清 IgG 抗体的平均滴度为 $1:139$。

（三）中位数和百分位数

1. 中位数

中位数（median）是一个位置指标，是将一组观察值从小到大的顺序排列，位置居中的数就是中位数。中位数以符号 M 表示。

中位数表示平均水平，不受个别特小或特大观察值的影响，常用于偏态分布资料、一端或两端无界资料、频数分布类型不明的资料。

（1）直接法

当 n 较小时，可直接由原始数据求中位数。先将观察值由小到大按顺序排列，n 为奇数时，位置居中的观察值即为中位数 M；n 为偶数时，位置居中的两个观察值的平均数即为中位数 M。

n 为奇数时 $\quad M = x_{\left(\frac{n+1}{2}\right)}$

n 为偶数时 $\quad M = \left[x_{\left(\frac{n}{2}\right)} + x_{\left(\frac{n}{2}+1\right)}\right]/2$

例2-6 7名病人患某病的潜伏期分别为2，3，4，5，6，9，16天，求其中位数。

本例 $n=7$，为奇数，得 $M = x_{\left(\frac{n+1}{2}\right)} = x_4 = 5$（天）

例2-7 8名患食物中毒的潜伏期分别为1，2，2，3，5，8，15，24小时，求其中位数。

本例 $n=8$，为偶数，得 $M = \left[x_{\left(\frac{n}{2}\right)} + x_{\left(\frac{n}{2}+1\right)} \right]/2 = (x_4 + x_5)/2 = (3+5)/2 = 4$（小时）

（2）频数表法

当 n 较大时，先将观察值分组归纳成频数表，再按组段由小到大计算累计频数和累计频率。然后按以下公式计算。

$$M = L + \frac{i}{f}\left(\frac{n}{2} - \sum f_L\right)$$

L 为中位数（即累计频率为50%）所在组段的下限；i 为该组段的组距；f 为该组段的频数；$\sum f_L$ 为小于 L 的各组段的累计频数；n 为总例数。

例2-8 164名食物中毒患者潜伏期资料如表2-3所示，求其中位数。

表2-3　164名食物中毒患者潜伏期中位数计算表

潜伏期（小时）	人数（f）	累计频数（$\sum f$）	累计频率（%）
0～	25	25	15.2
12～	58	83	50.6
24～	40	123	75.0
36～	23	146	89.0
48～	12	158	96.3
60～	5	163	99.4
72～84	1	164	100.0

由上表可见，中位数应在"12～"组段内，则 $L=12$，$i=12$，$f=58$，$\sum f_L=25$，$n=164$，按公式计算如下：

$$M = L + \frac{i}{f}\left(\frac{n}{2} - \sum f_L\right) = 12 + \frac{12}{58}\left(\frac{164}{2} - 25\right) = 23.8 \text{（小时）}$$

164名食物中毒患者潜伏期的中位数为23.8小时。

2. 百分位数

百分位数（percentile）是一种位置指标，用于描述一组观察值在某百分位置上的水平，用 P_x 表示。百分位数在描述一组偏态分布资料在某百分位置上的水平及确定偏态分布资料的医学正常值范围中也常使用。

P_x 是一个数，其意义是将某变量的观察值按从小到大的顺序排列，比 P_x 小的观察值的个数占 $x\%$，比 P_x 大的观察值的个数占 $(100-x)\%$。P_{25} 表示在 P_{25} 位置左侧的累计频数占总数的25%，右侧占75%。P_{50} 实际就是中位数 M。百分位数的计算原理与中位数完全相同。

$$P_x = L + \frac{i}{f_x} \cdot (n \cdot x\% - \sum f_L)$$

L 表示 P_x 所在组段的下限；i 为该组段的组距；f_x 为该组段的频数；$\sum f_L$ 为小于 L 的各组段的累计频数；n 为总例数。

例 2-9 研究人员观察 150 例某型食物中毒，潜伏期（天）资料如表 2-4 所示，试计算 M 及 P_{25}、P_{75}、P_{95}。

表 2-4 计算中位数及百分位数用表

潜伏期（天）	频数	累计频数	累计频率（%）
0～	23	23	15.33
12～	56	79	52.67
24～	38	117	78.00
36～	20	137	91.33
48～	10	147	98.00
60～72	3	150	100.00

$$M = P_{50} = 12 + \frac{12}{56} \times (150 \times 50\% - 23) = 23.14（天）$$

$$P_{25} = 12 + \frac{12}{56} \times (150 \times 25\% - 23) = 15.11（天）$$

$$P_{75} = 24 + \frac{12}{38} \times (150 \times 75\% - 79) = 34.58（天）$$

$$P_{95} = 48 + \frac{12}{10} \times (150 \times 95\% - 137) = 54.6（天）$$

三、离散趋势的描述

计量资料的频数分布有集中趋势和离散趋势两个主要特征，只有把两者结合起来，才能全面地认识事物。

考点链接

离散趋势指标的意义、计算方法和适用条件

为了比较全面地描述数据分布的规律，除了需要有描述集中趋势的指标外，还需要描述数据分布离散趋势的指标。常用的离散程度指标有极差、四分位数间距、方差、标准差和变异系数。

（一）极差

极差（rang）也称作全距，即观察值中最大值和最小值之差。用符号 R 表示。极差大说明变异程度大；极差小说明变异程度小。

例 2-10 试计算下面三组同龄男孩的身高（cm）均数和极差。

甲组：90　95　100　105　110　$\bar{x}_{甲} = 100$（cm）　　$R_{甲} = 110 - 90 = 20$（cm）

乙组：96　98　100　102　104　$x_{乙} = 100$（cm）　　$R_{乙} = 104 - 96 = 8$（cm）

丙组：96　99　100　101　104　$x_{丙} = 100$（cm）　　$R_{丙} = 104 - 96 = 8$（cm）

比较以上三组数据发现：仅仅比较三组的均数，而不比较个体差异的大小，则不能全面反映三组儿童身高的分布特征。但仅用极差来描述数据的变异程度也不全面，极差不能反映所有数据的变异大小，如乙组和丙组虽然极差相等，但两组数据变异程度并不相同。

用极差说明数据分布的离散程度，方法简单明了，缺点是：①除了最大值与最小值外，不能反映组内其他数据的变异。②随着观察例数的增多，抽到较大或较小数值的可能性越来越大，极差也会随之而变大，尤其当资料呈明显偏态分布时会显得更加不稳定。

(二)四分位数间距

四分位数间距(quartile)用符号 Q 表示,$Q = Q_U - Q_L = P_{75} - P_{25}$,$Q_L(P_{25})$ 是下四分位数,$Q_U(P_{75})$ 是上四分位数。它和中位数一起描述偏态分布资料的分布特征。

例 2-11 150 名食物中毒患者潜伏期,如表 2-4 资料,其四分位数距 $Q = P_{75} - P_{25} = 34.58 - 15.11 = 19.47$(天)。四分位数间距越大,说明数据的变异越大;反之,四分位数间距越小说明变异越小。

四分位数间距比极差稳定,但仍未考虑到每个观察值的变异度。它适用于偏态分布资料,特别是分布末端无确定数据不能计算全距、方差和标准差的资料。

用四分位数间距作为说明个体差异的指标,与极差相比不易受极端值的影响。但仍未用到每一个具体的观察值,在统计分析中应用不够普遍。

(三)方差(variance)

为了克服极差的缺点,需全面地考虑组内每个观察值的离散情况。因为组内每一观察值(亦称变量值)与总体均数的距离大小都会影响总体变异度,故有人提出以各变量值离均差 $(X-\mu)$ 的平方和除以变量值的总个数 N,来反映变异度大小,称为总体方差,用 σ^2 表示。

$$\sigma^2 = \frac{\sum(X-\mu)^2}{N}$$

实际工作中经常得到的是样本资料,μ 与 N 不知道,只能用样本均数 $\overline{X}$ 代替总体均数 μ,用样本例数 n 代替总体例数 N。这样得到的结果比实际 σ^2 低,为此计算样本方差分母以 $n-1$ 代替 N 来进行校正。于是样本方差的计算公式为

$$S^2 = \frac{\sum(X-\overline{X})^2}{n-1}$$

(四)标准差

方差的单位是原观察值单位的平方,使用不方便。为了使观察值、平均水平指标与变异程度指标有相同的单位,通常将方差的算术平方根作为反映变异程度的一个重要指标,称为标准差。

总体方差的平方根称为总体标准差(standard deviation),样本方差的平方根称为样本标准差。总体标准差用 σ 表示,样本标准差用 S 表示。

$$\sigma = \sqrt{\frac{\sum(X-\mu)^2}{N}}$$

实际工作中经常得到的是样本资料,μ 是未知的,只能用样本均数 $\overline{x}$ 来代替 μ,用样本含量 n 代替 N,如此算得的标准差常比 σ 小,用 $n-1$ 校正。

$n-1$ 在统计学上称为自由度。数学上可以证明离均差平方和 $\sum(X-\overline{X})^2 = \sum x^2 - (\sum x)^2 / n$,故标准差的直接计算公式为:

$$S = \sqrt{\frac{\sum x^2 - (\sum x)^2 / n}{n-1}}$$

当用加权法时,计算公式为:

$$S = \sqrt{\frac{\sum fx^2 - (\sum fx)^2 / \sum f}{\sum f - 1}}$$

方差与标准差适用于对称分布,特别是正态或近似正态分布资料。

例 2-12 7名9岁男孩身高分别为133.8、119.3、135.5、123.6、130.1、122.5、128.6（cm），计算其标准差。

$$S = \sqrt{\frac{\sum x^2 - (\sum x)^2 / n}{n-1}} = \sqrt{\frac{114\ 242.36 - (893.4)^2 / 7}{7-1}} = 6.04(\text{cm})$$

例 2-13 某地120名8岁男孩身高（cm）资料如表2-5所示，计算其标准差。

表2-5　120名8岁男孩身高（cm）标准差计算表

组段	频数（f）	组中值（x）	fx	fx^2
112～	2	113	226	25 538
114～	7	115	805	92 575
116～	9	117	1053	123 201
118～	14	119	1666	198 254
120～	15	121	1815	219 615
122～	21	123	2583	317 709
124～	18	125	2250	281 250
126～	15	127	1905	241 935
128～	10	129	1290	166 410
130～	5	131	655	85 805
132～	3	133	399	53 067
134～136	1	135	135	18 225
合计	120（$\sum f$）		14 782（$\sum fx$）	1 823 584（$\sum fx^2$）

$$S = \sqrt{\frac{\sum fx^2 - (\sum fx)^2 / \sum f}{\sum f - 1}} = \sqrt{\frac{1\ 823\ 584 - (14\ 782)^2 / 120}{120-1}} = 4.75(\text{cm})$$

即120名8岁男孩身高的标准差为4.75cm。

在变异指标中，标准差或方差是其他变异指标所不能比拟的。在单位相同、均数相差不大的条件下，标准差越大表示变异程度大，即观察值分散，各观察值离均数较远，均数的代表性较差；反之则表示变异程度小，较集中，各观察值多集中在均数周围，均数的代表性较好。标准差与均数结合能够完整地概括一个正态分布。

（五）变异系数

当几组资料单位不同或均数相差较大时，变异大小不能直接用标准差进行比较。这种情况下可以使用变异系数（coefficient of variation，简记为 CV）进行比较。

计算公式：

$$CV = \frac{S}{\bar{X}} \times 100\%$$

例 2-14 测得某地成年人舒张压的均数为77.5mmHg，标准差为10.7mmHg；收缩压的均数为122.9mmHg，标准差为17.1mmHg。试比较舒张压和收缩压的变异程度。

舒张压和收缩压是两个不同的指标，尽管单位相同，但均数相差较大，如直接比较两个标准差，会得出收缩压变异较大的结论。现计算两者的变异系数

舒张压
$$CV = \frac{S}{\bar{X}} \times 100\% = \frac{10.7}{77.5} \times 100\% = 13.81\%$$

收缩压
$$CV = \frac{S}{\overline{X}} \times 100\% = \frac{17.1}{122.9} \times 100\% = 13.91\%$$

可见两种指标的变异程度几乎没有什么差别。

例 2-15 10 名小学生运动员，胸围 $\overline{X} = 67.1\text{cm}$，$S = 3.0\text{cm}$；背肌力 $\overline{X} = 67.0\text{kg}$，$S = 12.5\text{kg}$，试比较胸围与背肌力的变异程度。

本例两者均数相近，但因胸围与背肌力单位不同，应采用 CV 作比较。

胸围
$$CV = \frac{S}{\overline{X}} \times 100\% = \frac{3.0}{67.1} \times 100\% = 4.5\%$$

背肌
$$CV = \frac{S}{\overline{X}} \times 100\% = \frac{12.5}{67.0} \times 100\% = 18.7\%$$

即背肌力变异程度大于胸围变异程度。

第二节 正态分布及其应用

正态分布在医学研究中应用很广，是最常见、最重要的一种连续型分布，因为有很多医学现象是服从正态分布或近似正态分布的，如同性别、同年龄儿童的身高，同性别健康成人的血糖浓度和红细胞计数等；实验中的随机误差，一般也表现为正态分布；服从正态分布资料的医学参考值范围估计、质量控制等均可按正态分布规律处理。此外，正态分布还是学习各种统计推断方法的理论基础。

一、正态分布概念和特征

（一）正态分布的概念

例 2-1 的频数表资料，若以各组段频率密度（频率/组距）为纵坐标，变量值为横坐标绘制直方图（和前种直方图形状相同），使各直方面积相应于频率，其和为 1（100%），可以设想如果样本例数不断扩大，组段不断细分，则各组段上的长方形将越变越窄，对称性越来越好，长方形顶部中点的边线将逐渐由折线变成一条光滑的曲线（图 2-3）。这条光滑的曲线与数学上的"正态曲线"十分近似。在处理资料时，就把它看成是正态分布。

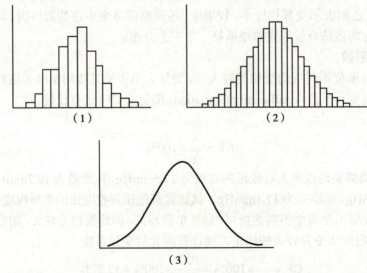

图 2-3 正态曲线示意图

正态曲线是正态分布的图形。它是一条高峰位于中央（即均数所在处），两侧逐渐下降并完全对称，曲线两端永远不与横轴相交的钟形曲线。正态曲线函数为：

$$f(x) = \frac{1}{\sigma\sqrt{2\pi}} e^{-(x-\mu)^2/(2\sigma^2)}$$

如果随机变量 x 的分布服从概率密度函数，则称 x 服从正态分布，μ 为 x 的总体均数，σ^2 为总体方差。习惯上用 $N(\mu, \sigma^2)$ 表示均数为 μ，标准差为 σ 的正态分布。

（二）正态分布的特征

1．正态分布是单峰分布，呈钟形曲线，以 $x=\mu$ 为对称轴，左右完全对称，正态曲线以 x 轴为渐近线，两端与 x 轴不相交。

2．在 $x=\mu$ 处，$f(x)$ 取最大值，其值为 $f(\mu)=1/(\sigma\sqrt{2\pi})$；$x$ 越远离 μ，$f(x)$ 值越小，在 $x=\mu\pm\sigma$ 处有拐点。

3．正态分布有两个参数，即位置参数 μ 和形态参数 σ。μ 是描述正态分布的平均水平，决定着正态曲线在 x 轴上的位置；σ 描述正态分布的变异程度，决定着正态曲线的分布形状。若 σ 固定而改变 μ，曲线沿着 x 轴平行移动，形状不变，改变的只是位置（图 2-4）；若 μ 固定而改变 σ，σ 越大曲线越"矮胖"，表示数据越分散即变异越大，σ 越小曲线越"瘦高"，表示数据越集中即变异越小（图 2-5）。

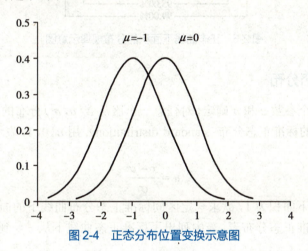

图 2-4　正态分布位置变换示意图

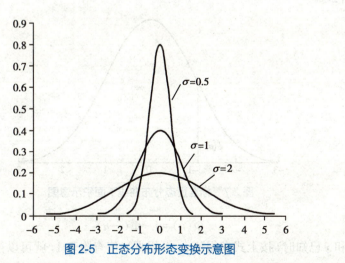

图 2-5　正态分布形态变换示意图

4. 正态曲线下的面积分布有一定规律。①曲线下的面积即为概率。服从正态分布的随机变量在某一区间上的曲线下面积与该随机变量在同一区间上的概率相等。②曲线下总面积为 1 或 100%，以 μ 为中心左右两侧面积各占 50%。③区间 $\mu\pm\sigma$ 范围内的面积约为 68.27%，区间 $\mu\pm1.64\sigma$ 范围内的面积约为 90.00%，区间 $\mu\pm1.96\sigma$ 范围内的面积约为 95.00%，区间 $\mu\pm2.58\sigma$ 范围内的面积约为 99.00%（图 2-6）。

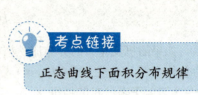

考点链接

正态曲线下面积分布规律

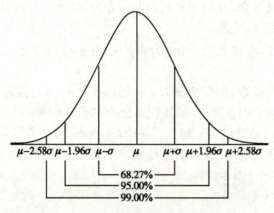

图2-6　正态曲线下面积的分布规律示意图

二、标准正态分布

正态分布由两个参数 μ 和 σ 确定，对任意一个服从 $N(\mu, \sigma^2)$ 分布的随机变量 x，都可以转换为 $\mu=0$，$\sigma=1$ 的标准正态分布（standard distribution），用 $n(0, 1)$ 表示，标准正态分布也称作 u 分布。即

$$u = \frac{x - \mu}{\sigma}$$

正态分布曲线下面积为 1，欲求一定区间标准正态分布曲线下的面积只需查附表 1 即可。附表 1 就是标准正态分布表，表中列出了标准正态曲线下从 $-\infty$ 到 u 范围内的面积 $\Phi(u)$ 值。见图 2-7。

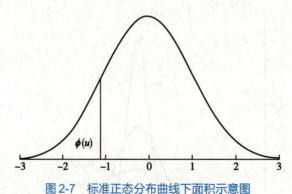

图2-7　标准正态分布曲线下面积示意图

$$\Phi(u) = 1 - \Phi(-u)$$

当 μ、σ 和 x 已知时，按上式求得值 u，再根据 u 值查附表 1，就可以得到不同区间曲线下

的面积。当 μ、σ 未知时，常分别用样本均数 $\bar{X}$ 和样本标准差 S 来代替。

对于任意两值 u_1 和 u_2 求标准正态曲线下 (u_1, u_2) 范围内的面积，可以先查附表 1 分别求出从 $-\infty$ 到与 u_1 从 $-\infty$ 到的 u_2 面积，然后两者相减，即可求得所要求的面积。

例 2-16 已知 x 服从均数为 μ，标准差为 σ 的正态分布，试估计 x 取值在区间 $\mu\pm1.96\sigma$ 上的概率。

求 x 落在相应区间的概率，首先要确定区间两端点所对应的 u 值：

$$u_1 = \frac{x-\mu}{\sigma} = \frac{(\mu-1.96\sigma)-\mu}{\sigma} = -1.96$$

$$u_2 = \frac{x-\mu}{\sigma} = \frac{(\mu+1.96\sigma)-\mu}{\sigma} = 1.96$$

查附表 1，$\Phi(-1.96)=0.025$，因为曲线下两侧区间对称，则区间 $(1.96, \infty)$ 相应概率也是 0.025，故 $(-1.96, 1.96)$ 对应的概率为 $1-2\times0.025=0.95$，即 x 取值在区间 $\mu\pm1.96\sigma$ 上的概率为 95%。

同理我们可以求出 x 取值在区间 $\mu\pm2.58\sigma$ 上的概率为 99%。这两个数在正态分布中的意义要记住，以后经常要用。

例 2-17 某地 1986 年 120 名 8 岁男孩的身高，均数 $\bar{X}=123.02$cm，标准差 $S=4.79$cm，估计理论上：①该地 8 岁男孩身高在 130cm 以上者占该地 8 岁男孩总数的百分比。②身高在 120～128cm 者占该地 8 岁男孩总数的百分比。

（1）该地 8 岁男孩身高在 130cm 以上者占该地 8 岁男孩总数的百分比。

$$u = \frac{x-\bar{X}}{S} = \frac{130-123.02}{4.79} = 1.46$$

于是问题转化成了求标准正态分布 u 大于 1.46 的概率。区间 $(1.46, \infty)$ 曲线下面积与 $(-\infty, -1.46)$ 对应的曲线下面积值相同。查附表 1，$\Phi(-1.46)=0.0721$，故理论上该地 8 岁男孩身高在 130cm 以上者占该地 8 岁男孩总数的 7.21%。

（2）身高在 120cm～128cm 者占该地 8 岁男孩总数的百分比。

$$u_1 = \frac{x-\bar{X}}{S} = \frac{120-123.02}{4.79} = -0.63$$

$$u_2 = \frac{x-\bar{X}}{S} = \frac{128-123.02}{4.79} = 1.04$$

查附表 1，得 $\Phi(-0.63)=0.2643$。因为曲线下横轴上的总面积为 100% 或 1，且曲线下两侧区间对称，故 $(-\infty, 1.04)$ 的面积等于 1 减 $(-\infty, -1.04)$ 的面积，即 $\Phi(1.04)=1-\Phi(-1.04)=1-0.1492=0.8508$。根据 $\Phi(u)$ 的定义，正态曲线下 $(-0.63, 1.04)$ 的面积为 $\Phi(1.04)-\Phi(-0.63)=0.8508-0.2643=0.5865$，所以理论上身高在 120cm～128cm 者占该地 8 岁男孩总数的百分比为 58.65%。

三、正态分布的应用

（一）确定医学参考值范围

1. 基本概念

医学参考值（reference value）是指包括绝大多数正常人的人体形态、功能和代谢产物等各种生理及生化指标常数，也称正常值。由于存在个体差异，生物医学数据并非常数而是在一定范围内波动，故采用医学参考值范围（medical reference range）作为判定正常和异常的参考标准。

医学参考值范围涉及采用单侧界值还是双侧界值的问题，这通常依据医学专业知识而定。如红细胞数无论过低或过高均属异常，应采用双侧参考值范围制定下侧和上侧界值；血清转氨酶仅过高异常，应采用单侧参考值范围制定上侧界值；肺活量仅过低异常，应采用单侧参考值范围制定下侧界值。通常使用的医学参考值范围有 90%、95%、99% 等，最常用的为 95%。

2. 医学参考值范围的计算方法

依据资料的分布类型有以下两种计算医学参考值范围的常用方法（表2-6）。

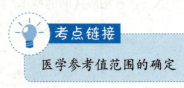

考点链接

医学参考值范围的确定

表2-6　医学参考值范围的正态分布法和百分位数计算公式

概率（%）	正态分布法			百分位数法		
	双侧	单侧		双侧	单侧	
		下限	上限		下限	上限
90	$\bar{X} \pm 1.64S$	$\bar{X} - 1.28S$	$\bar{X} + 1.28S$	$[P_5 \sim P_{95}]$	P_{10}	P_{90}
95	$\bar{X} \pm 1.96S$	$\bar{X} - 1.64S$	$\bar{X} + 1.64S$	$[P_{2.5} \sim P_{97.5}]$	P_5	P_{95}
99	$\bar{X} \pm 2.58S$	$\bar{X} - 2.33S$	$\bar{X} + 2.33S$	$[P_{0.5} \sim P_{99.5}]$	P_1	P_{99}

（1）正态分布法

许多生物医学数据服从或近似服从正态分布，如年龄、同性别儿童身高值、体重值，同性别健康成人的红细胞数等；有些医学资料虽然呈偏态分布，但若能通过适当的变量变换转换为正态分布，也可采用正态分布法制定参考值范围。采用此方法前一般要对资料进行正态性检验，且要求样本含量足够大（如 $n \geqslant 100$）。

例2-18　据调查某地 120 名健康女性血红蛋白含量近似正态分布，$\bar{X} = 117.4(g/L)$，$S = 10.2(g/L)$，试估计该地健康女性血红蛋白含量的 95% 参考值范围。

因血红蛋白含量过高、过低均为异常。所以按双侧估计 95% 医学参考值范围：

$$\bar{X} \pm 1.96S = 117.4 \pm 1.96 \times 10.2 = (4.04, 5.52)$$

即该地健康女性血红蛋白含量的 95% 参考值范围为 4.04～5.52g/L。

例2-19　某地调查 110 名健康成年男性的第一秒肺通气量得均数 $\bar{X} = 4.2(L)$，标准差 $S = 0.7(L)$。请据此估计该地成年男子第一秒肺通气量的 95% 参考值范围。

因为第一秒肺通气量仅过低属异常，故此参考值范围属仅有下限的单侧参考值范围。又因此指标近似正态分布，故可用正态分布法求其 95% 参考值范围如下：

$$\bar{X} - 1.64S = 4.2 - 1.64 \times 0.7 = 3.052(L)$$

即该地成年男子的第一秒肺通气量 95% 参考值范围不低于 3.052L。

需注意：95% 医学参考值范围仅仅告诉我们 95% 某特定人群的某指标测定值在此范围内，并不能说明凡在此范围内都"正常"；也不能说明凡不在此范围内都不正常。因此医学参考值范围在临床上只能作为参考。

（2）百分位数法

偏态分布资料医学参考值范围的制定通常采用百分位数法，但由于参考值范围所涉及的常常是波动较大的两端数据，使用百分位数法必须要有较大的样本含量，否则结果不稳定。

例 2-20 测得某地 282 名正常人尿汞值如表 2-7，试制定该地正常人尿汞值的 95% 参考值范围。

表2-7 某年某地 282 名正常人尿汞值(μg/L)测量结果

尿汞值	频数(f)	累计频数($\sum f$)	累计频率(%)
0～	45	45	16.0
8.0～	64	109	38.6
16.0～	96	205	72.7
24.0～	38	243	86.2
32.0～	20	263	93.3
40.0～	11	274	97.2
48.0～	5	279	98.9
56.0～	2	281	99.6
64.0～	1	282	100.0

鉴于正常人的尿汞值为偏态分布，且过高为异常，故用百分位数法计算上侧界值即第 95 百分位数为

$$P_{95} = L_{95} + \frac{i_{95}}{f_{95}}\left(n \times 95\% - \sum f\right) = 40.0 + \frac{8.0}{11}(282 \times 95\% - 263) = 43.6(\mu g/L)$$

故该地正常人的尿汞值的 95% 医学参考值范围为 <43.6μg/L。

（二）质量控制

在临床医学、预防医学、卫生管理或医学检验中，许多观察结果都会因个体差异或随机测量误差的存在而表现出数据的波动，这种波动一般具有某种规律性，如服从正态分布。为了控制实验中的检测误差，常以 $\bar{X} \pm 2S$ 作为上、下警戒值，以 $\bar{X} \pm 3S$ 作为上、下控制值。这里的 $2S$ 和 $3S$ 是 $1.96S$ 与 $2.58S$ 的近似值。如果观察值出现在 $\bar{X} \pm 2S$ 范围以外特别是在 $\bar{X} \pm 3S$ 范围以外，就有理由认为其波动不仅仅是个体差异或随机测量误差引起的，可能存在系统误差，需引起注意。

（三）统计处理方法的基础

正态分布是许多统计方法的基础。本书后面将讲到的 t 检验、方差分析、相关回归分析等多种统计方法均要求分析的指标服从正态分布。对于非正态分布资料，实施统计处理的一个重要途径是先作变量的转换，使转换后的资料近似正态分布，然后按正态分布的方法作统计处理。

有些统计处理方法，如秩和检验，虽不要求资料服从正态分布，但这些方法中的有关统计量计算，当样本相当大时也近似正态分布，从而大样本时这种非正态分布资料的统计推断方法也是以正态分布为基础的。

第三节 定性数据的统计描述

在医学研究的统计资料中，除了定量数据外，还有定性数据。定性数据整理是先将研究对象按其性质或特征分类，再分别计数每一类例数。如有效和无效、阴性和阳性、治愈和未愈、死亡和存活及各种疾病的分类等。描述定性数据特征，通常需要计算相对数。

一、常用相对数

相对数（relative number）是两个有关的绝对数之比，也可能是两个有关联统计指标之比。通常用百分比、千分比或万分比等表示，是医学研究中最常用的统计指标之一。不同类型相对数具有不同的性质。常用相对数指标有率、构成比和相对比。

考点链接

相对数种类、意义及计算方法

（一）率

率（rate）表示某现象发生的频率和强度。常以百分率（%）、千分率（‰）、万分率（1/万）、十万分率（1/10万）等表示。

计算公式为

$$率 = \frac{某时期内发生某现象的观察单位数}{同期可能发生某现象的观察单位总数} \times 比例基数$$

比例基数可取 100%、1000‰、10 000/万等。总体率用 π 来表示，样本率用 p 来表示。

例 2-21 某部队某年发生菌痢 136 人次，该部队同年平均人数为 14 080 人。求该部队的痢疾发病率。

$$痢疾发病率 = 136/14\,080 \times 1000‰ = 9.66‰$$

即平均每千人中有 9.7 人发病。

（二）构成比

构成比（proportion）表示某事物内部各组成部分在整体中所占的比重，常以百分数表示，计算公式为

$$构成比 = \frac{某一组成部分的观察单位数}{同一事物各组成部分的观察单位总数} \times 100\%$$

例 2-22 某医院某月各科室住院病人数及死亡人数如表 2-8 所示：

表 2-8 某医院某月各科室住院病人数及死亡人数

科室	病人数	死亡人数	死亡构成（%）	死亡率（%）
内科	350	25	30.86	71.43
外科	650	30	37.04	46.15
肿瘤科	120	20	24.69	166.67
妇产科	300	5	6.17	16.67
皮肤科	56	0	0.00	0.00
眼科	45	0	0.00	0.00
小儿科	100	1	1.24	10.00
合计	1621	81	100.00	49.97

由表 2-8 可看出，构成比和率虽然同是相对数，但是两种不同的概念，应用不同场合，应特别注意。构成比之和应为 100%，某一构成部分的增减会影响其它部分相应的减少或增加。而某一部分率的变化有时并不影响其它部分的变化，且总率不应为各率的平均率。

（三）相对比

相对比（relative ratio）是两个有关联的指标之比，说明两指标间的比例关系。两指标可

以性质相同,如不同时期发病数之比;也可以性质不同,如医院门诊人次与病床数之比。通常以倍数或百分数(%)表示,计算公式为

$$相对比 = \frac{甲指标}{乙指标}(\times 100\%)$$

例 2-23 我国 2010 年人口普查的男性人口数为 686 852 572,女性人口数为 652 872 280 人,则

$$男女性别比 = 686\ 852\ 572/652\ 872\ 280 = 1.052$$

即男性人口数是女性的 1.052 倍。

二、医学中常用的相对数指标

(一)死亡统计指标

1. 死亡率(mortality rate) 表示某年每千人口中的死亡人数。反映当地居民总的死亡水平,计算公式为

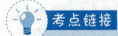
考点链接
医学上常用相对数指标计算方法

$$死亡率 = \frac{某年某地死亡人口总数}{同年该地平均人口数} \times 1000‰$$

实际工作中,常以计算平均人口数表示某一年的人口数量水平。同年平均人口数 =(年初人口 + 年末人口)/2。对不同地区的死亡率进行比较时,应注意不同地区人口年龄或性别构成的影响,若存在差异,需先将死亡率标化后再进行比较。

2. 年龄别死亡率(age-specific rate) 表示某年某地某年龄(组)每千人口的死亡数,它消除了人口年龄构成不同对死亡水平的影响,计算公式为

$$年龄别死亡率 = \frac{某年某地某年龄组死亡人数}{同年该地同年龄别平均人口数} \times 1000‰$$

3. 死因别死亡率(cause specific death rate) 表示某年某地每 10 万人中因某种疾病死亡的人数,它反映各类疾病死亡对居民生命的危害程度,是死因分析的重要指标,计算公式为

$$某病死亡率 = \frac{某年某地某病死亡人数}{同年该地平均人口数} \times 100\ 000/10\ 万$$

4. 死因构成(proportion of dying of a specific cause) 也称相对死亡比,死亡于某死因者占总死亡数的百分比,反映各种死因的相对重要性,计算公式为

$$某种死因的构成比 = \frac{因某种死因死亡人数}{总死亡人数} \times 100\%$$

(二)常用疾病统计指标

1. 发病率(incidence rate) 表示某一时期内某人群患某病新病例的频率,是反映疾病对人群健康影响和描述疾病分布状态的一项测量指标。计算公式为

$$某病发病率 = \frac{某人群某时期某病新病例数}{某人群同期平均人口数} \times 比例基数$$

平均人口数指可能会发生该病的人群,那些正在患病或不可能患该病的人(如已接种疫苗有效者)不应计算入分母内。

2. 患病率(prevalence rate) 也称现患率,表示某一时点某人群中患某病的频率,通常用来表示病程较长的慢性病的发生或流行情况,计算公式为

$$某病患病率=\frac{某地某时点某病患病例数}{该地同期平均人口数}\times比例基数$$

3. 病死率（cause fatality rate） 表示某期间内，某病患者中因该病死亡的频率，表明该疾病的严重程度和医疗水平等，多用于急性传染病，计算公式为

$$某病病死率=\frac{某期间因某病死亡人数}{同期该病的患病人数}\times100\%$$

4. 治愈率（cure rate） 表示接受治疗的病人中治愈的频率，计算公式为

$$治愈率=\frac{治愈病人数}{接受治疗病人数}\times100\%$$

三、应用相对数应注意的问题

1. 不要把构成比与率相混淆 构成比只能说明某事物内部各组成部分的比重和分布，率说明某现象发生的频率或强度。如表 2-8，从死亡构成可以看出外科的死亡占全院死亡的比例最大，但从各科的死亡率看，肿瘤科的死亡率最高，它才反映了各科的死亡危险性的大小。

2. 计算相对数应有足够数量 观察单位足够多时，计算出的相对数比较稳定，越能正确反映实际情况；观察单位过少，会使相对数波动较大，可靠性差，如少于 30 例时以用绝对数表示为好。如某种新药治疗 5 例病人，全部治愈，其治愈率为 100%；若 4 例治愈，则治愈率为 80%。从 80%～100% 波动太大，但实际上只有一例变化。

3. 正确计算合计率 对分组资料计算合计率或平均率时，不能简单地由各组率相加或平均而得，而应用合计的有关实际数字进行计算。例如用某疗法治疗肝炎，甲医院治疗 150 人，治愈 30 人，治愈率 20%；乙医院治疗 100 人，治愈 30 人，治愈率为 30%。两个医院合计治愈率应是（30＋30）/（150＋100）= 24%。若算为 20%＋30% = 50% 或（20%＋30%）/2 = 25%，则是错的。

4. 注意资料的可比性 相对数比较时，除了研究因素以外，其余的重要影响因素应尽量相同或相近。对不同时期、地区、条件下的资料进行比较时应注意观察对象、研究方法、观察时间等是否齐同，尤其对于不同时期的资料应考虑客观条件是否相同。同时还应观察比较组间资料内部构成是否相同，如两组间年龄等构成不同，可分别比较各年龄别的率或者对总率进行标准化后再比较。

5. 样本率（构成比） 由于存在抽样误差，不能单凭数字表面相差的大小而下结论，对样本率（构成比）进行比较必须进行假设检验。

四、率的标准化法

率的标准化（standardization）是为了在比较两个不同人群的患病率、发病率、死亡率等资料时，消除其内部构成（如年龄、性别、工龄、病程长短等）的影响。

从表 2-9 可见，甲、乙两医院无论哪一病型，均以甲医院治愈率高，而其总治愈率却低于乙院。出现矛盾的原因：两所医院患者的病型构成比不同。收治轻型病人的构成比越高，则该医院的总治愈率必定越高；反之，收治轻型病人的构成比越低，该医院的总治愈率也越低。虽然甲院各型治愈率均较高，但因其重型患者远多于乙院，因此治愈总人数却低于乙院。而两院患者总人数相同，因此乙院总治愈率高于甲院。可以看出，病情程度成为混杂因素，两院总治愈率不可直接比较。

表2-9 甲乙两医院某病治愈率比较

病情程度	甲医院			乙医院		
	病人数	治愈数	治愈率(%)	病人数	治愈数	治愈率(%)
轻型	100	90	90.0	300	255	85.0
中型	200	140	70.0	200	130	65.0
重型	300	120	40.0	100	30	30.0
合计	600	350	58.3	600	415	69.2

为了正确比较两院治愈率的大小，统计学上常用标准化法来消除内部构成的影响，即将两院的病人病型构成按照统一的标准进行校正，然后计算校正后的标准化总率再进行比较，这种方法称为标准化法。常用标准化法包括直接标准化法和间接标准化法。

标准化法计算的关键是选择统一的标准构成。

1．两组资料中任选一组资料的人口数（或人口构成）作为两者的"共同标准"。这种方法适用于直接法。

2．两组资料各部分人口之和组成的人口数（或人口构成）作为两者的"共同标准"。这种方法适用于直接法。

3．选取有代表性的、较稳定的、数量较大的人群构成作为标准构成，如全国范围或全省范围的数据作为标准构成。这种方法适用于直接法和间接法。

（一）直接法

1．按照标准人口数计算标准化率

$$p' = \frac{\sum N_i p_i}{N}$$

式中，N_i为标准年龄别人口数；p_i为实际年龄别死亡率；N为标准人口总数。

表2-10 甲、乙两种疗法治疗某病的治愈率比较

病型	甲疗法			乙疗法		
	病人数	治愈数	治愈率(%)	病人数	治愈数	治愈率(%)
普通型	300	180	60.0	100	65	65.0
重型	100	35	35.0	300	125	41.0
合计	400	215	53.8	400	190	47.5

例2-24 对表2-10资料，求甲、乙疗法的标准化治愈率

选定两种疗法各病型的治疗人数之和作为标准。

表2-11 用直接法计算标准治愈率(%)

病型 (1)	标准化治疗人数 (N_i) (2)	甲疗法		乙疗法	
		原治愈率 (3)	预期治愈数 (4)=(2)×(3)	原治愈率 (5)	预期治愈数 (6)=(2)×(5)
普通型	400	60.0	240	65.0	260
重型	400	35.0	140	41.0	167
合计	800	—	380	—	427

甲疗法标准化治愈率 $\quad p' = \dfrac{\sum N_i p_i}{N} = \dfrac{380}{800} \times 100\% = 47.5\%$

乙疗法标准化治愈率 $\quad p' = \dfrac{\sum N_i p_i}{N} = \dfrac{427}{800} \times 100\% = 53.4\%$

经标准化后,乙疗法治愈率高于甲疗法,与分组比较的治愈率结论一致,校正了标准化前甲疗法治愈率高于乙疗法的不妥结论。见表2-11。

2. 按照标准人口构成计算标准化率

$$p' = \sum \left(\frac{N_i}{N} \right) p_i$$

式中,N_i 为标准年龄别人口数;p_i 为实际年龄别死亡率;N 为标准人口总数。

例2-25 仍对表2-10资料,求甲、乙两种疗法标准化治愈率。

表2-12 用直接法计算标准化率(%)

病型 (1)	标准人口构成 （N_i/N） (2)	甲疗法		乙疗法	
		原治愈率 (3)	分配治愈数 (4)=(2)×(3)	原治愈率 (5)	分配治愈数 (6)=(2)×(5)
普通型	0.5	60.0	30.0	65.0	32.5
重型	0.5	35.0	17.5	41.0	20.9
合计	1.0	—	47.5	—	53.4

甲疗法标准化治愈率 $\quad p' = \sum \left(\dfrac{N_i}{N} \right) p_i = 47.5\%$

乙疗法标准化治愈率 $\quad p' = \sum \left(\dfrac{N_i}{N} \right) p_i = 53.4\%$

第(4)(6)栏中的分配治愈率直接相加,其合计值为标准化治愈率。见表2-12。

（二）间接法

$$p' = P \frac{r}{\sum n_i P_i} = P \times SMR$$

式中,P 为标准总死亡率;r 为实际总死亡数;$SMR = \dfrac{r}{\sum n_i P_i}$ 为标准化死亡比。

例2-26 已知甲矿尘肺患者604人,乙矿尘肺患者127人,以及两矿人口资料,求两矿尘肺标准化患病比和标准化患病率。

由表2-13可见,甲乙两矿工人工龄的构成不相一致,且工龄的长短对尘肺患病率有影响。因此,对两矿尘肺患病率作比较应作标化。

本例已知甲乙两矿尘肺患者数及各工龄组人数,不知道各工龄组尘肺患病率宜采用间接法。

选定某矿不同工龄组尘肺患病率作标准,见表2-13第(2)栏,标准组尘肺患病率为2.95%。

甲矿尘肺标准化患病比 $\quad SMR = 604/546 = 1.11$

乙矿尘肺标准化患病比 $\quad SMR = 127/186 = 0.68$

甲矿尘肺标准化患病率 $\quad p' = P \times SMR = 2.95\% \times 1.11 = 3.27\%$

乙矿尘肺标准化患病率 $\quad p' = P \times SMR = 2.95\% \times 0.68 = 2.01\%$

表2-13 用间接法计算尘肺标准化患病率

工龄 （年） （1）	标准尘肺 患病率(%) （2）	甲矿		乙矿	
		人口数 （3）	预期患者数 （4）=（2）×（3）	人口数 （5）	预期患者数 （6）=（2）×（5）
<6	0.81	14 029	114	992	8
6~	2.84	4285	122	1905	54
10~	12.18	2542	310	1014	124
合计	2.95	20 856	546	3911	186

可见甲矿尘肺标准化患病率高于乙矿。需要注意：标准化率只代表相互比较的各组间的相对水平，而不能反映实际情况；另外，选用的标准不同，得到的标准化率可能不同。

第四节　统计表与统计图

统计表和统计图是统计描述的重要工具。在统计整个过程，尤其在科研论文中，表达统计结果及进行对比分析时，应用更为广泛。统计图表可以代替冗长的文字叙述，表达清楚，对比鲜明。

统计表（statistical table）是将研究指标或统计指标及其取值以特定表格的形式表达，其目的是简洁、清晰、直观，方便对比和阅读。统计图是用"点、线、面、体"等各种几何图形来形象化地表达和对比数据。在实际应用时，经常将二者结合起来使用。

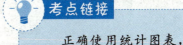

考点链接

　正确使用统计图表，并熟练绘制

一、统计表

（一）统计表编制原则

1. 重点突出，简单明了。即一张表一般只表达一个中心内容和一个主题。

2. 主谓分明，层次清楚。统计表如同完整的一句话，有其描述的对象（主语）和内容（宾语）。通常主语放在表的左边作为横标目，宾语放在右边作为纵标目。横标目和纵标目交叉的格子放置数据，从左向右读，每一行便形成一个完整的句子。

3. 数据表达规范，文字和线条从简。

（二）统计表的结构

从外形看，统计表可由标题、标目（包括横标目、纵标目）、线条、数字和备注5部分构成。

标号 标 题			顶线
横标目的总标目	纵标目	合计	
横标目	数据资料		
合计			底线

标题　统计表的总名称，简明扼要地说明表的主要内容，包括时间、地点和研究内容。

标题应写在表上端中央,若有多张表格,标题前应加标号,如"表 2-1"。如果表中所有数据指标度量衡单位一致,可将其放在标题后,放于括号内。

标目　有横标目和纵标目,横标目是研究事物对象的主要标志,说明横行数字的涵义,通常置于表的左侧;纵标目是研究事物的指标,位于表头右侧,说明各纵栏数字的涵义。总标目是对横标目和纵标目内容的概括。标目要尽可能简单明了,指标的单位要标示清楚。

线条　统计表一般采用"三线表"的格式,除上面的顶线、下面的底线及隔开纵标目与数字的横线外,其余线条均可省去,特别是表的左上角斜线和两侧的边线。表的顶线和底线可比其它线条略粗些。如某些标目或数据需要分层表示,可用短横线分隔。

数字　用阿拉伯数字表示,位数对齐,同一指标小数位数一致。表内不留空格,无数字用"—"表示,缺失数字用"…"表示,若数字是"0",则填写"0"。

备注　表中数字区一般不插入文字或其他说明,需要说明时可用"*"号标出,在表下方以备注的形式说明。

(三)统计表的种类

根据标目层次的复杂程度,统计表可分为简单表和复合表。

1. 简单表　标目只有一个层次,主语按一个标志排列,一般用作横标目,而纵标目为统计指标,见表 2-14。

表 2-14　某地 1998 年男、女肺结核患病率

性别	调查数	患病人数	阳性率(1/10 万)
女	83 926	534	636.27
男	84 562	445	520.70
合计	168 488	979	581.05

2. 复合表　标目有两个或两个以上层次,即由一组横标目和两组及以上纵标目结合起来表达它们之间关系的统计表,见表 2-15。

表 2-15　某地 1999 年不同年龄、性别者 HBsAg 阳性率

年龄组(岁)	男			女		
	调查数	阳性数	阳性率(%)	调查数	阳性数	阳性率(%)
0～	726	31	4.27	1706	27	1.58
10～	1392	115	8.26	1013	47	4.64
20～	735	59	8.03	614	37	6.03
30～	574	57	9.93	554	45	8.12
40～	463	27	5.83	384	19	4.95
50～	232	10	4.31	187	4	2.14
60～	112	4	3.57	72	2	2.78
合计	4234	303	7.16	4530	181	4.00

(四)统计表的评价和修改

一张好的统计表往往不是一次设计成功的,一般需要经过反复推敲修改。对于不符合制表原则的统计表,常采用大表改小表,复杂表改简单表,多中心表改单中心表以及标目层次与位置的合并、调整、删除等方法,使之达到要求。

例 2-27 某医院用麦芽根糖浆治疗急慢性肝炎患者 161 例,疗效资料见表 2-16,指出其缺点并加以改进。

表 2-16 麦芽根糖浆治疗急慢性肝炎疗效观察(原表)

效果 / 总例数	有效						无效	
	小计		近期痊愈		好转			
	例数	%	例数	%	例数	%	例数	%
	108	67.1	70	43.5	38	23.6	53	32.9

此表的主要目的是表达用麦芽根糖浆治疗急慢性肝炎疗效情况,但是其标题过于简单,主谓安排不合理,标目组合重复。修改如表 2-17。

表 2-17 麦芽根糖浆治疗急慢性肝炎疗效观察

疗效	例数	构成比(%)
无效	53	32.9
好转	38	23.6
近期痊愈	70	43.5
合计	161	100.0

例 2-28 指出表 2-18 的缺陷,并作改进。

表 2-18 某医院某病病人各年存活及死亡情况

年份	病例数	存活数	住院期死亡总数	急性期死亡数	住院期总病死率(%)	急性期病死率(%)
1964	37	20	17	16	45.9	43.2
1965	43	26	17	16	39.5	37.2
1966	35	19	16	15	45.7	42.8
1967	45	27	18	18	40.0	40.0
1968	52	35	17	17	32.7	32.7
合计	212	127	85	82	40.1	38.7

表 2-18 的缺点:标题不明确,列入一些不必要的项目,如存活数,冲淡了主题,另外表的线条也过多,修改如表 2-19。

表 2-19 1964～1968 年某病患者的病死率

年份	病例数	死亡例数		病死率(%)	
		住院期	急性期	住院期	急性期
1964	37	17	16	45.9	43.2
1965	43	17	16	39.5	37.2
1966	35	16	15	45.7	42.8
1967	45	18	18	40.0	40.0
1968	52	17	17	32.7	32.7
合计	212	85	82	40.1	38.7

二、统计图

统计图（statistical chart）是把数据资料以图示的形式表达，使数据对比更加形象、直观、一目了然。统计图利用点的位置、曲线的变化、直条的长短和面积的大小等几何图形来表达统计资料和指标，它将研究对象的特征、内部构成、相互关系、对比情况、频数分布等情况形象而生动地表达出来，直观地反映出事物间的数量关系，更易于比较和理解。从统计图中不容易获得确切数字，所以不能完全代替统计表，必要时可将统计表一起列出。

统计图的种类很多，医学统计学中常用的有直条图、百分直条图、圆形图、线图、直方图、散点图和统计地图等。

（一）统计图制作原则

1. 根据资料性质和分析目的正确选用图形。

2. 要有简练而确切的标题，必要时注明时间、地点，一般置于图的下方，左侧加图形的编号。

3. 在同一图内比较几种不同的事物时，须用不同的线条或颜色表示，并附图例说明。图例位置要与图体协调，可放在图的右上角空隙处或图形的正下方。

4. 统计图一般有纵轴和横轴，分别用横标目和纵标目说明横轴和纵轴代表的指标和单位。一般都以第一象限为准则作图，以两轴交点为起点，并注明尺度的数量单位。纵横两轴的比例以 5∶7 为宜。刻度数值按从小到大的顺序，纵轴尺度自下而上，横轴由左到右。直条图和直方图纵坐标从 0 开始，标明 0 点。

（二）医学常用统计图及绘制法

1. 描述计量资料的统计图

（1）线图

线图适用于连续变量资料，用线段的升降来表示统计指标的变化趋势，如某事物在时间上的发展变化，或某现象随另一现象变化的趋势。

绘制线图时应注意以下几点：

1）横轴代表分组标志，纵轴代表统计指标。横轴和纵轴的刻度都可以不从"0"开始。如果图形的最低点与零点差距很大，则可在纵轴基部作折断口，使线段降低以求美观。

2）横轴如果以组段为单位，则每组均以组段下限为起点。但绘图的坐标点则应以组段中点为宜。

3）线图中只有一条线，称为单式线图。若有两条或两条以上的线条，称为复式线图。复式线图应绘图例，说明不同线条所代表的事物。一张线图内的线条一般不超过 4～5 条。

4）用短线依次将相邻各点连接即得线图，不应将折线描成光滑曲线。

5）在绘图时，一定要注意纵横比例，由于比例不同，给人的印象也不同。

表 2-20 是某市城区和郊县 1989～1998 年间糖尿病死亡情况，图 2-8 是利用该资料绘制的普通线图。

表 2-20　某市城区和郊县 1989～1998 年糖尿病死亡情况（率/10 万）

年度	1989	1990	1991	1992	1993	1994	1995	1996	1997	1998
城区死亡率	4.45	4.47	4.65	5.64	5.78	6.86	7.45	7.73	8.91	10.59
郊县死亡率	2.21	2.46	2.89	3.56	3.87	4.12	4.28	4.59	5.32	6.22

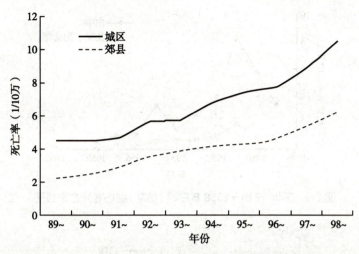

图 2-8　某市城区和郊县 1989-1998 年糖尿病死亡率

对于相对数指标，用普通线图有时难以准确表达和对比不同变量的变化速度，这时可以使用半对数线图。半对数线图纵轴用对数尺度，横轴仍用算术尺度。半对数线图常用来比较两种或两种以上事物的变化速度，也用于事物间数量相差较大时来确切反映指标数量的相对关系。半对数线图纵轴起点不为零。

如将表 2-21 的数据绘制成普通线图（图 2-9），呈现出白喉死亡率比伤寒、副伤寒死亡率下降速度快；如果绘制成半对数线图（图 2-10），则白喉死亡率与伤寒、副伤寒死亡率变化快慢速度相差不大。

表 2-21　某地 1945～1958 年白喉，伤寒、副伤寒的死亡率

年份	白喉		伤寒、副伤寒	
	死亡率（1/10 万）	对数值	死亡率（1/10 万）	对数值
1949	3.3	0.5185	1.1	0.0414
1950	5.9	0.7709	0.9	-0.0458
1951	8.4	0.9243	1.9	0.2788
1952	3.9	0.5911	1.0	0.0000
1953	2.5	0.3979	0.7	-0.1549
1954	1.5	0.1761	0.6	-0.2218
1955	3.3	0.5185	0.6	-0.2218
1956	1.1	0.0414	0.2	-0.6990
1957	1.0	0.0000	0.3	-0.5229
1958	0.6	-0.2218	0.05	-1.3010

（2）直方图

用直条矩形面积代表各组频数，各矩形面积总和代表频数的总和。主要用于表示连续变量频数分布情况。

绘制直方图应注意以下几点：

1）纵轴的刻度必须从"0"开始，而横轴范围的刻度按实际范围制定。

33

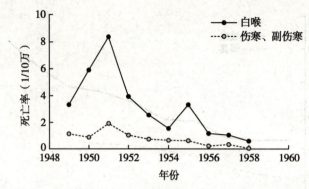

图 2-9 某地 1949～1958 年白喉、伤寒、副伤寒死亡率线图

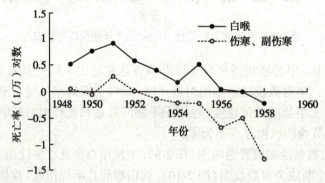

图 2-10 某地 1949～1958 年白喉、伤寒、副伤寒死亡率半对数线图

2）各矩形的高度为频数或频率，宽度为组距。组距相等的分组资料才能作图，如果各组段的组距不同，要调整各矩形的高：矩形高度＝组段频数 / 组距。

3）各矩形之间也可以不用直线隔开。

下面是某工厂女工身高测量值分布（表 2-22）和根据该资料绘制的直方图（图 2-11）。

表 2-22 某工厂女工身高测量值分布

身高（cm）	人数	构成比（%）
150～	21	1.24
152～	34	2.01
154～	68	4.02
156～	127	7.51
158～	231	13.65
160～	345	20.39
162～	337	19.92
164～	201	11.58
166～	179	10.58
168～	98	5.79
170～	32	1.89
172～174	19	1.12
合计	1692	100.00

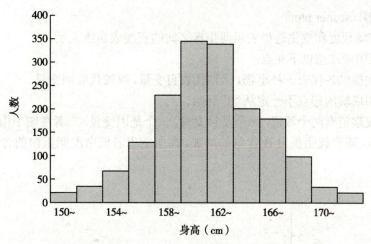

图 2-11 某工厂女工身高测量值分布

（3）箱式图（box plot）

用于比较两组或多组资料的集中趋势和离散趋势，主要适用于描述偏态分布的资料。以箱子上端为 P_{75}，下端为 P_{25}，中间以横线表示 P_{50}，最大值、最小值为"箱子"上下两个柄。显然箱体越长表示数据离散程度越大；中间横线若在箱体中心位置，表示数据分布对称，中间横线偏离箱子正中心越远，表示数据分布越偏离中位数。箱式图的纵轴起点不一定从"0"开始。

根据表 2-23 绘制成的图 2-12 可以看出，大白鼠肝肿瘤中递甲氨酶的活度（CPM）明显高于正常肝中递甲氨酶的活度，而且数据的变异性很大，并有 1 个离群值。

表 2-23 大白鼠正常肝和肝肿瘤中递甲氨酶（CPM）的活度

递甲氨酶（CPM）的活度									
正常肝	19	30	43	70	64	91	35	68	15	6
肝肿瘤	227	339	130	592	405	104	211	346	133	814

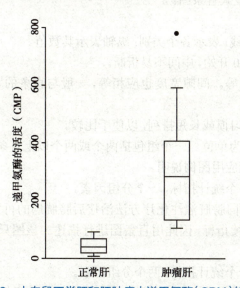

图 2-12 大白鼠正常肝和肝肿瘤中递甲氨酶（CPM）的活度

（4）散点图（scatter plot）

用点的密集程度和变化趋势表示两指标之间的直线或曲线关系。

绘制散点图应注意以下几点：

1）纵轴和横轴各代表一种事物，横轴代表自变量，纵轴代表因变量。

2）纵轴和横轴的起点不一定从"0"开始。

3）每组观察值有两个数值，一个是自变量，一个是因变量，二者在图中由一点表示。

结果显示，随着载脂蛋白B含量的增加，高血脂患者低密度脂蛋白的含量也相应增加（图2-13）。

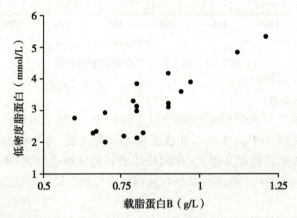

图2-13　20名高脂血症患者载脂蛋白B与低密度脂蛋白关系的散点图

2. 描述计数资料的统计图

（1）直条图（bar chart）

用等宽直条的长短来表示各独立指标数值大小和它们之间的对比关系。常用于按性质分组的资料，适用无连续关系，各自独立的统计指标。指标既可以是绝对数，也可以是相对数。分为单式直条图和复式直条图。

绘制方法如下：

1）一般以横轴为基线，表示各个类别；纵轴表示其数值。

2）纵轴尺度必须从0开始，中间不易折断。

3）各直条间宽度相等。间隙宽度也应相等，一般与直条的宽度相同或为直条宽度的一半。

4）直条的排列应按习惯或长短排列，以便于比较。

5）复式直条图以组为单位。一个组包括两个或两个以上直条，同一组内的直条间不留间隙，直条所表示的类别应用图例说明。

单式直条图：具有一个统计指标，一个分组因素。

图2-14显示三种不同膀胱灌注化疗方法治疗后膀胱癌的再发率资料。不同灌注化疗方法是相互独立的不连续指标，因此用直条图进行描述。该图只按灌注化疗方法分类，为单式直条图。

复式直条图：具有一个统计指标，两个分组因素。

图2-15是根据某大学实施吸烟干预措施前后各年级学生吸烟率资料绘制的直条图。

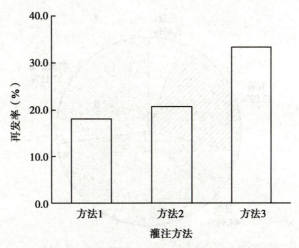

图 2-14 某年某地五种恶性肿瘤的死亡专率

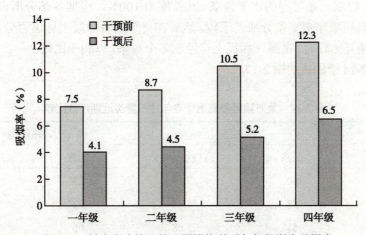

图 2-15 某大学实施吸烟干预措施前后各年级学生吸烟率

（2）构成图

常用于描述构成比资料。构成图有两种，即圆图（pie chart）和百分直条图（percentage bar chart）。

1）圆图

圆形图是以圆的半径将圆面分割成多个大小不等的扇形，以扇形面积来表达构成比的图形。

绘制方法：以圆形的 360° 角为 100%，将各构成部分的构成比（%）乘以 3.6°，即得各组成部分应占的圆心角度数；再以某刻度（比如相当于时钟 12 时的位置）为起点，顺时针按圆心角度数大小或自然顺序排列各个扇形。不同的扇形可以用不同的颜色或花纹区别，也可以简要注明文字和百分比，并绘出图例（图 2-16）。

2）百分条图

用矩形直条的长度表示 100%，而用其中分割的各段表示各构成部分的百分比。

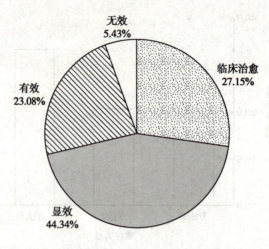

图 2-16　复方猪胆胶囊治疗单纯型老年气管炎近期疗效比较

绘制方法：绘制一条等宽的水平直条，其长度为100%。根据各部分所占百分比，按其大小或资料的自然顺序把直条分成若干段，然后在直条的各分段上标出百分比，绘出图例。同一指标分层相互比较时，在同一标尺上可绘制多个直条，以利于比较。

如根据表2-24绘制成的图2-17。

表 2-24　复方猪胆胶囊治疗老年性气管炎近期疗效比较

近期疗效	单纯型		哮喘型	
	例数	构成比（％）	例数	构成比（％）
临床治愈	60	27.15	23	12.64
显效	98	44.34	82	45.06
有效	51	23.08	66	36.26
无效	12	5.43	11	6.04
合计	221	100.00	182	100.00

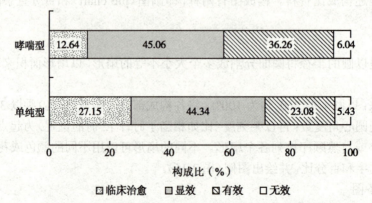

图 2-17　复方猪胆胶囊治疗老年性气管炎近期疗效比较

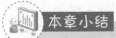
本章小结

一、**频数分布**：是指观察数据在其取值范围内分布的情况。计量资料的频数分布情况可以用频数分布表或直方图表示。

常见频数分布有三种类型：正态分布、正偏态分布、负偏态分布。

二、**描述集中趋势的指标：**

平均数	算术均数	几何均数	中位数	百分位数
符号	$\mu / \overline{X}$	G	M / P_{50}	P_x
适用条件	正态分布资料 近似正态分布 资料	原始数据呈倍数 关系或偏态分布 在对样本值取对 数后呈近似正态 分布的资料	偏态分布资料 一端或两端无 界资料、分布 类型不明资料	偏态分布资料
公式	$\overline{X} = \dfrac{\sum x}{n}$ $\overline{X} = \dfrac{\sum fx}{\sum f}$	$G = \lg^{-1}\left(\dfrac{\sum \lg x}{n}\right)$ $G = \lg^{-1}\left(\dfrac{\sum f \lg x}{\sum f}\right)$	$M = x_{\left(\frac{n+1}{2}\right)}$ $M = \left[x_{\left(\frac{n}{2}\right)} + x_{\left(\frac{n}{2}+1\right)}\right]/2$ $M = L + \dfrac{i}{f}\left(\dfrac{n}{2} - \sum f_L\right)$	$P_x = L + \dfrac{i}{f_x}\cdot(n \cdot x\% - \sum f_L)$

三、**描述离散趋势的指标：**

极差	四分位数间距	方差	标准差	变异系数
R	Q	σ^2 / S^2	σ / S	CV
偏态分布资料 一端或两端无 界资料、分布 类型不明资料		正态分布或近似正态分布资料		单位不同或均数 相差较大的资料
	$Q = P_{75} - P_{25}$	$\sigma^2 = \dfrac{\sum(x-\mu)^2}{N}$ $S^2 = \dfrac{\sum(x-\overline{X})^2}{n-1}$	$S = \sqrt{\dfrac{\sum x^2 - (\sum x)^2/n}{n-1}}$ $S = \sqrt{\dfrac{\sum fx^2 - (\sum fx)^2/\sum f}{\sum f - 1}}$	$CV = \dfrac{S}{\overline{X}} \times 100\%$

四、**医学参考值范围的正态分布法和百分位数法计算公式**

概率（%）	正态分布法			百分位数法		
	双侧	单侧		双侧	单侧	
		下限	上限		下限	上限
90	$\overline{X} \pm 1.64S$	$\overline{X} - 1.28S$	$\overline{X} + 1.28S$	$P_5 \sim P_{95}$	P_{10}	P_{90}
95	$\overline{X} \pm 1.96S$	$\overline{X} - 1.64S$	$\overline{X} + 1.64S$	$P_{2.5} \sim P_{97.5}$	P_5	P_{95}
99	$\overline{X} \pm 2.58S$	$\overline{X} - 2.33S$	$\overline{X} + 2.33S$	$P_{0.5} \sim P_{99.5}$	P_1	P_{99}

五、常用相对数

相对数	概念	计算公式
率	表示某现象发生的频率和强度	$\dfrac{\text{某时期内发生某现象的观察单位数}}{\text{同期可能发生某现象的观察单位总数}}\times$比例基数
构成比	表示某事物内部各组成部分在整体中所占的比重	$\dfrac{\text{某一组成部分的观察单位数}}{\text{同一事物各组成部分的观察单位总数}}\times100\%$
相对比	两个有关联的指标之比	$\dfrac{\text{甲指标}}{\text{乙指标}}(\times100\%)$

六、率的标准化（standardization）是为了在比较两个不同人群的患病率、发病率、死亡率等资料时，消除其内部构成（如年龄、性别、工龄、病程长短等）的影响，然后计算校正后的标准化总率再进行比较。常用的标准化法包括直接标准化法和间接标准化法。

七、统计表和统计图是统计描述的重要工具。统计表分为为简单表和复合表。描述计量资料的统计图有线图（普通线图、半对数线图）、直方图、箱式图、散点图；描述计数资料的统计图有直条图（单式直条图、复式直条图）、构成图（圆形图、百分条图）。

（赵 红）

 目标测试

一、单项选择题

1. 各观察值均加（或减）同一数后
   A. 均数不变　　　　　　　　B. 几何均数不变
   C. 中位数不变　　　　　　　D. 标准差不变
   E. 变异系数不变

2. 算术均数与中位数相比，其特点是
   A. 不易受极端值的影响　　　B. 能充分利用数据的信息
   C. 抽样误差较大　　　　　　D. 更适用于偏态分布资料
   E. 更适用于分布不明确资料

3. 横轴上，标准正态分布曲线下从 0～2.58 的面积为
   A. 99%　　　　　　B. 45%　　　　　　C. 99.5%
   D. 47.5%　　　　　E. 49.5%

4. 用均数和标准差可以全面描述（　　）资料的特征
   A. 正偏态分布　　　　　　　B. 负偏态分布
   C. 正态分布　　　　　　　　D. 对称分布
   E. 对数正态分布

5. 某人群某项生化指标的医学参考值范围，该指标指的是

    A. 在所有人中的波动范围

    B. 在所有正常人中的波动范围

    C. 在绝大部分正常人中的波动范围

    D. 在少部分正常人中的波动范围

    E. 在一个人不同时间的波动范围

6. 一种新的治疗方法可以延长生命，但不能治愈疾病，则发生下列情况

    A. 该病患病率将增加   B. 该病患病率将减少

    C. 该病发病率将增加   D. 该病发病率将减少

    E. 与患病率和发病率均无关

7. 计算标准化死亡率的目的是

    A. 减少死亡率估计的偏倚

    B. 减少死亡率估计的抽样误差

    C. 便于进行不同地区死亡率的比较

    D. 消除各地区内部构成不同的影响

    E. 便于进行不同时间死亡率的比较

8. 医院日门诊各科疾病分类资料，可作为计算（   ）指标的基础。

    A. 死亡率   B. 构成比   C. 发病率

    D. 病死率   E. 患病率

9. 比较某地在两个年份几种传染病的发病率可用

    A. 构成比条图   B. 复式条图   C. 线图

    D. 直方图   E. 圆图

10. 绘制下列统计图纵轴坐标刻度必须从"0"开始的有

    A. 圆图   B. 百分条图   C. 线图

    D. 半对数线图   E. 直方图

二、计算与分析

1. 为了解某单位职工冠心病的患病率情况，对全体职工进行体检后发现，在该单位 1290 名职工中，患冠心病的有 305 人，其中女性 110 人，占 36%，男性 195 人，占 64%，因此认为男性易患冠心病，结论是否正确？为什么？

2. 某地微丝蚴血症者 42 例，治疗后 7 年用间接荧光抗体试验测得抗体滴度如下，求平均抗体滴度。

抗体滴度的倒数   10 20 40 80 160

例数   5 12 13 7   5

3. 根据某单位的体检资料，116 名正常成年女子的血清甘油三酯测量结果如下，请据此资料：

（1）描述集中趋势应选择何指标？并计算之。

（2）描述离散趋势应选择何指标？并计算之。

（3）求该地正常成年女子血清甘油三酯的 95% 参考值范围。

（4）试估计该地正常成年女子血清甘油三酯在 0.8mmol/L 以下者及 1.5mmol/L 以下者各占正常女子总人数的百分比。

某单位 116 名正常成年女子血清甘油三酯(mmol/L)测量结果

组段	频数
0.6～	1
0.7～	3
0.8～	9
0.9～	13
1.0～	19
1.1～	25
1.2～	18
1.3～	13
1.4～	9
1.5～	5
1.6～1.7	1
合计	116

4. 根据下表资料完成表中指标的计算

年龄	人口数	患者数	新发病例数	死亡数	死亡百分比(%)	患病率(‰)	发病率(‰)	死亡率(‰)	病死率(%)
0～	82 920	488	170	9					
20～	36 639	451	152	17					
40～	28 161	273	133	22					
60～	9370	110	46	25					
合计	157 090	1322	501	73					

5. 试就下表资料分析比较某年某省城乡女性原发性骨质疏松症患病率。

某年某省城乡女性原发性骨质疏松症患病率的比较

年龄组(岁)	城市			农村		
	调查人数	患病人数	患病率(%)	调查人数	患病人数	患病率(%)
50～	354	78	22.0	241	49	20.3
60～	251	125	49.8	315	136	43.2
70～	130	90	69.2	175	110	62.8
80 及以上	41	29	71.7	58	40	69.0
合计	776	322	41.5	789	335	42.5

三、试根据下表资料绘制适当统计图

某地 1975 年 839 例正常人发汞值(μg/g)分布资料

组段	0-	0.2-	0.4-	0.6-	0.8-	1.0-	1.2-	1.4-	1.6-2.2
例数	133	193	190	111	83	34	43	16	36

第三章 参数估计与假设检验

学习目标

1. 掌握：抽样误差和标准误的概念、计算公式和应用；t 分布的概念和特征；假设检验的基本原理和基本步骤。
2. 熟悉：参数估计的分类、可信区间估计的定义和方法。
3. 了解：点估计定义和方法。

统计推断是数理统计揭示事物或现象本质特征、整体情况和其它事物或现象间关系的主要理论方法。常用的统计推断方法有参数估计和假设检验。

第一节 参数估计

一、抽样误差

抽样调查必须严格遵守随机化原则，但即使严格遵守随机化原则的抽样，由于总体内各观察单位存在个体差异，随机抽取部分个体组成的样本，样本内各个体变异情况和总体内各个体变异情况往往不会恰好完全相同，样本统计量与总体参数也不可能完全相同。

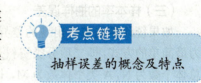

考点链接

抽样误差的概念及特点

（一）样本均数的抽样误差

在一个总体均数为 μ，总体标准差为 σ 的总体中，随机抽取一个样本量为 n 的样本，计算其样本均数 $\overline{X}$，则样本的 $\overline{X}$ 不一定与 μ 相等。

例如，从一个 15 岁的男学生身高总体均数 μ=170.2cm，总体标准差为 σ=5.5cm，且服从正态分布的总体中随机抽样，共抽样 100 次。每次抽取 20 例（n=20），组成一份样本，可以计算出每一份样本的平均身高（$\overline{X}_i$）。

由于抽样的原因，其每一份样本的均数 $\overline{X}_1$、$\overline{X}_2$、$\overline{X}_3$、……$\overline{X}_i$，均不一定等于该总体的均数 170.2cm，且这些样本的均数 $\overline{X}_1$、$\overline{X}_2$、$\overline{X}_3$、……$\overline{X}_i$ 之间也不一定相等，即样本均数之间存在抽样误差。

这种由于抽样原因引起的样本均数与总体均数的差别，称为"样本均数的抽样误差"，用 $\sigma_{\overline{x}}$ 来表示。研究表明，均数的抽样误差具有以下特点：

1. 各样本均数不一定等于总体均数。

2. 样本均数之间存在差异。

3. 只要样本是随机抽取的,样本均数的分布服从以总体均数为中心的正态分布,即使总体不呈正态分布,只要样本含量足够大,样本均数的分布仍近似于正态分布。

4. 样本均数的频数分布,有 95% 个 $\overline{X}$ 在 $(\mu-1.96\sigma_{\overline{x}}, \mu+1.96\sigma_{\overline{x}})$ 内,有 99% 个 $\overline{X}$ 在 $(\mu-2.58\sigma_{\overline{x}}, \mu+2.58\sigma_{\overline{x}})$ 内。

5. 样本均数的抽样误差,可以用统计方法来估计其大小,并通过样本来推断总体统计指标来进行假设检验。

（二）样本均数的标准误

样本均数的标准差,称为均数的标准误。标准误是表示抽样误差大小的指标。标准误小,表示均数的离散程度小,样本均数代表总体均数的代表性好;标准误大,表示均数的离散程度大,样本均数代表总体均数的代表性差。

若总体标准差已知,则均数的标准误 $\sigma_{\overline{x}}$ 可按(3-1)计算

$$\sigma_{\overline{x}} = \frac{\sigma}{\sqrt{n}} \tag{3-1}$$

一般来说,总体标准差 σ 不一定已知,可在总体中任抽一个样本,计算样本的标准差 S,用 S 估计 σ,则标准误可用 $S_{\overline{x}}$ 表示,可按公式(3-2)计算。

$$S_{\overline{x}} = \frac{S}{\sqrt{n}} \tag{3-2}$$

当 n 越大时,$S_{\overline{x}}$ 和 $\sigma_{\overline{x}}$ 越近似,一般当 n 超过 100 时,$S_{\overline{x}}$ 和 $\sigma_{\overline{x}}$ 就很近似,当 n 趋于 ∞ 时,$S_{\overline{x}} = \sigma_{\overline{x}}$。

如我们调查 144 名学生的血红蛋白含量的标准差 $S=20$(g/L),按式(3-2)计算其标准误,得:$S_{\overline{x}} = \frac{S}{\sqrt{n}} = \frac{20}{\sqrt{144}} = 1.67$(g/L)。

（三）样本率的抽样误差

如果统计相对数时出现的差异称为相对数的抽样误差。为讲述方便,将分类资料简化为最简单的方式,即二项分类资料进行分析,分为 A 类和非 A 类。二项分类资料的总体为:总体个数为 N,A 类个体数为 M,非 A 类个体数为 N−M。A 类的总体率或总体构成比,用 π 表示,即 π=M/N。

从上述总体率为 π 的二项分布资料中随机抽取样本含量为 n 的样本,抽得 A 类的个体数为 X(非 A 类的个体数为 $n-X$),算出的样本率 $p=X/n$,在一般情况下,样本率 p 与总体率 π 很难恰好相同,这种由于抽样而出现的样本率与总体率的差别称为"样本率的抽样误差"。

（四）样本率的标准误

同样地,描述样本率的抽样误差大小称为率的标准误,用 σ_p 表示,计算公式为:

$$\sigma_p = \sqrt{\frac{\pi(1-\pi)}{n}} \tag{3-3}$$

由于是抽样研究,总体率 π 往往是未知的,因此我们常用样本率 p 来近似代替总体率,则率的标准误计算公式为:

$$S_p = \sqrt{\frac{p(1-p)}{n}} \tag{3-4}$$

（五）t 分布

1. t 分布的概念

在一个正态分布的总体中，随机抽取含量为 n 的若干个样本，其样本的均数 $\bar{x}$ 的分布也呈正态分布，通过标准正态变换 $u = \dfrac{\bar{X} - \mu}{\sigma_{\bar{X}}}$，可转换成 u 分布，但若用 S 代替 σ，$S_{\bar{X}}$ 代替 $\sigma_{\bar{X}}$ 则：

考点链接

t 分布的特点

$$t = \frac{\bar{X} - \mu}{S_{\bar{X}}} = \frac{\bar{X} - \mu}{S / \sqrt{n}} \qquad (3\text{-}5)$$

此时，式中的统计量 t 不再服从标准的正态分布 $N(0, 1)$，而是服从自由度 $v = n - 1$ 的 t 分布。t 分布应用十分广泛，它是总体均数的区间估计和假设检验的理论基础。

2. t 分布的曲线及特征

假设从 15 岁的男生身高的正态分布中，分别进行样本量为 3 和 50 的随机抽样，各抽取 1000 份样本，并分别得到这 1000 个样本的样本均数和标准误，分别计算出其 t 值。然后以 t 值为横轴，t 值的频数为纵轴，绘制 t 值的频数分布直方图。见图 3-1。

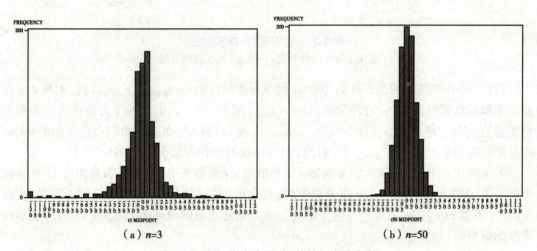

（a）$n=3$　　　　　　　　　　（b）$n=50$

图 3-1　不同样本含量时 t 值的频率分布图

当样本数不断增大，组距逐渐减小，将直方图上边连起来，就成一条 t 分布曲线，如图 3-2 所示。

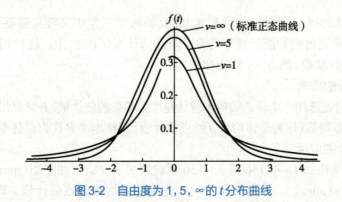

图 3-2　自由度为 1，5，∞ 的 t 分布曲线

t 分布的图形不是一条曲线,而是一簇曲线。有如下特征:

（1）t 分布曲线为单峰分布,以 0 为中心,左右对称,类似于标准正态分布;

（2）中间高,两头低。自由度 ν 越小,则 $S_{\bar{x}}$ 越大,t 值越分散,曲线的峰部越矮,尾部越粗;

（3）随着自由度 ν 逐渐增大,t 分布逐渐逼近标准正态分布;当 ν 趋于 ∞ 时,t 分布就完全成为标准正态分布,即标准正态分布是 t 分布的特例;

（4）t 分布曲线下的面积分布是有规律的。

当自由度为 ν 的 t 分布曲线下,单侧尾部面积为指定值 α 时,横轴上对应的 t 界值记为 $t_{\alpha,\nu}$;双侧尾部合计面积为指定值 α 时,横轴上对应的 t 界值记为 $t_{\alpha/2,\nu}$。见图 3-3。

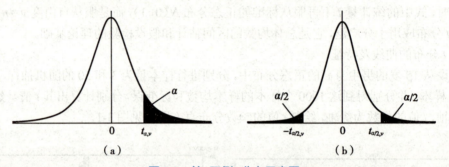

图 3-3 单、双侧 t 分布示意图
（a）$t_{\alpha,\nu}$ 为单侧临界值;（b）$t_{\alpha/2,\nu}$ 为双侧临界值

若把 t 分布曲线下的面积作为 100%,则在双侧的区间 $(-t_{0.05/2,\nu}, t_{0.05/2,\nu})$ 内,对应 t 分布曲线面积占总面积的 95%;在单侧的区间 $t \leq t_{0.05,\nu}$ 或 $t \geq -t_{0.05,\nu}$ 内,对应 t 分布曲线的面积占总面积的 95%。在双侧的区间 $(-t_{0.01/2,\nu}, t_{0.01/2,\nu})$ 内,对应 t 分布曲线面积占总面积的 99%;在单侧的间 $t \leq t_{0.01,\nu}$ 或 $t \geq -t_{0.01,\nu}$ 内,对应 t 分布曲线的面积占总面积的 99%。

为了统计应用方便,统计学家编制了 t 界值表。t 界值表中,横坐标为自由度 ν,纵坐标为概率 P,表中的数字表示当 ν 和 P 确定时,对应的 t 临界值。t 界值表中只列出正值,故在查表时,不管 t 值正负,只用绝对值。用 $t_{\alpha/2,\nu}$ 表示对应于双侧概率的 t 临界值,用 $t_{\alpha,\nu}$ 表示对应单侧概率的 t 临界值。

例如,样本含量为 5,则自由度 $\nu = n-1 = 4$,当双侧概率 $P = 0.05$ 时,查 t 界值表,得 $t_{0.05/2,4} = 2.776$;当双侧概率 $P = 0.01$ 时,查 t 界值表,得 $t_{0.01/2,4} = 4.604$。同样,当单侧概率 $P = 0.05$ 时,得 $t_{0.05,4} = 2.132$;当单侧概率 $P = 0.01$ 时,查 t 界值表,得 $t_{0.01,4} = 3.747$。

二、点估计

实际中,总体的指标（参数）往往是未知的,而医学工作中又常常需要了解总体（指标）参数,统计学家研究出两种统计推断方法,即点估计和区间估计。这种用样本指标（统计量）估计总体指标（参数）的方法,称为参数估计。

（一）点估计的概念

参数的点估计是选用一个适当的样本统计量作为参数的估计量,并计算出估计值。即直接用随机样本的样本均数 $\bar{x}$ 作为总体均数 μ 的点估计值,用样本率 P 作为总体率 π 的点估计值。

（二）点估计的应用

如抽样调查某地 2016 年 150 名 30～50 岁健康男子血清甘油三酯（mmol/L）含量,调查测得其均数为 1.38mmol/L,用这个样本均数作为总体均数的点估计值。即认为该地 2016

年所有 30~50 岁健康男子血清甘油三酯含量的总体均数 μ 为 1.38mmol/L。这就是总体均数的"点估计"。

同理，抽样调查某地 2016 年 760 名 50 岁以上中老年妇女骨质疏松症，其患病率为 41.5%，用这个样本率作为总体患病率的点估计值，即认为该地所有 50 岁以上中老年妇女骨质疏松症的总体患病率 π 约为 41.5%。

（三）点估计应用注意事项

由于存在抽样误差，这种点估计虽然方法简单，能给人一个明确的数量概念，但没有考虑抽样误差，估计结果只是一个近似值，无法评估估计值与真值之间的差距，很多时候不能满足工作要求。

点估计所用的统计量是否适于做参数估计，主要考虑以下几点：

1．无偏性　即要求无系统误差，用样本的指标去估计相应的总体参数时，虽然估计值不全等于总体值，但应在总体参数值附近摆动。

2．有效性　即要求样本指标统计量的标准差或标准误越小越好。

3．一致性　即样本量越大，标准误越小，越逼近零，样本指标统计量就越接近总体参数值，一致性就越好。

三、区间估计

（一）区间估计的概念

总体均数（概率）的"区间估计"是估计总体均数（概率）在什么范围内，以及在这个范围内包含总体均数（概率）的可能性大小。

结合样本统计量和标准误可以确定一个具有较大可信度的包含总体参数的区间，该区间称为总体参数的 $1-\alpha$ 可信区间，α 值一般取 0.05 或 0.01，故 $1-\alpha$ 为 0.95 或 0.99，分别称为"总体均数（概率）的 95% 可信区间"或"总体均数（概率）的 99% 可信区间"。

如果没有特别说明，一般做双侧区间估计。根据研究对象的实际，也可以进行总体参数的单侧区间估计。报告参数估计结果时，应同时给出点估计值和区间估计。

> **考点链接**
> 区间估计的概念与意义

（二）总体均数的区间估计

总体均数的"区间估计"是用样本均数和均数的标准误估计总体均数的可信区间。

由 $t = \dfrac{\overline{X} - \mu}{S_{\overline{X}}}$ 得，双侧概率 $(1-\alpha)$ 的 t 值落入：

$$t_{\alpha/2, v} < \frac{\overline{X} - \mu}{S_{\overline{X}}} < t_{\alpha/2, v}$$

$$\overline{X} - t_{\alpha/2, v} S_{\overline{X}} < \mu < \overline{x} + t_{\alpha/2, v} S_{\overline{X}}$$

改写为：
$$(\overline{x} - t_{\alpha/2, v} S_{\overline{X}}, \overline{x} + t_{\alpha/2, v} S_{\overline{X}}) \tag{3-6}$$

单侧概率 $(1-\alpha)$ 的 t 值落入：
$$(\overline{X} - t_{\alpha, v} S_{\overline{X}}, \infty) \text{ 或 } (-\infty, \overline{X} + t_{\alpha, v} S_{\overline{X}}) \tag{3-7}$$

表示理论上每抽样 n 次，其样本均数有 $(1-\alpha)$ 的概率落在这个范围之内。即当 $\alpha = 0.05$ 时，可信区间两端的值，称为总体均数的 95% 可信区间的下限和上限；当 $\alpha = 0.01$ 时，可信区间两端的值,称为总体均数的 99% 可信区间的下限和上限。

当样本含量 $n>100$ 时,$t_{0.05/2, v}$ 和 $t_{0.01/2, v}$ 可用近似值 1.96 和 2.58 代替。

例 3.1 某校某班进行入学体检,测得 36 名学生的收缩压的平均数为 115.5mmHg,标准差为 12.6mmHg,估计该班学生收缩压 95% 和 99% 的可信区间?

本例为小样本资料,按式(3-2)求收缩压的标准误:

$$S_{\overline{X}} = \frac{S}{\sqrt{n}} = \frac{12.6}{\sqrt{36}} = 2.1\text{mmHg}$$

本例 $n=36$,$v=36-1=35$,查 t 界值表的双侧 $t_{0.05/2, 35}=2.03$ 和 $t_{0.01/2, 35}=2.72$。

按式(3-6)计算,95% 收缩压可信区间为:

$$(\overline{X} - t_{0.05/2, 35}S_{\overline{X}}, \overline{X} + t_{0.05/2, 35}S_{\overline{X}})$$

$$(115.5 - 2.03 \times 2.1, 115.5 + 2.03 \times 2.1)$$

$$(111.24, 119.76)$$

即该班学生收缩压的 95% 可信区间为 111.24~119.76mmHg。

按式(3-6)计算,99% 收缩压可信区间为:

$$(\overline{X} - t_{0.01/2, 35}S_{\overline{X}}, \overline{X} + t_{0.01/2, 35}S_{\overline{X}})$$

$$(115.5 - 2.72 \times 2.1, 115.5 + 2.72 \times 2.1)$$

$$(109.79, 121.21)$$

即该班学生收缩压的 99% 可信区间为 109.79~121.21mmHg。

(三)总体率的区间估计

总体率的区间估计是根据样本含量 n 和样本率 p 的大小,可以通过查表法和正态近似法计算总体概率的可信区间。

查表法:当 $n \leq 50$,样本率接近 0 或 1 时,可以查百分率可信区间表(附表 7),直接得可信区间。

例 3.2 某地在幼儿园中随机抽查 40 人,发现其中 8 人蛲虫阳性,问该地儿童蛲虫感染率的 95% 可信区间和 99% 可信区间分别是多少?

查附表 7 百分率的可信区间,当 $n=40$,$x=8$,时得到该地儿童蛲虫感染率的 95% 可信区间为 9%~35%,99% 可信区间为 7%~40%。

例 3.3 用某种新药治疗丙型肝炎 25 例,治愈 20 例,问该新药对丙型肝炎治愈率的 95% 可信区间?

注意:附表 7 百分率的可信区间表中的 x 值列出了 $x \leq n/2$ 部分,当 $x > n/2$ 时,应以 $n-x$ 值查表,然后用 100 减去查得的数值即为所求的可信区间。

本例 $x > n/2$,故以 $x=25-20=5$,查表得 7~41,再以 $100-7=93$,$100-41=59$,即该新药治疗对丙型肝炎治愈率的 95% 可信区间为 59%~93%。

正态近似法:当样本数足够大,如 $n \geq 100$,并有 $np \geq 5$ 和 $n(1-p) \geq 5$,二项分布近似正态分布,则总体率的可信区间为:

$$(p - u_{\alpha}S_p, p + u_{\alpha}S_p) \tag{3-8}$$

可简记为:$(p \pm u_{\alpha}S_p)$

总体均数的可信区间与总体率的可信区间在应用上有区别和联系,见表 3-1。

表3-1 总体均数的可信区间与总体率的可信区间

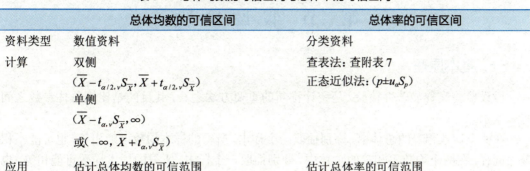

	总体均数的可信区间		总体率的可信区间
资料类型	数值资料		分类资料
计算	双侧		查表法:查附表7
	$(\overline{X}-t_{\alpha/2,v}S_{\overline{X}},\ \overline{X}+t_{\alpha/2,v}S_{\overline{X}})$		正态近似法:$(p\pm u_\alpha S_p)$
	单侧		
	$(\overline{X}-t_{\alpha,v}S_{\overline{X}},\ \infty)$		
	或$(-\infty,\ \overline{X}+t_{\alpha,v}S_{\overline{X}})$		
应用	估计总体均数的可信范围		估计总体率的可信范围

例 3.4 在社区按人口的 1/20 比例,随机抽取 300 人,作血清登革热血凝抑制抗体反应检验,发现阳性人数 32 人,按照阳性率 95% 的可信区间估计,该社区至少有多少人可能检验阳性反应,最多有多少人出现检验反应阳性?

根据题意,阳性反应率为:

$$p=\frac{32}{300}=0.1067=10.67\%$$

阳性反应率的标准误用式(3-4)计算:

$$S_p=\sqrt{\frac{0.1067(1-0.1067)}{300}}=0.0178=1.78\%$$

由于是大样本,故用式(3-8)计算该社区血清登革热血凝抑制抗体反应检验阳性率的 95% 可信区间,由于是正态近似分布,$u_{0.05}=1.96$,计算如下:

$$0.1067\pm1.96\times0.0178=0.0718\sim0.1416=7.18\%\sim14.16\%$$

本次抽样比例是 1/20,样本量为 300,则该社区人口总数为 300×20=6000 人。则按 95% 的可信区间估计,该社区人群中,血清登革热血凝抑制抗体反应检验,至少有 6000×7.18%=431 人出现反应阳性,最多有 6000×14.16%=850 人出现反应阳性。

在实际工作中,要注意正常参考值范围与总体均数可信区间的区别,见表3-2。

表3-2 正常参考值范围和总体均数可信区间的区别

	正常参考值范围	总体均数的可信区间
意义	绝大多数正常人某项指标的数值范围	按一定的可信度估计总体均数所在的范围
计算	正态分布	正态分布
	双侧$(\overline{X}\pm1.96s)$	双侧$(\overline{X}\pm t_{\alpha/2,v}S_{\overline{X}})$
	单侧$(\overline{X}-1.96s,\ \infty)$	单侧$(\overline{X}-t_{\alpha,v}S_{\overline{X}},\ \infty)$
	或$(-\infty,\ \overline{X}+1.96s)$	或$(-\infty,\ \overline{X}+t_{\alpha,v}S_{\overline{X}})$
	偏峰分布(百分位数法)	偏峰分布
	双侧$P_{2.5}\sim P_{97.5}$	当 n 足够大时,95% 的可信区间为
	单侧$(P_5,\ \infty)$或$(-\infty,\ P_{95})$	双侧$(\overline{X}\pm1.96s_{\overline{X}})$
		单侧$(\overline{X}-1.96s_{\overline{X}},\ \infty)$
		或$(-\infty,\ \overline{X}+1.96s_{\overline{X}})$
应用	判断某项指标正常与否(供参考)	估计总体均数所在的范围

<h1 style="text-align:center">第二节 假 设 检 验</h1>

一、基本原理

假设检验又称显著性检验，是统计推断的重要方法之一，其目的是比较总体参数之间有无差别。

在两个均数相等的总体中，分别抽取一个样本，所得的样本均数可能相等，也可能不相等。同样，在两个均数不相等的总体中，分别抽取一个样本，所得的样本均数可能相等，也可能不相等。

比如，某药厂生产了一批安培瓶封装的注射药物，出厂时需要检验它们的质量是否合格。我们可以从这批注射药物的总体中，随机抽取数量适当的样本，然后应用假设检验理论和方法，依据样本提供的有限信息对总体做出判断。

判断样本的合格率和总体的合格率是否相等，先建立假设和检验水准。假设可以分成两种，一种是检验假设，用符号 H_0 表示，假设来自于同一总体，即两总体相等；另一种为备择假设，用符号 H_1 表示，假设来自于不同总体，即两总体不相等。然后确定检验水准 α，α 通常取 0.05 或 0.01，即 95% 可信度或 99% 可信度。然后计算统计量 t（式 3-9）

$$t = \frac{\overline{X} - \mu_0}{S_{\overline{X}}} \tag{3-9}$$

一般先做 H_0 检验，确定如果 H_0 成立，抽得现有样本差别的概率 P，也就是现有样本差别是由于抽样原因引起的概率 P，当 $\alpha = 0.05$，如果 $P \leq 0.05$ 则拒绝 H_0，可认为两总体有差别，其对应的统计学术语是差别有显著意义；如果 $P > 0.05$ 则拒绝 H_1，可认为两总体没有差别，其对应的统计学术语是差别无显著意义。

二、基本步骤

下面结合例子，介绍假设检验的步骤：

例 3.5 已知某市 16 岁男生平均身高为 174.91cm，某学校抽取 36 名男生测得平均身高为 175.62cm，标准差为 6.93cm。问该学校 16 岁男生的身高是否高于该市的一般水平？

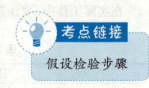

考点链接

假设检验步骤

1. 建立检验假设并确定检验水准

H_0：该校男生身高平均水平与该市一般男生的身高平均水平相同，$\mu = \mu_0 = 174.91\text{cm}$

H_1：该校男生身高平均水平与该市一般男生的身高平均水平不同，$\mu \neq \mu_0 \neq 174.91\text{cm}$

检验水准用 α 表示，一般取 0.05 或 0.01，即 95% 可信度或 99% 可信度。本例为 $\alpha = 0.05$

2. 选择和计算统计量 t

根据研究的目的、资料的类型（变量的种类、样本的大小）等因素选择合适的检验方法。本例按式（3-9）计算

$$t = \frac{\overline{X} - \mu_0}{S_{\overline{X}}} = \frac{\overline{X} - \mu_0}{S/\sqrt{n}} = \frac{175.62 - 174.91}{6.93/\sqrt{36}} = 0.615$$

3. 确定 P 值

本例的自由度 $v = n - 1 = 36 - 1 = 35$，$\alpha = 0.05$，查 t 界值表，得单侧 $t_{0.05,35} = 1.690$。

根据 t 分布曲线下面积与概率的关系，统计量 t 与 $t_{\alpha, \nu}$ 比较，t 越大，出现 H_0 的概率就越小；t 值越小，出现 H_0 的概率就越大。

本例 $t = 0.615 < t_{0.05, 35} = 1.690$，得 $P > 0.05$。

4. 判断结果

假设检验的结果判断，是对"H_0 是否真实"做出判断。这种判断是通过比较 P 值与检验水准 α 的大小来进行的。如果 $P \leq \alpha$，则 H_0 是小概率事件，应拒绝 H_0，接受 H_1；如果 $P > \alpha$，则 H_0 就不是小概率事件，应接受 H_0，拒绝 H_1。

本例，按 $\alpha = 0.05$ 的水准，$P > 0.05$，应接受 H_0，则认为该校 16 岁男生的平均身高与该市的一般水平没有差别。

 本章小结

1. 标准差是衡量个体间变异大小的指标，标准误是衡量抽样误差大小的指标。标准误的实质就是样本均数的标准差。

2. t 分布曲线下的面积分布是有规律的。当 $\alpha = 0.05$ 时，在双侧区间 $(-t_{0.05/2, \nu}, t_{0.05/2, \nu})$ 内，对应部分的分布曲线面积占总面积的 95%。在单侧的区间 $t \leq t_{0.05, \nu}$ 或 $t \geq -t_{0.05, \nu}$ 内，对应 t 分布曲线的面积占总面积的 95%；当 $\alpha = 0.01$ 时，在双侧区间 $(-t_{0.01/2, \nu}, t_{0.01/2, \nu})$ 内，对应部分的分布曲线面积占总面积的 99%。在单侧的区间 $t \leq t_{0.01, \nu}$ 或 $t \geq -t_{0.01, \nu}$ 内，对应 t 分布曲线的面积占总面积的 99%。

3. 统计推断的方法有参数估计和假设检验。参数估计的方法有点估计和区间估计。区间估计一般用 95% 的可信区间或 99% 的可信区间。假设检验是根据小概率事件原理和反证法的原理，依据样本提供的有限信息对总体作推断的统计学方法。

4. 假设检验的步骤：①建立检验假设并确定检验水准；②计算检验统计量；③确定 P 值；④判断结果。

 目标测试

一、选择题

1. 抽样误差指的是

A. 个体值与总体值之差

B. 样本统计量之间及样本统计量与总体参数值之差

C. 个体值与统计量值之差

D. 两总体参数值之差

E. 以上都不对

2. 从一个总体中抽取样本，产生抽样误差的原因是

A. 总体中个体之间存在变异　　B. 抽样未遵循随机化原则

C. 被抽取的个体不同质　　D. 组成样本的个体较少

E. 分组不合理

3. 标准误的意义是

A. 反映个体变异程度的大小

    B. 反映集中趋势的位置

    C. 反映指标的分布特征

    D. 反映样本均数与总体均数的差异程度

    E. 反映频数分布规律

4. 标准差与标准误比较

    A. 两者相等   B. 后者大于前者

    C. 前者大于后者   D. 不一定

    E. 以上都不对

5. 反映均数抽样误差的统计指标是

    A. 标准差   B. 标准误   C. 变异系数

    D. 全距   E. 方差

6. 在一项抽样研究中,当样本量逐渐增大时

    A. 标准差逐渐减少   B. 标准误逐渐减少

    C. 标准差逐渐增大   D. 标准误逐渐增大

    E. 标准差和标准误都逐渐增大

7. 下列哪个公式可用于估计医学正常值范围(95%)

    A. $\bar{X} \pm 1.96S$ B. $\bar{X} \pm 1.96 S_{\bar{X}}$ C. $\mu \pm 1.96 S_{\bar{X}}$

    D. $\mu \pm t_{0.05, \nu} 1.96 S_{\bar{X}}$ E. $\bar{X} \pm 2.58S$

8. $\alpha = 0.05$, $t < t_{0.05, \nu}$,统计上可认为

    A. 两总体均数差别无显著意义   B. 两样本均数差别无显著意义

    C. 两总体均数差别有显著意义   D. 两样本均数差别有显著意义

9. 假设检验中,按 $\alpha = 0.05$ 的水准,$P > 0.05$,应做出判断

    A. 接受 H_0,拒绝 H_1 B. 拒绝 H_0,接受 H_1

    C. 接受 H_0,接受 H_1 D. 拒绝 H_0,拒绝 H_1

    E. 以上均不对

10. 在假设检验中,无效假设(H_0)的正确表达应为

    A. 两样本均数相等   B. 两总体均数相等

    C. 两样本均数不相等   D. 两总体均数不相等

二、简答题

1. 试比较标准差和标准误区别和联系?

2. 假设检验的基本步骤分别是什么?

3. 在某地卫生服务调查中随机抽样调查了 400 户家庭,他们的平均年医疗费用支出是 2580 元,标准差是 1200 元。假设家庭医疗费用近似正态分布,请估计这些家庭的 95% 年医疗费用支出范围。

                                                     (许坚锋)

第四章　t 检验和 u 检验

第一节　t　检　验

第三章已经介绍了 t 分布，t 分布是小样本统计推断的理论基础，是统计学发展的里程碑之一。以 t 分布为基础的检验称为 t 检验。在医学统计学中，t 检验是常用和实用的假设检验方法。

t 检验的适用条件是：①随机样本；②来自正态分布总体；③均数比较时，要求两总体方差相等，即具有方差齐性。

一、单样本 t 检验

从已知总体均数为 μ_0 的正态分布总体 N 中，随机抽取含量为 n 的样本，得到样本均数 $\overline{X}$，要推断样本 $\overline{X}$ 所来自的总体 μ 是否与总体 μ_0 相等，用 t 检验。

例 4.1　已知正常成年男子心率均数为 72 次 / 分，现对某山区的成年男子随机抽样调查 36 人，其心率均数为 78.5 次 / 分，标准差为 6.2 次 / 分，问该山区成年男子的心率均数与一般人是否有差别？

1. 建立假设和确定检验水准

H_0：该山区正常成年男子心率均数 $\mu=\mu_0=72$ 次 / 分

H_1：该山区正常成年男子心率均数 $\mu\neq\mu_0\neq72$ 次 / 分

$\alpha=0.05$

2. 选择和计算统计量 t

按式（3-5）计算

$$t=\frac{\overline{X}-\mu_0}{S_{\overline{x}}}=\frac{\overline{X}-\mu_0}{S/\sqrt{n}}=\frac{78.5-72}{6.2/\sqrt{36}}=6.29$$

3. 确定 P 值

本例的自由度 $v=n-1=36-1=35$，$\alpha=0.05$，查 t 界值表，得双侧 $t_{0.05/2,\,35}=2.030$。$t=6.29\geqslant t_{0.05/2,\,35}=2.030$，得 $P<0.05$。

4. 判断结果

按 $\alpha = 0.05$ 的水准，$P<0.05$，应拒绝 H_0，则该山区正常成年男子的心率与一般成年男子心率均数的差别有显著意义，可认为山区的正常成年男子的心率比一般人高。

二、配对样本 t 检验

配对资料比较可分为自身配对比较和人为配对比较。自身配对比较，是同一个观察对象，用某种方法处理前后，或者用两种不同处理方法处理结果的比较。人为配对就是将观察对象分成若干对，并确保每一对观察对象的特征均衡无差别，其中一组进行一种处理，另一组用另一种处理，将两组的结果进行比较。

例 4.2 某医院用某药为 10 名肺结核患者进行治疗，治疗后的红细胞沉降率（mm/h）资料见表 4-1，问用药前后的红细胞沉降率有无差别？

表 4-1 10 名肺结核患者用某药治疗前后的红细胞沉降率（mm/h）比较

患者编号	治疗前	治疗后	差数(d)	d^2
1	20	16	4	16
2	23	18	5	25
3	28	21	7	49
4	21	15	6	36
5	22	17	5	25
6	27	20	7	49
7	18	21	-3	9
8	19	15	4	16
9	24	22	2	4
10	26	20	6	36
合计			43	265

假设检验步骤如下：

1. 建立假设和确定检验水准

H_0：用药前后红细胞沉降率无差别，即差数 d 的总体均数 $\mu_d = 0$

H_1：用药前后红细胞沉降率有差别，即差数 d 的总体均数 $\mu_d \neq 0$

$\alpha = 0.05$

2. 选择和计算统计量 t

$$t = \frac{\bar{d}}{s_{\bar{d}}} \tag{4-1}$$

式中，$\bar{d}$ 为差数的均数；$s_{\bar{d}}$ 为差值均数的标准误。

计算如下：

$$\sum d = 43, \sum d^2 = 265, \bar{d} = \frac{\sum d}{n} = \frac{43}{10} = 4.3$$

$$S = \sqrt{\frac{\sum d^2 - (\sum d)^2 / n}{n-1}} = \sqrt{\frac{265 - (43)^2/10}{10-1}} = 2.983$$

$$S_{\bar{d}} = \frac{S}{\sqrt{n}} = \frac{2.983}{\sqrt{10}} = 0.943$$

$$t = \frac{\bar{d}}{S_{\bar{d}}} = \frac{4.3}{0.943} = 4.56$$

3. 确定 P 值

本例自由度 $v = n-1 = 10-1 = 9$, $\alpha = 0.05$, 查附表 t 界值表, 得双侧 $t_{0.05/2, 9} = 2.262$, $t = 4.56 > t_{0.05/2, 9} = 2.262$, $P < 0.05$。

4. 判断结果

按 $\alpha = 0.05$ 检验水准, $P < 0.05$, 拒绝 H_0, 可认为用某药治疗结核病前后红细胞沉降率有差别, 即治疗后红细胞沉降率降低。

三、两独立样本 t 检验

将观察对象随机分成两个处理组, 每一组随机接受一种治疗, 则可以把两组资料视为代表两个不同总体的两份样本, 并推断它们的总体均数是否相等。此外, 从两个人群(例如不同年龄组, 或某年龄组的男性与女性)分别随机抽取一定数量的观察对象, 测量某项指标并进行比较, 也可以两个独立样本来对待。

(一) 两样本含量相等的 t 检验

例 4.3 某地随机抽取 10 名 5 岁男童和 10 名 12 岁男童, 测得血红蛋白含量资料见表 4-2, 问该地 5 岁男童和 12 岁男童血红蛋白含量均数有无差别?

表 4-2 两个年龄组的男童血红蛋白含量均数(g/L)

分组	n	$\bar{X}$	S
12 岁	10	140.0	12.00
5 岁	10	130.0	15.00

假设检验步骤如下

1. 建立假设和确定检验水准

H_0: 两个年龄组的男童血红蛋白含量均数相等, 即 $\mu_1 = \mu_2$

H_1: 两个年龄组的男童血红蛋白含量均数不相等, 即 $\mu_1 \neq \mu_2$

$\alpha = 0.05$

2. 选择和计算统计量 t

$$t = \frac{\bar{X}_1 - \bar{X}_2}{S_{\bar{X}_1 - \bar{X}_2}} \tag{4-2}$$

式中, $S_{\bar{X}_1 - \bar{X}_2}$ 为两样本均数之差的标准误。

当样本含量相等时, $n_1 = n_2 = n$ 时, $S_{\bar{X}_1 - \bar{X}_2}$ 可按式(4-3)计算:

$$S_{\bar{X}_1 - \bar{X}_2} = \sqrt{\frac{S_1^2 + S_2^2}{n}} \tag{4-3}$$

本例计算如下:

$$n_1 = n_2 = n = 10$$

$$\bar{X}_1 = 140 \text{g/L}, \bar{X}_2 = 130 \text{g/L}, S_1 = 12 \text{g/L}, S_2 = 15 \text{g/L}$$

由式(4-2)和式(4-3)得：

$$t = \frac{140 - 130}{\sqrt{\dfrac{12^2 + 15^2}{10}}} = 1.646$$

3. 确定 *P* 值

本例自由度 $v = (n_1 - 1) + (n_2 - 1) = (10 - 1) + (10 - 1) = 18$，$\alpha = 0.05$，查 *t* 界值表，得双侧 $t_{0.05/2,\,18} = 2.101$，$t = 1.646 < t_{0.05/2,\,18} = 2.101$，则 $P > 0.05$。

注意当计算所得的统计量 *t* 为负数时，需用 *t* 的绝对值查 *t* 界值表，再确定 *P* 值。

4. 判断结果

本例 $P > 0.05$，按 $\alpha = 0.05$ 检验水准，接受 H_0，则可认为该地 12 岁和 5 岁男童的血红蛋白含量相同，即差别无显著意义。

（二）两样本含量不相等的 *t* 检验

当 $n_1 \neq n_2$ 时，$S_{\bar{X}_1 - \bar{X}_2}$ 可按式(4-3)计算

$$S_{\bar{X}_1 - \bar{X}_2} = \sqrt{\frac{(n_1 - 1)S_1^2 + (n_2 - 1)S_2^2}{n_1 + n_2 - 2}\left(\frac{1}{n_1} + \frac{1}{n_2}\right)} \qquad (4\text{-}4)$$

例 4.4 抽样调查某地 10 名正常人和 12 名甲状腺功能亢进患者，测得空腹血糖资料见表 4-3，问该地正常人和甲亢患者的空腹血糖均数是否有差别？

表 4-3 正常人与甲亢患者空腹血糖值（mmol/L）

分组	n	$\bar{X}$	S
甲亢患者组	12	6.30	0.620
正常人组	10	5.10	0.530

假设检验步骤如下：

1. 建立假设和确定检验水准

H_0：两组空腹血糖均数相等，即 $\mu_1 = \mu_2$

H_1：两组空腹血糖均数不相等，即 $\mu_1 \neq \mu_2$

$\alpha = 0.05$

2. 计算统计量 *t* 值

按式(4-2)和式(4-4)计算

$$S_{\bar{X}_1 - \bar{X}_2} = \sqrt{\frac{(12 - 1) \times 0.62^2 + (10 - 1) \times 0.53^2}{12 + 10 - 2}\left(\frac{1}{12} + \frac{1}{10}\right)} = 0.249$$

$$t = \frac{\bar{X}_1 - \bar{X}_2}{S_{\bar{X}_1 - \bar{X}_2}} = \frac{6.30 - 5.10}{0.249} = 4.82$$

3. 确定 *P* 值

本例自由度 $v = (n_1 - 1) + (n_2 - 1) = (12 - 1) + (10 - 1) = 20$，$\alpha = 0.05$，查 *t* 界值表，得双侧 $t_{0.05/2,\,20} = 2.086$，$t = 4.82 > t_{0.05/2,\,20} = 2.086$，则 $P < 0.05$。

4. 判断结果

本例 $P < 0.05$，按 $\alpha = 0.05$ 检验水准，拒绝 H_0，可认为甲亢患者和正常人空腹血糖均数有差别，甲亢患者空腹血糖高于正常人。

第二节 u 检 验

一、两样本均数的 u 检验

当样本含量较大时，t 分布近似于 u 分布。因此当两样本含量较大（一般认为大于 100），可用 u 检验近似代替 t 检验，统计量 u 可按式（4-5）计算：

$$u = \frac{\overline{X}_1 - \overline{X}_2}{S_{\overline{X}_1 - \overline{X}_2}} = \frac{\overline{X}_1 - \overline{X}_2}{\sqrt{S_1^2 / n_1 + S_2^2 / n_2}} \tag{4-5}$$

若 $u<1.96$，则 $P>0.05$，；若 $u\geqslant1.96$，则 $P\leqslant0.05$；若 $u<2.58$，则 $P>0.01$，；若 $u\geqslant2.58$，则 $P\leqslant0.01$。

例 4.5 抽样调查健康成年男女红细胞数，资料见表 4-4，问成年男女红细胞均数有无差别？

表 4-4 健康成年男女红细胞数（10^{12}/L）

分组	n	$\overline{X}$	S
男	120	4.92	0.53
女	110	4.43	0.36

假设检验步骤如下

1. 建立假设和确定检验水准

H_0：健康成年男女红细胞均数相等，即 $\mu_1 = \mu_2$

H_1：健康成年男女红细胞均数不相等，即 $\mu_1 \neq \mu_2$

$\alpha = 0.05$

2. 计算统计量 u 值

按式（4-7）计算

$$u = \frac{\overline{X}_1 - \overline{X}_2}{S_{\overline{X}_1 - \overline{X}_2}} = \frac{\overline{X}_1 - \overline{X}_2}{\sqrt{S_1^2 / n_1 + S_2^2 / n_2}} = \frac{4.92 - 4.43}{\sqrt{(0.53)^2 / 120 + (0.36)^2 / 110}}$$
$$= 8.26$$

3. 确定 P 值

$$u = 8.26 > 2.58，则 P < 0.01$$

4. 判断结果

本例 $P<0.01$，按 $\alpha = 0.05$ 检验水准，拒绝 H_0，可认为男女红细胞均数有差别，男性的红细胞均数高于女性的红细胞均数。

二、两样本率比较的 u 检验

在研究两个样本率是否来自相同的总体时，可对两个样本率的差别进行假设检验。如果被研究的样本资料满足正态近似条件，可以根据正态分布原理，对两个样本进行 u 检验。统计量 u 值的计算公式为：

$$u = \frac{P_1 - P_2}{\sqrt{P_C(1 - P_C)\left(\frac{1}{n_1} + \frac{1}{n_2}\right)}} \tag{4-6}$$

式中，P_1 和 P_2 分别为两个样本率；P_C 为合并样本率，按式（4-7）计算。

$$P_C = \frac{x_1 + x_2}{n_1 + n_2}$$ （4-7）

例 4.6 用一种中药治疗慢性支气管炎患者，其中吸烟组与不吸烟组的有效率见表4-5，问吸烟组与不吸烟组的有效率有无差别？

表4-5 某中药治疗慢性支气管炎的有效率

分组	治疗例数	有效例数	有效率（%）
男	86	35	40.70
女	28	21	75.00

假设检验步骤如下

1. 建立假设和确定检验水准

H_0：该中药对两组患者的疗效相同，即 $\pi_1 = \pi_2$

H_1：该中药对两组患者的疗效不相同，即 $\pi_1 \neq \pi_2$

$\alpha = 0.05$

2. 计算统计量 u 值

按式（4-6）、（4-7）计算

$$P_C = \frac{x_1 + x_2}{n_1 + n_2} = \frac{35 + 21}{86 + 28} = 0.4912$$

$$u = \frac{P_1 - P_2}{\sqrt{P_C(1 - P_C)\left(\frac{1}{n_1} + \frac{1}{n_2}\right)}} = \frac{0.407 - 0.750}{\sqrt{0.4912(1 - 0.4912)\left(\frac{1}{86} + \frac{1}{28}\right)}}$$

$$= -3.153$$

3. 确定 P 值

$$|u| = 3.153 > 2.58，则 P < 0.01$$

4. 判断结果

本例 $P < 0.01$，按 $\alpha = 0.05$ 检验水准，拒绝 H_0，可认为中药对吸烟和不吸烟人群慢性支气管炎的疗效不同，其中对不吸烟人群的慢性支气管炎的疗效更好些。

第三节 假设检验应注意的问题

1. 实验设计要遵循随机、对照、适量、均衡原则。严密的实验设计和抽样设计是得到正确假设检验结论的前提。要确保样本是从同质总体中随机抽取的，都有同等可能被抽到，保证样本对总体有代表性，避免主观偏倚。设置对照组以消除非处理因素的影响，消除和减少实验误差。适量就是适当的样本含量，样本含量过少不能发现规律性，样本量过多则浪费人力物力，样本含量可通过查表或按公式计算求得。均衡就是除处理因素外，其他因素都应保持相同，具有可比性。

2. 根据资料类型，选取适当的统计方法。例如计量资料的两均数比较时，一般用 *t* 检验和 *u* 检验；计数资料的率或构成比的比较，可用 χ^2 检验；等级资料用秩和检验等等。小样本均数比较，必须满足正态分布和方差齐性两个条件。

3. 在假设检验时，要注意是否在专业上有意义。例如观察某种药物治疗高血压效果，若两个样本的血压值相差均为 2mmHg，这在专业上认为意义不大，就不必进行假设检验。

4. 正确理解判断结果的含义。进行假设检验时，若 $P \leq \alpha$，拒绝 H_0，可认为"有差别"，即所谓"差别有显著意义"，但不能说"差别很大"，不要把统计术语与习惯用语混淆。总结如表 4-6。

表 4-6　t 值（u 值）、P 值与统计学意义的关系

$|t|$ 值（$|u|$ 值）	P 值	统计学意义
<1.96	>0.05	不拒绝 H_0，差别无统计学意义
≥1.96	≤0.05	拒绝 H_0，接受 H_1，差别有统计学意义
≥2.58	≤0.01	拒绝 H_0，接受 H_1，差别有高度统计学意义

5. 论文书写要规范化。在写论文时，应注明实验设计方法、统计量、P 值范围、双侧检验还是单侧检验。论文所用的数据要真实，不能弄虚作假。

第四节　假设检验的两类错误

假设检验是根据有限的样本信息对总体进行推断，是拒绝 H_0，还是不拒绝 H_0，不论作出哪一种推断结论，都有可能与客观实际不符，即都有可能出现判断错误。

如果实际情况与 H_0 不一致，假设检验结论为拒绝 H_0，接受 H_1；或者实际情况与 H_0 一致，假设检验结论为接受 H_0；这两种推断结论是正确的。但如果实际情况与假设推断结论不一致，就出现假设检验统计推断错误，有下列两种情况：

第 I 类错误：如果实际情况与 H_0 一致，但由于抽样的原因，使得统计量的观察值落到拒绝域，那么假设检验的结论为拒绝原本正确的 H_0，导致推断结论错误。

第 II 类错误：如果实际情况与 H_0 不一致，也是由于抽样的原因，使得统计量的观察值落到接受域，那么假设检验的结论为接受原本错误的 H_0，导致推断结论错误。

两种错误见表 4-7

表 4-7　假设检验推断结论与客观实际比较

客观实际	假设检验结果	
	拒绝 H_0	不拒绝 H_0
H_0 成立	第 I 类错误（α）	结论正确（$1-\alpha$）
H_0 不成立	结论正确（$1-\beta$）	第 II 类错误（β）

第 I 类错误为"弃真"的错误（即假阳性错误），其概率大小用 α 表示；第 II 类错误为"取伪"的错误（即假阴性错误），其概率大小用 β 表示。α 和 β 的大小与检验水准相同，通常为 0.05 或 0.01。$1-\alpha$ 称为可信度，$1-\beta$ 称为把握度。

当客观实际 H_0 不成立，而统计判断正确（即结论为拒绝 H_0）的概率为（$1-\beta$），即把握度为（$1-\beta$）。我们总是希望两类错误的概率越小越好，但矛盾的是，当 n 一定时，α 减少，必定会扩大 β；而 α 增大，β 将减少，要同时减少两类错误的概率，唯一的办法就是增加样本例数。两者关系见图 4-1。

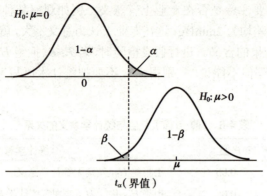

图 4-1　假设检验的两类错误的关系

 本章小结

1. *t* 检验是计量资料两均数比较最常用的假设检验方法之一。由于存在抽样误差，两个来自 $\mu_1 = \mu_2$ 总体的随机样本，其样本均数往往不同。在实际工作中，要判断均数不等的两个样本是否来自相同的总体，应用假设检验对总体均数是否相等进行统计推断。

2. *t* 检验包括单样本 *t* 检验、配对样本 *t* 检验、两独立样本 *t* 检验。在实际工作中，要根据资料的类型、研究目的等选择适当的 *t* 检验方法。当样本含量较大时 ($n > 100$)，*t* 分布近似于 *u* 分布，应用 *u* 检验。

3. 应用假设检验要注意先做好严密的实验设计和抽样设计，并根据资料的类型和研究目的，选用适当的检验方法，结合专业和实际，得出正确的推断结论。

4. 假设检验无论是拒绝 H_0，还是不拒绝 H_0，都有可能发生错误。第 I 类错误为"弃真"的错误（即假阳性错误），其概率大小用 α 表示；第 II 类错误为"取伪"的错误（即假阴性错误），其概率大小用 β 表示。$1-\alpha$ 称为可信度，$1-\beta$ 称为把握度。当 n 一定时，α 其减少，必定会扩大 β；当 α 确定后，只有扩大样本含量才能减少 β。

目标测试

一、选择题

1. 两样本均数比较时，其无效假设是

　A. 两个总体均数不同　　　　　B. 两个样本均数不同

　C. 两个总体均数相同　　　　　D. 两个样本均数相同

　E. 以上都不对

2. 两个样本均数比较时，其备择假设是

　A. 两个总体均数不同　　　　　B. 两个样本均数不同

　C. 两个总体均数相同　　　　　D. 两个样本均数相同

　E. 以上都不对

3. 两个样本均数比较，分别确定以下检验水准，其中第 II 类错误最小的是

A. $\alpha=0.05$　　　　　B. $\alpha=0.01$　　　　　C. $\alpha=0.15$

D. $\alpha=0.20$　　　　　E. $\alpha=0.30$

4. 两样本均数比较的t检验，差别有统计学意义时，P值越小，说明

　　A. 两样本均数的差别越大　　　　　B. 两总体均数的差别越大

　　C. 两样本均数的差别越小　　　　　D. 两总体均数的差别越小

　　E. 越有理由认为总体均数不同

5. 若$|t| \geq t_{0.05, v}$，可以认为在检验水准$\alpha=0.05$下

　　A. 两个总体均数不同　　　　　B. 两个样本均数不同

　　C. 两个总体均数相同　　　　　D. 两个样本均数相同

　　E. 样本均数与总体均数相同

6. 两独立随机样本，样本含量分别为n_1和n_2，进行独立样本t检验的自由度为

　　A. $v=n_1+n_2$　　　　B. $v=n_1+n_2-1$　　　　C. $v=n_1+n_2+1$

　　D. $v=n_1+n_2+2$　　　　E. $v=n_1+n_2-2$

7. 进行配对资料的t检验时，要求差值

　　A. 服从正态分布　　　　　B. 服从正偏态分布

　　C. 服从负偏态分布　　　　　D. 服从其他分布

　　E. 对分布类型无要求

8. 两小样本均数比较的t检验除要求资料符合正态分布外，还要满足

　　A. 两总体均数相同　　　　　B. 两总体均数不同

　　C. 两总体方差相同　　　　　D. 两总体方差不同

　　E. 以上都不是

9. 假设检验中的Ⅱ类错误指的是

　　A. 可能出现的误判错误　　　　　B. 可能出现的假阳性错误

　　C. 可能出现的假阴性错误　　　　　D. 可能出现的原假设错误

　　E. 可能出现的备择假设错误

10. 要同时减小假设检验的Ⅰ类和Ⅱ类错误，方法是

　　A. 减小Ⅰ类错误　　　　　B. 减小测量的系统误差

　　C. 减小测量的随机误差　　　　　D. 提高检验界值

　　E. 增加样本量

二、简答题

1. 哪几种资料可应用t检验？

2. t检验与u检验的应用条件？

3. 为使假设检验结论正确，进行实验设计时要遵循什么原则？

4. t值（u值）与P值的关系，及其统计学意义是什么？

5. 假设检验的两类错误的区别与联系是什么？

三、思考与练习

1. 某中职学校一年级期末考试的英语平均分为80.4分，某班49名学生的英语平均分为85.5分，标准差是11.6分。请问该班英语成绩是否高于该年级的平均水平？

2. 两组十二指肠溃疡患者，其中A组20例，幽门螺杆菌（Hp）均为阳性，测得其生长抑制素（SS）样本均数为260.20（wn/10^{-9}），标准差为27.50（wn/10^{-9}）；B组10例，Hp均为阴性，

其 SS 样本均数为 387.40（wn/10^{-9}），标准差为 34.50（wn/10^{-9}）。试问，Hp 对生长抑制素含量有无影响？

3. 某医生随机抽取 8 名研究对象并收集其头发，用 A、B 两种方法测定其金属锰的含量（mg/L），结果见表 4-8，问两种测量方法是否相同？

表 4-8　两种方法测定头发金属锰含量结果（mg/L）

样品号	1	2	3	4	5	6	7	8
A 方法	2.3	3.4	7.1	4.0	5.5	8.1	1.1	1.8
B 方法	2.8	4.0	8.0	4.9	5.4	8.9	1.3	2.1

（许坚锋）

第五章　方　差　分　析

📝 **学习目标**

1. 掌握：方差分析的基本思想和应用条件。
2. 熟悉：完全随机设计资料的方差分析；随机区组设计资料的方差分析；方差齐性检验。
3. 了解：均数间的多重比较（LSD-t 检验、Dunnett-t 检验、SNK-q 检验）。

第四章曾介绍过，两个样本均数的比较可以采用 t 检验，如果是两个以上样本均数的比较，t 检验就不适用了，需用方差分析的方法。方差分析（analysis of variance，ANOVA）是对所有观察值的变异按设计要求分解并进行分析的一种统计分析方法，由英国统计学家 R.A. Fisher 首创，为纪念 Fisher，以 F 命名，故方差分析又称 F 检验。

第一节　方差分析的基本思想和应用条件

一、方差分析的基本思想

方差分析的基本思想就是根据实验设计将总变异分解成若干部分，然后将各部分的变异与随机误差的变异进行比较。如在完全随机设计的方差分析中，总变异分解成组间变异和组内变异两部分：组间变异是处理因素和随机误差造成的，组内变异可认为是单纯由随机误差造成的。

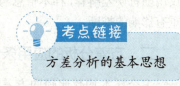

多个样本均数比较的方差分析，无效假设 H_0 为各处理组总体均数相同，即假设组间变异与处理因素无关。检验统计量 F 值为组间变异的均方与组内变异的均方之比（$F = \dfrac{MS_{组间}}{MS_{组内}}$）。如果组间变异近似等于随机误差，$F$ 值近似

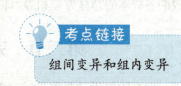

等于 1，则没有理由拒绝 H_0，即不能认为各处理组的差别有统计意义。若 F 值大于特定界值，则拒绝 H_0，推断组间变异与处理因素有关，即处理组间差别有统计意义。

下面以实例来说明方差分析的基本原理：

例 5.1　用二氧化矽 50mg 对大鼠染尘后，不同时期的全肺湿重的变化如表 5-1，试比较

染尘后 1 月、3 月、6 月三个时期的湿重有无差别？

表 5-1　二氧化矽 50mg 染尘后三个时期大鼠全肺湿重（g）

	1月	3月	6月	
x_{ij}	3.3	4.4	3.6	
	3.6	4.4	4.4	
	4.3	3.4	5.1	
	4.1	4.2	5.0	
	4.2	4.7	5.5	
	3.3	4.2	4.7	
n_i	6	6	6	18 (n)
$\bar{X}_i$	3.80	4.22	4.72	4.24 $(\bar{X})$
$\sum_j x_{ij}$	22.8	25.3	28.3	76.40 $(\sum x)$
$\sum_j x_{ij}^2$	87.68	107.65	135.67	331.00 $(\sum x^2)$
S	0.4561	0.4401	0.6616	

从表中可以看出，18 只大鼠的观察值，它们是不完全相等的，其变异称为总变异。每个时期内的 6 只大鼠的观察值也不完全相等，这种变异是由于随机误差所致，与染尘的时间（处理因素）无关，称组内变异。三个时期的各样本均数也彼此不相等，这种变异除了随机误差外，也可能与各组的染尘时间不同有关，称组间变异。

$$F=\frac{处理所致变异+随机误差变异}{随机误差变异}=\frac{组间均方}{组内均方}$$

方差分析的无效假设 H_0 为染尘时间对肺湿重无影响（即处理因素不起作用），在此前提下，理论上讲 $F=1$，由于抽样误差的影响，F 值不会恰好等于 1，但不会相差很大。若 F 值接近于 1，则没有理由拒绝无效假设。若 F 值较大，超过一定范围，可以认为组间变异不能仅用随机误差解释，样本信息与无效假设相矛盾，因而拒绝 H_0，做出染尘时间对大鼠全肺湿重有影响的推断。

二、方差分析的应用条件

多个样本均数比较的方差分析其应用条件为：①各样本是相互独立的随机样本，均来自正态分布总体；②相互比较的各样本的总体方差相等，即具有方差齐性。

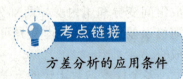
考点链接
方差分析的应用条件

第二节　完全随机设计资料的方差分析

完全随机设计是将受试对象完全随机地分配到各处理组中去，处理组可以为两组或多组，各组的样本含量可以相等，也可以不等，相等时为平衡设计，其统计检验效率较高。完全随机设计资料只有一个处理因素，故完全随机设计的方差分析又称为单因素方差分析（One-Way ANOVA）。

考点链接
完全随机设计资料

以例 5.1 的资料进行分析。

1. 总变异　三组 18 只大鼠的观察值大小不等,这种变异称为总变异,其大小可用观察值 x_{ij}(即第 i 组,第 j 个观察值或简记为 x)与总均数 $\bar{X}$ 的离均差平方和来表示,即 $SS_{总} = \sum_i \sum_j (x_{ij} - \bar{X})^2$。显然它还与总例数 N 的多少有关。确切地说与总的自由度 $\nu_{总} = N - 1$ 有关。

2. 组内变异　各时期内 6 只大鼠的观察值也大小不等,这种变异称为组内变异。它是由随机误差引起的,其大小可用各内部观察值 X_{ij} 与其均数 $\bar{X}_i$ 的离均差平方和来表示。即 $SS_{组内} = \sum_i \sum_j (x_{ij} - \bar{X}_i)^2$。$SS_{组内}$ 的大小还与各样本例数 n_i 的多少有关,其自由度为 $\nu_{组内} = N - k$(k 为组数)。因此组内均方 $MS_{组内} = SS_{组内}/(N-k)$。

3. 组间变异　三个不同时期的各样本均数不相同,这种变异称为组间变异。它反映了染尘后不同的处理时间对大鼠肺湿重及随机误差的影响,其大小可用各组均数 $\bar{X}_i$ 与总均数 $\bar{X}$ 的离均差平方和来表示,即 $SS_{组间} = \sum n_i (\bar{X}_i - \bar{X})^2$。同样,组间变异还与组间自由度 $\nu_{组间} = k - 1$ 有关,因此,组间均方 $MS_{组间} = SS_{组间}/k - 1$。

本例具体分析计算步骤如下:

(1) 建立检验假设和确定检验水准 α

H_0:$\mu_1 = \mu_2 = \mu_3$,即:三个不同时期全肺湿重的总体均数相等

H_1:$\mu_1 \neq \mu_2 \neq \mu_3$,即:三个不同时期全肺湿重的总体均数不相等

$\alpha = 0.05$

(2) 计算检验统计量 F 值

根据表 5-2 中公式来计算离均差平方和及自由度,求离均差平方和时,应先计算校正系数 C。

$$C = (\sum X)^2/N = 76.40^2/18 = 324.276$$

表 5-2　完全随机设计方差分析的计算公式

变异来源	离均差平方和(SS)	自由度(ν)	均方(MS)	F
总	$\sum x^2 - C$	$n-1$		
组间(处理)	$\sum_i \dfrac{(\sum_j x_{ij})^2}{n_i} - C$	$k-1$	$SS_{组间}/\nu_{组间}$	$\dfrac{MS_{组间}}{MS_{组内}}$
组内(误差)	$SS_{总} - SS_{组间}$	$n-k$	$SS_{组内}/\nu_{组内}$	

1) 求离均差平方和 SS

$$SS_{总} = \sum x^2 - C = 331.00 - 324.276 = 6.724$$

$$\nu_{总} = n - 1 = 18 - 1 = 17$$

$$SS_{组间} = \sum_i \frac{(\sum_j x_{ij})^2}{n_i} - C = \frac{22.8^2}{6} + \frac{25.3^2}{6} + \frac{28.3^2}{6} - 324.276 = 2.527$$

$$\nu_{组间} = k - 1 = 3 - 1 = 2$$

$$SS_{组内} = SS_{总} - SS_{组间} = 6.724 - 2.527 = 4.197$$

$$\nu_{组内} = n - k = 18 - 3 = 15$$

2）求均方 MS

$$MS_{组间} = SS_{组间} / \nu_{组间} = 2.527 / 2 = 1.264$$

$$MS_{组内} = SS_{组内} / \nu_{组内} = 4.197 / 15 = 0.280$$

3）求 F 值

$$F = MS_{组间} / MS_{组内} = 1.264 / 0.280 = 4.514$$

通常将上述结果列成表 5-3。

表 5-3　方差分析表

变异来源	SS	ν	MS	F	P
总	6.742	17			
组间	2.527	2	1.264	4.514	<0.05
组内	4.197	15	0.280		

（3）确定概率 P 值

F 值分子的自由度为 2，分母的自由度为 15，查 F 界值表，$F_{0.05(2,15)} = 3.68$，$F_{0.01(2,15)} = 6.36$。本例 $F = 4.514$，得 $0.01 < P < 0.05$。

（4）做出推断结论

按 $\alpha = 0.05$ 水准，拒绝 H_0，接受 H_1，认为三个不同时期全肺的湿重有差别。

注意：方差分析的结果若拒绝 H_0，接受 H_1，不能说明各组总体均数两两间都有差别。如果要分析哪两组间有差别，要进行多个均数间的多重比较（详见后述）。

对于各处理组例数不等的方差分析，与各处理组例数相等的类似，此处不再赘述。

第三节　随机区组设计资料的方差分析

随机区组设计又称为配伍组设计，是配对设计的扩展。随机区组设计是将若干个性质、特征相近的研究对象作为一个区组，在每个区组内，研究对象随机地分配到各处理组中去，分别接受不同的处理。

随机区组设计除研究处理因素外，还要考虑区组因素（配伍因素）的影响，即将另一些可能对研究结果有影响的因素作为区组的条件，使之均衡，以排除其干扰，提高效率。故这里

💡 考点链接

随机区组设计资料

的方差分析又称为两因素方差分析（two-way ANOVA）。随机区组设计的方差分析可把总变异分为处理间变异、区组间变异和误差变异三部分，由于从总变异中多分离出了区组间变异，从而使误差变异减少，提高了统计检验的效率。

结合例 5.2，说明随机区组设计资料方差分析的步骤。

例 5.2　用中药治疗 6 例慢性肾炎病人，治疗前及治疗 1、2、3 周后分别测定血尿素氮含量（mmol/L），结果见表 5-4 上半部。问不同时间血尿素氮含量有无差别？

表5-4 中药治疗6例肾炎病人前后血尿素氮含量(mmol/L)

病人号	治疗前	治疗后1周	治疗后2周	治疗后3周	$\sum_i x_{ij}$	
1	23.28	17.49	14.71	14.07	69.55	
2	21.67	15.42	12.92	12.32	62.33	
3	23.67	18.42	14.46	13.46	70.01	
4	23.95	17.53	15.46	15.06	72.00	
5	22.42	15.56	14.32	13.74	66.04	
6	25.88	18.67	15.92	14.85	75.32	
n_i	6	6	6	6	24	(n)
$\bar{X}_i$	23.48	17.18	14.63	13.92	17.30	$(\bar{X})$
$\sum_i x_{ij}$	140.87	103.09	87.79	83.50	415.25	$(\sum x)$
$\sum_i x_{ij}^2$	3317.85	1780.96	1289.92	1167.03	7555.76	$(\sum x^2)$

其统计分析的步骤如下:

(1)建立检验假设和确定检验水准 α

H_0: $\mu_1=\mu_2=\mu_3=\mu_4$,即:不同时期患者的血尿素氮含量相等

H_1: $\mu_1\neq\mu_2\neq\mu_3\neq\mu_4$,即:不同时期患者的血尿素氮含量不相等

$\alpha=0.05$

(2)计算检验统计量 F 值

表5-5 随机区组设计方差分析的计算公式

变异来源	离均差平方和(SS)	自由度(ν)	均方(MS)	F
总	$\sum x^2 - C$	$n-1$		
处理间	$\sum_i \dfrac{(\sum_j x_{ij})^2}{b} - C$	$k-1$	$SS_{处理}/\nu_{处理}$	$\dfrac{MS_{处理}}{MS_{误差}}$
区组间	$\sum_j \dfrac{(\sum_i x_{ij})^2}{k} - C$	$b-1$	$SS_{区组}/\nu_{区组}$	$\dfrac{MS_{区组}}{MS_{误差}}$
误差	$SS_{总}-SS_{处理}-SS_{区组}$	$\nu_{总}-\nu_{处理}-\nu_{区组}$	$SS_{误差}/\nu_{误差}$	

表5-5中:b 为区组数,即各处理组的样本含量,k 为处理组数,其余符号意义同表5-2。按表5-5中公式进行计算。

1)求校正系数 C

$$C=(\sum x)^2/n=415.25^2/24=7184.69$$

2)求离均差平方和 SS 及自由度

$$SS_{总}=\sum x^2 - C=7555.76-7184.69=371.07$$

$$\nu_{总}=n-1=24-1=23$$

$$SS_{处理} = \sum_i \frac{\left(\sum_j x_{ij}\right)^2}{b} - C = \frac{140.87^2}{6} + \frac{130.09^2}{6} + \frac{87.79^2}{6} + \frac{83.50^2}{6} - 7184.69$$
$$= 340.52$$

$$\nu_{处理} = k - 1 = 4 - 1 = 3$$

$$SS_{区组} = \sum_j \frac{\left(\sum_i x_{ij}\right)^2}{k} - C = \frac{69.55^2}{4} + \frac{62.33^2}{4} + \frac{70.01^2}{4} + \frac{72.00^2}{4} + \frac{66.04^2}{4} + \frac{75.32^2}{4} - 7184.69$$
$$= 25.81$$

$$\nu_{区组} = b - 1 = 6 - 1 = 5$$

$$SS_{误差} = SS_{总} - SS_{处理} - SS_{区组} = 371.07 - 340.52 - 25.81 = 4.74$$
$$\nu_{误差} = (b-1)(k-1) = \nu_{总} - \nu_{处理} - \nu_{区组} = 15$$

3）求均方 MS

$$MS_{处理} = SS_{处理} / \nu_{处理} = 340.52 / 3 = 113.51$$
$$MS_{区组} = SS_{区组} / \nu_{区组} = 25.81 / 5 = 5.16$$
$$MS_{误差} = SS_{误差} / \nu_{误差} = 4.74 / 15 = 0.32$$

4）求 F 值

$$F_{处理} = MS_{处理} / MS_{误差} = 113.51 / 0.32 = 359.19$$
$$F_{区组} = MS_{区组} / MS_{误差} = 5.16 / 0.32 = 16.34$$

通常将上述结果列成表 5-6 的形式。

表5-6　方差分析结果

变异来源	SS	ν	MS	F	P
总	371.07	23			
处理间	340.52	3	113.51	359.19	<0.01
区组间	25.81	5	5.16	16.34	<0.01
误差	4.74	15	0.32		

（3）确定概率 P 值

以 $\nu_{处理}=3$，$\nu_{误差}=15$，查 F 界值表得 $F_{0.05(3,15)}=3.29$，$F_{0.01(3,15)}=5.42$。本例 $F_{处理}=359.19$，得 $P<0.01$。

（4）做出推断结论

按 $\alpha=0.05$ 水准，拒绝 H_0，接受 H_1，故可认为中药治疗前后不同时期慢性肾炎病人血尿素氮含量有差别。

必要时，以 $\nu_{区组}=5$，$\nu_{误差}=15$，查 F 界值表得 $F_{0.05(5,15)}=2.90$，$F_{0.01(5,15)}=4.56$。本例 $F_{区组}=16.34$，得 $P<0.01$。按 $\alpha=0.05$ 水准，拒绝 H_0，接受 H_1，故可认为 6 个病人血尿素氮含量有差别。

第四节　多个样本均数间的多重比较

当方差分析的结果为拒绝 H_0，接受 H_1 时，只说明几个总体均数不全相等。若想进一步了解两两均数之间的差异情况，即各均数间是彼此均有差异，还是有些均数间有差异，有些均数间无差异,此时须进行多个样本均数间的两两比较或称多重比较。对于该种设计类型的资料,若使用前面章节介绍的 t 检验进行比较,则会使犯 I 类错误(把本无差别的两个总体均数判为有差别)的概率增大,故不宜采用。

下面介绍三种多重比较方法:LSD-t 检验、Dunnett-t 检验和 SNK-q 检验。

一、LSD-t 检验

LSD-t 检验即最小显著差异(least significant difference,LSD)t 检验,适用于一对或几对在专业上有特殊意义的样本均数间的比较。检验统计量 LSD-t 的界值是一般的 t 界值,计算公式为:

$$LSD\text{-}t = \frac{\left|\overline{X}_i - \overline{X}_j\right|}{S_{\overline{X}_i - \overline{X}_j}}, \nu = \nu_{误差}$$

式中

$$S_{\overline{X}_i - \overline{X}_j} = \sqrt{MS_{误差}\left(\frac{1}{n_i} + \frac{1}{n_j}\right)}$$

式中,$\overline{X}_i$,n_i 和 $\overline{X}_j$,n_j 为两个对比组第 i 组与第 j 组的样本均数和样本例数,$MS_{误差}$ 为方差分析表中的误差均方,在完全随机设计的方差分析中,$MS_{误差}$ 即是 $MS_{组内}$。

注意:LSD-t 检验公式与两样本均数比较的 t 检验公式是不同的,区别就在于两样本均数差值的标准误 $s_{\overline{X}_i - \overline{X}_j}$ 和自由度 ν 的计算上。在两样本均数比较的 t 检验公式里是用两样本合并方差 s_c^2 来计算 $s_{\overline{X}_i - \overline{X}_j}$,$\nu = n_1 + n_2 - 2$;而这里是用方差分析表中的误差均方 $MS_{误差}$ 来计算 $s_{\overline{X}_i - \overline{X}_j}$,$\nu = \nu_{误差}$。

下面结合例 5.1 的资料说明 LSD-t 检验的步骤。

例 5.3 根据例 5.1 资料,问染尘后 1 月组与染尘后 6 月组的全肺湿重的总体均数有无差别?

步骤如下:

H_0:$\mu_{1月} = \mu_{6月}$,即染尘后 1 月组与染尘后 6 月组的全肺湿重总体均数相等

H_1:$\mu_{1月} \neq \mu_{6月}$,即染尘后 1 月组与染尘后 6 月组的全肺湿重总体均数不相等

$\alpha = 0.05$

根据例 5.1,$\overline{X}_{1月} = 3.80$,$\overline{X}_{6月} = 4.72$,$n_{1月} = n_{6月} = 6$,$MS_{误差} = 0.280$,$\nu_{误差} = 15$。

$$S_{\overline{X}_i - \overline{X}_j} = \sqrt{MS_{误差}\left(\frac{1}{n_i} + \frac{1}{n_j}\right)} = \sqrt{0.280 \times \left(\frac{1}{6} + \frac{1}{6}\right)} = 0.306$$

$$LSD\text{-}t = \frac{\left|\overline{X}_i - \overline{X}_j\right|}{S_{\overline{X}_i - \overline{X}_j}} = \frac{|3.80 - 4.72|}{0.306} = 3.01$$

以 $\nu = 15$,$t = 3.01$,查 t 界值表,得 $P < 0.01$。按 $\alpha = 0.05$ 水准,拒绝 H_0,接受 H_1,有统计学意义。可认为染尘后 1 月组的全肺湿重总体均数低于染尘后 6 月组。

二、Dunnett-t 检验

研究设计中,如果只考虑多个处理组与一个对照组比较,若方差分析拒绝无效假设,则需采用 Dunnett-t 检验对其进行比较,其检验的公式如下:

$$t = \frac{|\bar{X} - \bar{X}_i|}{S_{\bar{X} - \bar{X}_i}}$$

式中，$\bar{X}$ 与 $\bar{X}_i$ 分别表示对照组均数和第 i 个处理组均数，$S_{\bar{X} - \bar{X}_i}$ 表示两比较组合并的标准误。

$$S_{\bar{X} - \bar{X}_i} = \sqrt{MS_{误差}(\frac{1}{n} + \frac{1}{n_i})}$$

式中，$MS_{误差}$ 为方差分析中误差的均方，n 表示对照组的例数，n_i 表示第 i 个处理组的例数。

例 5.4 以例 5.2 的资料来说明 Dunnett-t 检验的基本步骤。

假定我们只考虑治疗后各周与治疗前的比较。

(1) 建立检验假设，确定检验水准 α

H_0：$\mu = \mu_i$，即治疗前与治疗后各周患者的血尿素氮含量相等

H_1：$\mu \neq \mu_i$，即治疗前与治疗后各周患者的血尿素氮含量不相等

$\alpha = 0.05$

(2) 计算统计量，将各比较组的均数由大到小排序（表 5-7）。

表 5-7 各比较组样本均数排序结果

编号	1	2	3	4
时间	治疗前	治疗后 1 周	治疗后 2 周	治疗后 3 周
例数	6	6	6	6
均数	23.48	17.18	14.63	13.92

计算治疗后各周与治疗前的均数差如表 5-8 第（1）栏，计算各比较组对应的标准误，由于各组例数相等，故其对应的标准误均相等，见表中第（2）栏，按上式计算统计量 t，如表中第（3）栏，表中第（4）栏为各处理组与对照组比较时包含的组数，然后查 Dunnett-t 界值表做出统计推断。

表 5-8 各治疗后各周与治疗前比较结果

比较组	均数之差 (1)	标准误 (2)	t (3)	组数(a) (4)	p
3 周与治疗前	9.56	0.33	28.97	4	<0.01
2 周与治疗前	8.85	0.33	26.83	3	<0.01
1 周与治疗前	6.30	0.33	19.09	2	<0.01

三、SNK-q 检验

SNK（Student-Newman-Keuls）检验，亦称 q 检验，适用于多个样本均数两两之间的全面比较。检验统计量 q 有专门的界值表，计算公式为：

$$q = \frac{|\bar{X}_A - \bar{X}_B|}{S_{\bar{X}_A - \bar{X}_B}} = \frac{|\bar{X}_A - \bar{X}_B|}{\sqrt{\frac{MS_{误差}}{2}(\frac{1}{n_A} + \frac{1}{n_B})}}$$

式中，$\bar{X}_A$、$\bar{X}_B$ 为两个对比组的样本均数，$S_{\bar{X}_A - \bar{X}_B}$ 为其对应差值的标准误。$MS_{误差}$ 为方差分析中算得的误差均方（或组内均方），n_A、n_B 分别为两对比组的样本例数。可用例 5.1 的资料来

说明 q 检验的方法步骤。

例5.5 对例5.1资料作两两比较。

$H_0: \mu_A = \mu_B$，即任意两对比组的总体均数相等

$H_1: \mu_A \neq \mu_B$，即任意两对比组的总体均数不相等

$\alpha = 0.05$

将三个样本均数从小到大按顺序排列列出两两比较计算表（表5-9）。

组次	1	2	3
均数	3.80	4.22	4.72
时期（月）	1	3	6

表5-9 三个样本均数间的两两比较 q 检验

对比组 A 与 B (1)	组数 a (2)	均数之差 (3)	标准误 (4)	q 值 (5)	q 界值 0.05 (6)	q 界值 0.01 (7)	P (8)
1 与 3	3	0.92	0.216	4.26	3.68	4.84	<0.05
1 与 2	2	0.50	0.216	2.31	3.02	4.17	>0.05
2 与 3	2	0.42	0.216	1.94	3.02	4.17	>0.05

表中第(1)栏为对比组，第(2)栏为 A、B 两对比组所包含的组数 a，如第 1 行，"1 与 3"比，包含 1，2，3 三个组，故 $a = 3$，依此类推。

本例已求得 $MS_{误差} = 0.280$（见表5-3）及各组均数，可求得 q 值，如第 1 行：

$$q = \frac{|\bar{X}_A - \bar{X}_B|}{S_{\bar{X}_A - \bar{X}_B}} = \frac{|\bar{X}_A - \bar{X}_B|}{\sqrt{\frac{MS_{误差}}{2}\left(\frac{1}{n_A} + \frac{1}{n_B}\right)}} = \frac{|3.80 - 4.72|}{\sqrt{\frac{0.280}{2}\left(\frac{1}{6} + \frac{1}{6}\right)}} = 4.26$$

第(6)、(7)两栏是由 q 界值表查出的 $P = 0.05$ 和 $P = 0.01$ 的界值。本例 $v_{误差} = 15$，当 $a = 3$ 时，$q_{0.05(15,3)} = 3.68$，$q_{0.01(15,3)} = 4.84$，依此类推。

第(8)栏是由第(5)栏计算出的 q 值与第(6)、(7)栏的 q 界值作比较后得到的 P 值。按 $\alpha = 0.05$ 水准，1 与 3 相比拒绝 H_0，接受 H_1，可认为染尘后 1 月与 6 月大鼠全肺湿重有变化，即 6 个月时为重；而其余两对比组均不拒绝 H_0，即两样本均数差异无统计学意义。

以上介绍了多个样本均数间的多重比较的三种常用方法，还有其他一些方法，如 Bonferroni 法、Sidak 法、Tukey 法、Scheffe 法等，可参考其他有关书籍。

第五节 方差齐性检验

前面已介绍方差分析，用来做方差分析的资料必须满足以下两个条件：

1. **方差齐性** 各组试验结果的变异程度一致，即各样本来自总体方差相同的总体。

2. **正态性** 各组试验结果都服从正态分布。即 k 个样本是从 k 个正态总体中随机抽取得到的，各组试验相互独立，互不牵扯，试验误差之和等于零。

如果资料不能满足上述要求，则进行方差分析就失去理论依据。在这种情况下，虽然方差分析的计算照样可以进行，但所得结论是不可信的。所以在进行方差分析时要求所对

比的各组即各样本的总体方差必须是相等的,这一般需要在作方差分析之前,先对资料的方差齐性进行检验,特别是在样本方差相差悬殊时,应注意这个问题。本节介绍多样本(也适用于两样本)方差比较的 Bartlett 检验和 Levene 检验。

一、Bartlett 检验

例 5.6 丙烯腈和乙腈联合毒性作用实验,取家兔 24 只,分对照组、低浓度组、中浓度组、高浓度组四组,染毒 2 个月后,测定血中硫氰酸盐含量,结果如表 5-10 上半部。问不同浓度毒物染毒后家兔血中硫氰酸盐含量的方差有无差别?

表 5-10 丙烯腈和乙腈联合中毒家兔血中硫氰酸盐含量(mg/L)

	对照组	低浓度组	中浓度组	高浓度组		
	2.1	7.3	35.0	90.0		
	2.1	4.6	50.0	90.5		
	2.0	3.0	40.0	91.0		
	3.1	10.5	25.0	78.0		
	2.0	7.6	29.0	70.5		
	1.4	14.3	60.0	79.6		
S_i^2	0.302	16.614	174.166	72.327	263.409	$(\sum S_i^2)$
SS_i	1.51	83.068	870.833	361.633	1317.044	$(\sum SS_i)$
$\lg S_i^2$	−0.520	1.220	2.241	1.859	4.800	$(\sum \lg S_i^2)$
$(n_i-1)\lg S_i^2$	−2.600	6.102	11.205	9.296	24.003	$(\sum(n_i-1)\lg S_i^2)$

检验步骤如下:

1. 建立假设和确定检验水准 α

H_0: $\sigma_1^2 = \sigma_2^2 = \sigma_3^2 = \sigma_4^2$,即四组家兔血中硫氰酸盐含量总体方差相同。

H_1: 四组家兔血中硫氰酸盐含量总体方差不相同或不全相同。

$\alpha = 0.05$

2. 计算 χ^2 值 先计算各组方差、平方和等有关指标,记于表 5-10 下半部。

若各组含量相等,按下式计算 χ^2 值:

$$\chi^2 = 2.3026(n-1)(k\lg S_c^2 - \sum \lg S_i^2)$$

$$S_c^2 = \frac{\sum S_i^2}{k}$$

若各组含量不等,则按下式计算 χ^2 值:

$$\chi^2 = 2.3026[\lg S_c^2 \sum(n_i-1) - \sum(n_i-1)\lg S_i^2]$$

$$S_c^2 = \frac{\sum SS_i}{\sum(n_i-1)}$$

式中,2.3026 为常用对数化为自然对数时的常数;n_i 为各样本含量;S_c^2 为合并方差;S_i^2 为各组样本方差;k 为试验组数;$\sum S_i^2$ 为各组方差之和;$\sum SS_i$ 为各组离均差平方和之和,$\sum(n_i-1)$ 为各组自由度之和。

本例各组样本含量相等,按如下公式计算,得:

$$S_c^2 = \frac{\sum S_i^2}{k} = \frac{263.409}{4} = 65.85$$

$$\chi^2 = 2.3026(n-1)(k \lg S_c^2 - \sum \lg S_i^2) = 2.3026(6-1)(4 \times \lg 65.85 - 4.800) = 28.4857$$

3. 确定概率 P 值

按自由度 $\nu = $ 组数 $-1 = 4-1 = 3$，查 χ^2 值表，得 $P < 0.005$。

4. 判断结果

按 $\alpha = 0.05$ 的水准，拒绝 H_0，接受 H_1。可以认为四个样本所对应的总体方差不等。

二、Levene 检验

与 Bartlett 检验法比较，Levene 检验在用于对多总体方差进行齐性检验时，所分析的资料可不具有正态性。

设有从 g 个总体独立随机抽取的 g 个样本，记第 i 个样本例数为 n_i，其第 j 个观察值为 x_{ij}，均数为 $\overline{X}_i (i = 1, 2, \cdots, g)$。假设检验为：

H_0: $\sigma_1^2 = \sigma_2^2 = \cdots = \sigma_g^2 = \sigma^2$，即各总体方差相等。

H_1: 各总体方差不全相等。

$\alpha = 0.05$

在 H_0 成立的条件下，Levene 检验的统计量为：

$$F = \frac{(N-g)\sum_{i=1}^{g} n_i (\overline{Z}_i - \overline{Z})^2}{(g-1)\sum_{i=1}^{g}\sum_{j=1}^{n_i} (Z_{ij} - \overline{Z}_i)^2}$$

式中，$N = n_1 + n_2 + \cdots + n_g$。

Z_{ij} 可根据资料选择下列三种计算方法：

(1) $Z_{ij} = |x_{ij} - \overline{X}_i| (i = 1, 2, \cdots, g; j = 1, 2, \cdots, n_i)$。

(2) $Z_{ij} = |x_{ij} - M_{d_i}|$，其中 M_{d_i} 为第 i 个样本的中位数 $(i = 1, 2, \cdots, g; j = 1, 2, \cdots, n_i)$。

(3) $Z_{ij} = |x_{ij} - \overline{X}_i'|$，其中 $\overline{X}_i'$ 为第 i 个样本截除样本含量 10% 后的均数 $(i = 1, 2, \cdots, g; j = 1, 2, \cdots, n_i)$。

按 $\alpha = 0.05$ 的水准，查 F 界值表得 $F_{0.05, (g-1, N-g)}$，若 $F < F_{0.05, (g-1, N-g)}$，则 $P > 0.05$，不拒绝 H_0；反之，若 $F \geq F_{0.05, (g-1, N-g)}$，则 $P \leq 0.05$，拒绝 H_0，接受 H_1。

Levene 检验的计算量大，一般都借助统计软件来完成。

 本章小结

　　方差分析的基本思想是根据实验设计将总变异分解成若干部分，然后将各部分的变异与随机误差的变异进行比较，又称 F 检验。本章主要介绍了完全随机设计资料的方差分析和随机区组设计资料的方差分析。当方差分析的结果为拒绝 H_0，接受 H_1，只说明各个总体均数不全相等。若想进一步了解两两均数之间的差异情况，须进行多个样本均数间的两两比较或称多重比较，包括：LSD-t 检验、Dunnett-t 检验和 SNK-q 检验。

用来做方差分析的资料必须满足方差齐性和正态性两个条件,故一般需要在作方差分析之前,先对资料的方差齐性进行检验,包括多样本(也适用于两样本)方差比较的 Bartlett 检验和 Levene 检验。

一、最佳选择题

1. 方差分析中
   A. F 值可能是负数
   B. F 值不可能是负数
   C. 组间离均差不会等于组内离均差
   D. 组间离均差不会小于组内离均差
   E. 组间离均差不会大于组内离均差

2. 方差分析的目的
   A. 比较均分
   B. 比较标准差
   C. 比较均方
   D. 比较离均差平方和
   E. 比较变异系数

3. 方差分析要求
   A. 各个总体方差相等
   B. 各个样本均数相等
   C. 各个样本来自同一总体
   D. 各个总体均数相等
   E. 两样本方差相等

4. 完全随机设计资料的方差分析中,必然有
   A. $SS_{组间} > SS_{组内}$
   B. $MS_{组间} < MS_{组内}$
   C. $MS_{总} = MS_{组间} + MS_{组内}$
   D. $SS_{总} = SS_{组间} + SS_{组内}$
   E. $v_{组间} > v_{组内}$

5. 完全随机设计资料的方差分析中,有
   A. $MS_{组内} > MS_{误差}$
   B. $MS_{组间} < MS_{误差}$
   C. $MS_{组内} = MS_{误差}$
   D. $MS_{组间} = MS_{误差}$
   E. $MS_{组内} < MS_{组间}$

6. 方差分析结果,$F_{处理} > F_{0.05,(v_1,v_2)}$,则统计推论是
   A. 各总体均数不全相等
   B. 各总体均数都不相等
   C. 各样本均数都不相等
   D. 各样本均数间差别都有显著性
   E. 各总体方差不全相等

7. 四个样本均数经方差分析后,$P<0.05$,为进一步弄清四个均数彼此之间有无差别,须进行
   A. χ^2 检验
   B. q 检验
   C. u 检验
   D. t 检验
   E. Dunnett-t 检验

8. 完全随机设计方差分析中的组间均方是( )的统计量

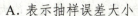

A. 表示抽样误差大小

B. 表示某处理因素的效应作用大小

C. 表示某处理因素的效应和随机误差两者综合影响的结果

D. 表示 N 个数据的离散程度

E. 表示随机因素的效应大小

9. 配对设计资料，若满足正态性和方差齐性。要对两样本均数的差别作比较，可选择

A. 随机区组设计的方差分析　　　B. u 检验

C. 成组 t 检验　　　　　　　　D. χ^2 检验

E. 秩和检验

10. g 个组方差齐性检验有显著性，可认为

A. $\sigma_1^2, \sigma_2^2, \cdots, \sigma_g^2$ 不全相等　　　B. $\mu_1, \mu_2, \cdots, \mu_g$ 不全相等

C. $S_1, S_2, \cdots, S_g$ 不全相等　　　D. $\overline{X}_1, \overline{X}_2, \cdots, \overline{X}_g$ 不全相等

E. $\sigma_1^2, \sigma_2^2, \cdots, \sigma_g^2$ 全不相等

二、计算题

1. 某职业病防治所对 30 名矿工分别测定血清铜蓝蛋白含量（μmol/L），资料如下。问各期血清铜蓝蛋白含量的测定结果有无差别？

0 期	8.0	9.0	5.8	6.3	5.4	8.5	5.6	5.4	5.5	7.2	5.6
0～I期	8.5	4.3	11.0	9.0	6.7	9.0	10.5	7.7	7.7		
I期	11.3	7.0	9.5	8.5	9.6	10.8	9.0	12.6	13.9	6.5	

2. 为研究某药物的抑癌作用，使一批小白鼠致癌后，按完全随机设计的方法随机分为四组，A、B、C 三个试验组和一个对照组，分别接受不同的处理，A、B、C 三个试验组，分别注射 0.5ml、1.0ml 和 1.5ml 30% 的注射液，对照组不用药。经一定时间以后，测定四组小白鼠的肿瘤重量（g），测量结果见下表。问不同剂量药物注射液的抑癌作用有无差别？

某药物对小白鼠抑癌作用试验结果

对照组	试验组		
	A	B	C
3.6	3.0	0.4	3.3
4.5	2.3	1.8	1.2
4.2	2.4	2.1	1.3
4.4	1.1	4.5	2.5
3.7	4.0	3.6	3.1
5.6	3.7	1.3	3.2
7.0	2.8	3.2	0.6
4.1	1.9	2.1	1.4
5.0	2.6	2.6	1.3
4.5	1.3	2.3	2.1

3．为研究注射不同剂量雌激素对大白鼠子宫重量的影响，取 4 窝不同种系的大白鼠，每窝 3 只，随机地分配到 3 个组内接受不同剂量雌激素的注射，然后测定其子宫重量，结果见下表。问注射不同剂量的雌激素对大白鼠子宫重量是否有影响？

大白鼠注射不同剂量雌激素后的子宫重量（g）

大白鼠种系	雌激素剂量（μg/100g）		
	0.25	0.5	0.75
A	108	112	142
B	46	64	116
C	70	96	134
D	43	65	98

4．某医院在新洁尔灭器械消毒液以工业亚硝酸钠为防腐剂的抑菌试验中，观察了 5 种含不同品种防腐剂的新洁尔灭溶液的抑菌效果，第 20 天抑菌试验结果（抑菌圈直径，mm）如下表。问 5 种溶液的抑菌效果有无差别？4 种细菌被抑制的效果有无差别？

5 种溶液的抑菌效果（抑菌圈直径（mm））比较的试验结果

细菌种类	A	B	C	D	E
大肠杆菌	14	16	15	17	12
绿脓杆菌	11	12	14	11	9
金黄色葡萄球菌	26	29	25	30	21
痢疾杆菌	20	17	18	13	16

5．对第 1 题、第 2 题的资料进行均数间的多重比较。

6．对第 1 题、第 2 题的资料进行方差分析齐性检验。

（杜　宏）

第六章　χ^2 检 验

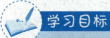

1. 掌握：χ^2 检验的基本思想；四格表资料 χ^2 检验的专用公式；四格表资料 χ^2 检验的校正公式；配对四格表资料的 χ^2 检验。
2. 熟悉：$R \times C$ 表资料的 χ^2 检验。

χ^2 检验是应用范围较广的一种分类资料的显著性检验方法。它可用于检验两个或多个样本率或构成比之间有无显著性差别，检验两个数列、两种属性或特征之间的差异性或是否具有依存关系。

考点链接

χ^2 检验的用途。

第一节　四格表资料的 χ^2 检验

例 6.1　某医院欲比较异梨醇口服液（试验组）和氢氯噻嗪＋地塞米松（对照组）降低颅内压的疗效。将 200 例颅内压增高症患者随机分为两组，结果见表 6-1。问两组降低颅内压的总体有效率有无差别？

表 6-1　两组降低颅内压有效率的比较

组别	有效	无效	合计	有效率（%）
试验组	99（90.48）a	5（13.52）b	104（$a+b$）	95.20
对照组	75（83.52）c	21（12.48）d	96（$c+d$）	78.13
合计	174（$a+c$）	26（$b+d$）	200（n）	87.00

表 6-1 内只有四个数 $\begin{array}{|c|c|}\hline a & b \\\hline c & d \\\hline\end{array}$ 是该表的基本数据，其余数据都是由这 4 个基本数据推算出来的，称为四格表资料。

该例为两样本率比较的资料，既可用 u 检验也可用 χ^2 检验来推断两总体率是否有差别，且两种检验方法是等价的。

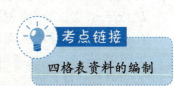

考点链接

四格表资料的编制

一、χ^2 检验的基本思想

对同一份资料，$u^2 = \chi^2$。χ^2 检验的检验统计量为 χ^2，其基本公式为：

$$\chi^2 = \sum \frac{(A-T)^2}{T} \tag{6-1}$$

$$v = (行数-1)(列数-1),即(R-1)(C-1) \tag{6-2}$$

式中,A 为实际频数,如上例中的 4 个基本数据 $\begin{array}{|c|c|} \hline 99 & 5 \\ \hline 75 & 21 \\ \hline \end{array}$ T 为理论频数。

理论频数 T 是根据检验假设 H_0:$\pi_1 = \pi_2$ 确定的。如上例,无效假设是试验组与对照组降低颅内压的总体有效率相等,均等于合计的有效率 87.00%。那么理论上,试验组的 104 例颅内压增高症患者中有效者应为 $104 \times (174/200) = 90.48$,无效者为 $104 \times (26/200) = 13.52$;同理,对照组的 96 例颅内压增高症患者中有效者应为 $96 \times (174/200) = 83.52$,无效者为 $96 \times (26/200) = 12.48$。由此可得出理论频数 T 的计算公式为:

$$T_{RC} = \frac{n_R n_C}{n} \tag{6-3}$$

式中,T_{RC} 为第 R 行第 C 列的理论频数;n_R 为相应行的合计;n_C 为相应列的合计;n 为总例数。

由公式(6-1)可以看出:χ^2 检验反映了实际频数与理论频数的吻合程度。若检验假设 H_0 成立,实际频数与理论频数的差值会小,则 χ^2 值也会小;反之,若检验假设 H_0 不成立,实际频数与理论频数的差值会大,则

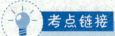

考点链接

χ^2 检验理论频数及自由度的计算

χ^2 值也会大。由公式(6-1)还可以看出:χ^2 值的大小还取决于 $\frac{(A-T)^2}{T}$ 个数的多少(严格地说是自由度 v 的大小)。由于各 $\frac{(A-T)^2}{T}$ 皆是正值,故自由度 v 愈大,χ^2 值也会愈大;所以只有考虑了自由度 v 的影响,χ^2 值才能正确地反映实际频数 A 和理论频数 T 的吻合程度。χ^2 检验时,要根据自由度 v 查 χ^2 界值表。定检验水准 α,当 $\chi^2 \geq \chi^2_{\alpha,v}$ 时,$P \leq \alpha$,拒绝 H_0,接受 H_1;当 $\chi^2 < \chi^2_{\alpha,v}$ 时,$P > \alpha$,不拒绝 H_0。

由公式(6-2)可见,χ^2 检验的自由度 v 取决于可以自由取值的格子数目,而不是样本含量 n。四格表资料只有两行两列,$v=1$,即在周边合计数固定的情况下,4 个格子数据当中只有一个可以自由取值,因此,对于四格表资料,只要根据公式(6-3)计算出一个理论值 T_{RC} 后,其他 3 个理论值可用周边合计数减去相应的理论值 T 得出。如例 6-1 中,$T_{11} = 104 \times 174/200 = 90.48$,$T_{12} = 104 - 90.48 = 13.52$,$T_{21} = 174 - 90.48 = 83.52$,$T_{22} = 26 - 13.52 = 12.48$。

χ^2 检验的基本步骤如下:

以例 6-1 为例说明。

1. 建立检验假设,确定检验水准

H_0:$\pi_1 = \pi_2$,即试验组与对照组降低颅内压的总体有效率相等

H_1:$\pi_1 \neq \pi_2$,即试验组与对照组降低颅内压的总体有效率不相等

$\alpha = 0.05$

2. 计算统计量 χ^2 值

按公式(6-3)计算 T_{11},然后用减法计算 T_{12}、T_{21}、T_{22}:

$T_{11} = 104 \times 174/200 = 90.48$;$T_{12} = 104 - 90.48 = 13.52$;

$T_{21} = 174 - 90.48 = 83.52$;$T_{22} = 26 - 13.52 = 12.48$。

按公式(6-1)计算 χ^2 值:

$$\chi^2 = \frac{(99-90.48)^2}{90.48} + \frac{(5-13.52)^2}{13.52} + \frac{(75-83.52)^2}{83.52} + \frac{(21-12.48)^2}{12.48} = 12.86$$

按公式(6-2)计算 ν, $\nu = (2-1)(2-1) = 1$

3. 确定概率 P 值

以 $\nu = 1$ 查 χ^2 界值表,得 $P < 0.005$。

4. 判断结果

按 $\alpha = 0.05$ 的水准,拒绝 H_0,接受 H_1,可以认为两组降低颅内压总体有效率不等,即可认为异梨醇口服液降低颅内压的有效率高于氢氯噻嗪+地塞米松的有效率。

公式(6-1)是 χ^2 检验的基本公式,可用于两个或多个样本率(或构成比)的比较、关联性检验和频数分布拟合优度检验。对于四格表资料和行×列表资料还有专用公式。

二、四格表资料 χ^2 检验的专用公式

用于两样本率的比较。当总例数 $n \geq 40$ 且所有格子的 $T \geq 5$ 时,可用 χ^2 检验的基本公式(6-1)或四格表资料 χ^2 检验的专用公式(6-4)计算检验统计量 χ^2 值:

$$\chi^2 = \frac{(ad-bc)^2 n}{(a+b)(c+d)(a+c)(b+d)} \tag{6-4}$$

式中,a, b, c, d 为四格表的实际频数;$(a+b)$, $(c+d)$, $(a+c)$, $(b+d)$ 是周边合计数;n 为总例数,$n = a+b+c+d$。见表6-1中的相应符号。

公式(6-4)是将上述各符号代入公式(6-3)、(6-1)所得,省去了计算理论频数的步骤,简化了计算。因而,实际应用中,当两样本率比较时,常用公式(6-4)计算检验统计量 χ^2 值。仍以例6-1资料为例,用公式(6-4)计算 χ^2 值:

$$\chi^2 = \frac{(ad-bc)^2 n}{(a+b)(c+d)(a+c)(b+d)} = \frac{(99 \times 21 - 5 \times 75)^2 \times 200}{104 \times 96 \times 174 \times 26} = 12.86$$

结果与基本公式(6-1)计算的结果相同。

三、四格表资料 χ^2 检验的校正公式

χ^2 界值表是根据连续性的理论分布计算出来的,但分类资料是不连续的,所算得的 χ^2 值也是不连续的,它只是近似于连续性的 χ^2 分布。在自由度大于1,任何一格理论频数均大于5时,这种近似很好。但自由度为1,有任何格子的理论频数小于5并大于1时,这种近似较差,需作连续性校正。校正公式如式(6-5)和式(6-6)。

$$\chi_c^2 = \sum \frac{(|A-T|-0.5)^2}{T} \tag{6-5}$$

$$\chi_c^2 = \frac{(|ad-bc| - \frac{n}{2})^2 n}{(a+b)(c+d)(a+c)(b+d)} \tag{6-6}$$

例 6.2 某年某厂对从事两个工种的工人作胃溃疡患病情况抽样调查,获得资料如表6-2,问能否认为从事甲乙两工种的职工胃溃疡患病率不同?

1. 建立检验假设,确定检验水准

$H_0 : \pi_1 = \pi_2$,即两工种工人胃溃疡患病率相同

$H_1 : \pi_1 \neq \pi_2$，即两工种工人胃溃疡患病率不相同

$\alpha = 0.05$

表6-2 甲乙两工种工人胃溃疡患病情况

	患病数	未患病数	合计	患病率（%）
甲工种	20（16.82）	54（57.18）	74	27.03
乙工种	0（3.18）	14（10.82）	14	0
合计	20	68	88	22.73

2. 计算统计量 χ^2 值

本例 $n = 88 > 40$，有 1 个格子理论频数 3.18 大于 1 小于 5，应采用校正公式计算 χ^2 值。

$$\chi_c^2 = \frac{(|ad - bc| - \frac{n}{2})^2 n}{(a+b)(c+d)(a+c)(b+d)} = \frac{(|20 \times 14 - 54 \times 0| - \frac{88}{2})^2 \times 88}{74 \times 14 \times 20 \times 68} = 3.48$$

3. 确定概率 P 值

按 $\nu = 1$，查 χ^2 界值表得：$P > 0.05$。

4. 判断结果

按 $\alpha = 0.05$ 的水准，不拒绝 H_0，两组工人胃溃疡患病率之差无统计意义，不能认为两工种工人胃溃疡患病率不同。

本例若用未校正公式计算 χ^2 值，得 $\chi^2 = 4.9$，$P < 0.05$，判断两工种工人胃溃疡患病率不同，结论与上述判断相反。

综上所述，在实际工作中，对于四格表资料，通常规定为：

（1）当 $n \geq 40$ 且所有的 $T \geq 5$ 时，用 χ^2 检验的基本公式或四格表资料 χ^2 检验的专用公式；

（2）当 $n \geq 40$ 但有 $1 \leq T < 5$ 时，用四格表资料 χ^2 检验的校正公式；

（3）当 $n < 40$，或 $T < 1$ 时，用四格表资料的 Fisher 确切概率法（略）。

> **考点链接**
>
> 四格表资料 χ^2 检验公式的选择

第二节 配对四格表资料的 χ^2 检验

例 6.3 某实验室分别用乳胶凝集法和免疫荧光法对 58 名可疑系统红斑狼疮患者血清中抗核抗体进行测定，结果见表6-3。问两种方法的检测结果有无差别？

表6-3 两种方法的检测结果

免疫荧光法	乳胶凝集法		合计
	+	−	
+	11（a）	12（b）	23
−	2（c）	33（d）	35
合计	13	45	58

本例为配对设计的计数资料。计数资料的配对设计常用于两种检验方法、培养方法、诊断方法的比较。其特点是对样本中各观察单位分别用两种方法处理，然后观察两种处理方法的某两分类变量的计数结果。观察结果有四种情况，可整理成表6-3的形式：①两种检测方法皆为阳性数（a）；②两种检测方法皆为阴性数（d）；③免疫荧光法为阳性，乳胶凝集法为阴性数（b）；④乳胶凝集法为阳性，免疫荧光法为阴性数（c）。其中，a、d 为两法观察结果一致的两种情况，b、c 为两法观察结果不一致的两种情况。当两种处理方法无差别时，对总体有 $B=C$，即两总体率相等：$\pi_1=\pi_2$。由于在抽样研究中抽样误差是不可避免的，样本中的 b 和 c 往往不等（$b\neq c$，即两样本率不等：$p_1\neq p_2$）。为此，需进行假设检验，其检验统计量为 χ^2：

$$\chi^2=\frac{(b-c)^2}{b+c}, \nu=1 \qquad (6-7)$$

$$\chi_c^2=\frac{(|b-c|-1)^2}{b+c}, \nu=1 \qquad (6-8)$$

公式（6-7）用于（$b+c$）≥40 时，公式（6-8）用于（$b+c$）<40 时。值得注意的是，该法一般用于样本含量不太大的资料。因本法仅考虑了两法结果不一致的两种情况（b、c），而未考虑样本含量 n 和两法结果一致的两种情况（a、d）。所以，当 n 很大且 a 与 d 的数值很大（即两法的一致率较高），b 与 c 的数值相对较小时，即便是检验结果有统计学意义，其实际意义往往也不大。

本例的检验步骤如下：

1. 建立检验假设，确定检验水准

$H_0: B=C$，即两种方法的检测结果相同

$H_1: B\neq C$，即两种方法的检测结果不相同

$\alpha=0.05$

2. 计算统计量 χ^2 值

$b+c=14$，故 $b+c<40$，用公式（6-8）计算检验统计量 χ_c^2 值：

$$\chi_c^2=\frac{(|b-c|-1)^2}{b+c}=\frac{(|12-2|-1)^2}{12+2}=5.79$$

3. 确定概率 P 值

$\nu=1$，查 χ^2 界值表得 $0.01<P<0.025$。

4. 判断结果

按 $\alpha=0.05$ 的水准，拒绝 H_0，接受 H_1，可以认为两种方法的检测结果不同，免疫荧光法的阳性检测率较高。

第三节　行×列表资料的 χ^2 检验

前面介绍了两个样本率比较的 χ^2 检验方法，其基本数据有2行2列，称2×2表或四格表资料。本节介绍的行×列（$R\times C$）表资料的 χ^2 检验，用于多个样本率的比较、两个或多个构成比的比较以及双向无序分类资料的关联性检验。其基本数据有以下三种情况：①多个样本率比较时，有 R 行2列，称 $R\times2$ 表；②两个样本的构成比比较时，有2行 C 列，称2×C 表；③多个样本的构成比比较，以及双向无序分类资料关联性检验时，有 R 行 C 列，称 $R\times C$ 表。

以上三种情况可统称为行×列表资料。

行×列表资料的 χ^2 检验仍用公式（6-1）计算检验统计量 χ^2 值。因该式需先计算理论频数 T_{RC}，计算较繁琐，可将计算理论频数的公式（6-3）代入公式（6-1），化简后得行×列表资料的 χ^2 检验的基本公式为：

$$\chi^2 = n\left(\sum \frac{A^2}{n_R n_C} - 1\right), \quad v = (行数-1)(列数-1) \tag{6-9}$$

式中，各符号的意义同前。

一、多个样本率的比较

例 6.4 某医师研究物理疗法、药物疗法和外用膏药三种疗法治疗周围性面神经麻痹的疗效，资料见表6-4。问三种疗法的有效率有无差别？

表6-4 三种疗法有效率的比较

疗法	有效	无效	合计	有效率（%）
物理疗法组	199	7	206	96.60
药物治疗组	164	18	182	90.11
外用膏药组	118	26	144	81.94
合计	481	51	532	90.41

1. 建立检验假设，确定检验水准

$H_0: \pi_1 = \pi_2 = \pi_3$，即三种疗法治疗周围性面神经麻痹的有效率相等

$H_1: \pi_1 \neq \pi_2 \neq \pi_3$，即三种疗法治疗周围性面神经麻痹的有效率不相等

$\alpha = 0.05$

2. 计算统计量 χ^2 值

按公式（6-9）计算 χ^2 值：

$$\chi^2 = n\left(\sum \frac{A^2}{n_R n_C} - 1\right) = 532\left(\frac{199^2}{206 \times 481} + \frac{7^2}{206 \times 51} + \cdots + \frac{26^2}{144 \times 51} - 1\right) = 21.04$$

3. 确定概率 P 值

$$v = (3-1)(2-1) = 2，查 \chi^2 界值表得 P < 0.005。$$

4. 判断结果

按 $\alpha = 0.05$ 的水准，拒绝 H_0，接受 H_1，可认为三种疗法治疗周围性面神经麻痹的有效率有差别。

二、样本构成比的比较

例 6.5 某医院研究急性白血病与慢性白血病患者的血型构成情况，资料如表6-5，问两组血型构成比间差异有无显著性意义？

1. 建立检验假设，确定检验水准

H_0：两组白血病患者血型的总体构成比相同

H_1：两组白血病患者血型的总体构成比不同

$\alpha = 0.05$

表6-5 急性与慢性白血病患者血型构成比

组别	血型				合计
	A 型	B 型	O 型	AB 型	
急性组	58	49	59	18	184
慢性组	43	27	33	8	111
合计	101	76	92	26	295

2. 计算统计量 χ^2 值

按公式（6-9）计算 χ^2 值：

$$\chi^2 = n\left(\sum \frac{A^2}{n_R n_C} - 1\right) = 295\left(\frac{58^2}{184 \times 101} + \frac{49^2}{184 \times 76} + \cdots + \frac{8^2}{111 \times 26} - 1\right) = 1.84$$

3. 确定概率 P 值

$\nu = (2-1)(4-1) = 3$，查 χ^2 界值表得 $P > 0.05$。

4. 判断结果

按 $\alpha = 0.05$ 的水准，不拒绝 H_0，可认为两组构成比间差异无显著性意义。

三、双向无序分类资料的关联性检验

对于两个分类变量皆为无序分类变量的行 × 列表资料，又称为双向无序 R×C 表资料。表（6-4）和表（6-5）是对于两个或多个样本而言，若是一个样本的双向无序 R×C 表资料，如表（6-6）所示，研究者常常分析两个分类变量之间有无关系？关系密切程度如何？此时可用行 × 列表资料 χ^2 检验来推断两个分类变量之间有无关系（或关联）；在有关系的前提下，若须进一步分析关系的密切程度时，可计算 Pearson 列联系数 C。

$$C = \sqrt{\frac{\chi^2}{n + \chi^2}} \tag{6-10}$$

式中，χ^2 为行 × 列表资料的 χ^2 值；n 为样本含量。列联系数 C 取值范围在 0～1 之间。0 表示完全独立；1 表示完全相关；愈接近于 0，关系愈不密切；愈接近于 1，关系愈密切。

例 6.6 测得某地 5801 人的 ABO 血型和 MN 血型结果如表 6-6，问两种血型系统之间是否有关联？

表6-6 某地 5801 人的血型

ABO 血型	MN 血型			合计
	M	N	MN	
O	431	490	902	1823
A	388	410	800	1598
B	495	587	950	2032
AB	137	179	32	348
合计	1451	1666	2684	5801

1. 建立检验假设，确定检验水准

H_0：两种血型系统间无关联

H_1：两种血型系统间有关联

$\alpha = 0.05$

2. 计算统计量 χ^2 值

本例为双向无序 $R \times C$ 表资料,可用公式(6-9)推断两分类变量之间有无关联。

$$\chi^2 = n\left(\sum \frac{A^2}{n_R n_C} - 1\right) = 5801\left(\frac{431^2}{1823 \times 1451} + \frac{490^2}{1823 \times 1666} + \cdots + \frac{32^2}{348 \times 2684} - 1\right) = 213.06$$

3. 确定概率 P 值

$v = (4-1)(3-1) = 6$,查 χ^2 界值表得 $P < 0.005$。

4. 判断结果

按 $\alpha = 0.05$ 的水准,拒绝 H_0,接受 H_1,可认为两种血型系统间有关联,可进一步计算 Pearson 列联系数 C,以分析其关系密切程度。

$$C = \sqrt{\frac{\chi^2}{n + \chi^2}} = \sqrt{\frac{213.16}{5801 + 213.16}} = 0.1883$$

由上看出,两种血型系统间虽然有关联性,但列联系数 C 数值较小,虽然有统计学意义,可认为关系不太密切。

四、行 × 列表资料 χ^2 检验的注意事项

1. 一般认为,行 × 列表资料中各格的理论频数不应小于 1,并且 $1 \leqslant T < 5$ 的格子数不宜超过格子总数的 1/5。若出现上述情况,可通过以下方法解决:①最好是增加样本含量,使理论频数增大;②根据专业知识,考虑能否删去理论频数太小的行或列,能否将理论频数太小的行或列与性质相近的邻行或邻列合并;③改用双向无序 $R \times C$ 表资料的 Fisher 确切概率法(可用 SAS 软件实现)。

2. 多个样本率比较,若所得统计推断为拒绝 H_0,接受 H_1 时,只能认为各总体率之间总的来说有差别,但不能说明任何两个总体率之间均有差别。要进一步推断哪些两总体率之间有差别,需进一步做多个样本率的多重比较。

考点链接

行 × 列表资料 χ^2 检验的注意事项

3. 医学期刊中常见这样的情况:不管 $R \times C$ 表资料中的两个分类变量是有序还是无序,均用 χ^2 检验分析,这种做法是不妥的。对于有序的 $R \times C$ 表资料不宜用 χ^2 检验,因为 $R \times C$ 表资料的 χ^2 检验与分类变量的顺序无关,当有序变量的 $R \times C$ 表资料中的分类顺序固定不变时,无论将任何两行(或两列)频数互换,所得 χ^2 值皆不变,其结论相同,这显然是不妥的。因此在实际应用中,对于 $R \times C$ 表资料要根据其分类类型和研究目的选用恰当的检验方法。

本章小结

χ^2 检验是应用范围较广的一种分类资料的显著性检验方法。它可用于检验两个或多个样本率或构成比之间有无显著性差别,检验两个数列、两种属性或特征之间的差异性或是否具有依存关系。

本章主要介绍了四格表资料、配对四格表资料、行 × 列表资料的 χ^2 检验。四格表资料 χ^2 检验用于两样本率的比较,特别注意:当 $n \geqslant 40$ 且所有的 $T \geqslant 5$ 时,用 χ^2 检验的基本公式或专用公式;当 $n \geqslant 40$ 但有 $1 \leqslant T < 5$ 时,用四格表资料 χ^2 检验的校正公式;当 $n < 40$,或 $T < 1$ 时,用四格表资料的 Fisher 确切概率法。进行行 × 列表资料的 χ^2 检验时,要准确把握好应用的注意事项。

 目标测试

一、最佳选择题

1. χ^2 值的取值范围为

A. $-\infty < \chi^2 < \infty$　　　　B. $\chi^2 \leq 1$　　　　　　　C. $0 < \chi^2 < \infty$

D. $\chi^2 \geq 1$　　　　　　　E. $-\infty < \chi^2 < 0$

2. 当四格表的周边合计数不变时,如果某格的实际频数有变化,则其理论频数

A. 增大　　　　　　　　B. 减小

C. 不变　　　　　　　　D. 不确定

E. 随该格实际频数的增减而增减

3. 四格表的自由度

A. 不一定等于1　　　　　　　B. 一定等于1

C. 等于行数×列数　　　　　　D. 等于样本含量−1

E. 等于格子数−1

4. 对于总合计数 n 为 500 的 5 个样本率的资料做 χ^2 检验,其自由度为

A. 499　　　　　　　B. 496　　　　　　　C. 1

D. 4　　　　　　　E. 9

5. 5 个样本率作比较,$\chi^2 > \chi^2_{0.01, 4}$,则在 $\alpha = 0.05$ 检验水准下,可认为

A. 各总体率不全等　　　　　　B. 各总体率均不等

C. 各样本率均不等　　　　　　D. 各样本率不全等

E. 至少有两个总体率相等

6. 有 97 份血液标本,将每份标本一分为二,分别用血凝试验法和 ELISA 法对轮状病毒进行诊断,诊断符合情况见下表,欲比较何种诊断方法的诊断符合率较高,用的统计方法是

两种诊断方法的诊断结果

血凝试验法	ELISA法		合计
	符合	不符合	
符合	74	8	82
不符合	14	1	15
合计	88	9	97

A. 连续性校正 χ^2 检验　　　　　　B. 非连续性校正 χ^2 检验

C. 确切概率法　　　　　　D. 配对 χ^2 检验(McNemar 检验)

E. 拟合优度 χ^2 检验

7. 几个样本率比较的 χ^2 检验,得 $P < 0.05$,可推论为

A. 几个样本率不全相等

B. 几个总体率不全相等

C. 几个总体率间的差异无统计学意义

D. 每两总体率间差异有统计学意义

E. 每两个样本率间差异有统计学意义

8. 卡方检验中自由度的计算公式是

    A. 行数 × 列数　　　　　　　　　　B. $n-1$

    C. $N-k$　　　　　　　　　　　　　D. (行数 -1)(列数 -1)

    E. 行数 × 列数 -1

9. 若 $\chi^2 \geq \chi^2_{0.05,v}$, 则

    A. $P \leq 0.05$　　　　B. $P \geq 0.05$　　　　C. $P < 0.05$

    D. $P = 0.05$　　　　E. $P > 0.05$

10. 在两样本率比较的 χ^2 检验中, 无效假设 (H_0) 的正确表达应为

    A. $\mu_1 \neq \mu_2$　　　　B. $\mu_1 = \mu_2$　　　　C. $\pi_1 = \pi_2$

    D. $\pi_1 \neq \pi_2$　　　　E. $B = C$

二、计算题

1. 某医院康复科用共鸣火花治疗癔症患者 56 例, 有效者 42 例; 心理辅导法治疗癔症患者 40 例, 有效者 21 例。问两种疗法治疗癔症的有效率有无差别?

2. 下表为两种疗法对小儿单纯消化不良治愈率比较, 问有无差别?

两种疗法对小儿单纯消化不良治愈率比较

疗法	痊愈人数	未愈人数	合计	治愈率(%)
甲法	26	7	33	78.78
乙法	36	2	38	94.74
合计	62	9	71	87.32

3. 某疾控中心在中小学中观察三种矫治近视眼的措施的效果, 近期疗效数据如下表, 请填空白。作者结论为"近期疗效要以夏天无眼药水为最好, 保健操次之, 新医疗法最差", 请你对比分析并作评价。

三种矫治近视措施的近期效果

矫治方法	观察例数	有效例数	近期有效率(%)
夏天无眼药水	135	(　　)	37.78
新医疗法	32	(　　)	18.75
眼保健操	18	(　　)	27.78

4. 某研究者将腰椎间盘突出症患者 1184 例随机分为三组, 分别用快速牵引法、物理疗法和骶裂孔药物注射法治疗, 结果如下表。问三种疗法的有效率有无不同?

三种疗法治疗腰椎间盘突出有效率的比较

疗法	有效	无效	合计
快速牵引法	444	30	474
物理疗法	323	91	414
骶裂孔药物注射法	222	74	296
合计	989	195	1184

5. 某研究者检测脑梗死组与对照组血清中 Apo（a）表型的分布，结果如下表。问病例与对照两组的构成比有无不同？

脑梗死组与对照组血清Apo（a）表型的分布

分组	S_1	S_2	S_2+S_3	S_3	S_4	Null	合计
病例组	12	9	8	21	14	4	68
对照组	6	12	4	27	20	8	77
合计	18	21	12	48	34	12	145

6. 某胸科医院，同时用甲、乙两法测定202份痰标本中的抗酸杆菌，结果如下表。问甲、乙两法的检出率有无差别？

甲、乙两法检测痰标本中的抗酸杆菌结果

甲法	乙法		合计
	+	−	
+	49	25	74
−	21	107	128
合计	70	132	202

7. 某医院内科血液病组用某疗法治疗血友病患者14例，其中 AL 血浆诱导率≤0.7 的患者5例全部死亡，而>0.7 的9例患者中有2例死亡，7例存活，该组据此得出 AL 血浆诱导率≤0.7者比>0.7者死亡率高的结论。该结论正确吗？应如何分析该资料？

8. 某研究者将 PD 型乳腺癌患者按不同首发症状分为两组，观察其腋窝淋巴结转移情况如下表。问两种乳腺癌患者腋窝淋巴结转移率有无不同？

两组 PD 型乳腺癌患者腋窝淋巴结转移率比较

组别	腋窝淋巴结转移		合计
	+	−	
乳头病变	3	8	11
乳腺肿块	5	6	11
合计	8	14	22

（杜 宏）

第七章 非参数秩和检验

前面介绍的样本均数的 t 检验、方差分析、样本率比较的 χ^2 检验等检验方法，通常都要求样本来自正态分布总体，总体方差相等，是在总体分布已知的情况下对参数进行的检验，即参数检验方法（parametric test）。但在实际中，有些资料总体分布类型未知，不符合参数检验的应用条件，也不能通过数据转换使其符合参数分析的条件，这时可以使用一种不依赖于总体分布类型，也不对总体参数做统计推断的假设检验方法，即非参数检验（nonparametric test）。

非参数检验的方法很多。本章仅介绍其中检验效率较高且常用的秩和检验。这种方法通常适用于下述资料：①总体类型分布未知或非正态分布数据；②有序或半定量数据资料；③数据两端无确定的数值。非参数检验方法的优点是适用范围广，而且收集资料、统计分析比较简单，但由于这种方法只是利用了数据的秩次信息，因此，当数据满足参数检验的条件时，应首选参数检验，否则检验效能降低；当数据不满足参数检验的条件时，才应选择非参数检验方法。

第一节 配对设计资料的符号秩和检验

Wilcoxon 符号秩和检验（Wilcoxon signel-rank test），由 Wilcoxon 在 1945 年提出，主要用于配对设计资料的比较。其基本思想是：假定两种处理效应相同，则差值的总体分布对称，总体中位数为 0，即样本的正负秩和的绝对值应相近；相反，若两种处理效应不同，则差值的总体中位数不为 0，中位数偏离 0 越明显，样本的正负秩和的绝对值就会相差越大，原假设 H_0 成立的可能性也就越小。下面结合实例说明其检验方法。

例 7-1 研究白癜风病人的 IL-6 指标在白癜部位与正常部位有无差异，临床检测结果如表 7-1 所示。

（1）建立检验假设，确定检验水准

H_0：两个不同部位 IL-6 水平差值的总体中位数为零，即 $M_d = 0$

表7-1 白癜风病人不同部位的白介素指标（pg/ml）

病人号 （1）	白癜部位 （2）	正常部位 （3）	d=（3）-（2） （4）	秩次 （5）
1	40.03	88.57	48.54	6
2	97.13	88.00	−9.13	−2
3	80.32	123.72	43.40	4
4	25.32	39.03	13.71	3
5	19.61	24.37	4.76	1
6	14.50	92.75	78.25	8
7	49.63	121.57	71.94	7
8	44.56	89.76	45.20	5
合计				T_+=34 T_-=2

H_1：两个不同部位 IL-6 水平差值的总体中位数不为零，即 $M_d \neq 0$

$\alpha = 0.05$

（2）编秩次，求秩和及统计量

先求出各对数据的差值，见表 7-1 的第（4）列；然后编秩次，按照差值的绝对值由小到大编秩，并按差值的正负给秩次加上正负号；若遇差值为 0，舍去不计，总的对子数也要减去此对子数（记为 n）；若差值的绝对值相等，取其平均秩次。最后分别求正负秩和 T_+ 和 T_-（参见表 7-1），T_+ 和 T_- 之和应等于 $n(n+1)/2$。习惯上取秩和绝对值最小者为检验统计量 T，本例 T=2。

（3）确定 P 值，做出推断结论

当 n≤50 时，根据 n 和 T 可查配对比较的符号秩和检验用 T 界值表，若检验统计量 T 值在上下界值范围内，则 P 值大于表上方对应的概率水平；若 T 值在上下界值范围外，则 P 值小于表上方对应的概率水平。本例 n=8，查 T 界值表 $T_{0.05(8)}$=3～33，T=2 不在界值范围内，P<0.05，按 α=0.05 水准拒绝 H_0，即白斑部位与正常部位的白介素水平有差异。

当 n>50 时，超出了 T 界值表范围，可利用秩和分布的近似正态法进行检验。已知在原假设 H_0 成立时，近似地有公式

$$z = \frac{|T - n(n+1)/4| - 0.5}{\sqrt{n(n+1)(2n+1)/24}}$$ （7-1）

其中，0.5 为连续性校正数，z 近似服从标准正态分布。

当相同秩次较多时，z 值偏小，应采用校正公式，即

$$z_c = \frac{|T - n(n+1)/4| - 0.5}{\sqrt{n(n+1)(2n+1)/24 - \sum(t_j^3 - t_j)/48}}$$ （7-2）

其中 t_j 为第 j 个相同秩次（即平均秩次）的个数，假定有 2 个秩次为 2.5，4 个秩次为 8.5，故有 $t_1=2$，$t_2=4$，则

$$\sum(t_j^3 - t_j) = (t_1^3 - t_1) + (t_2^3 - t_2) = (2^3 - 2) + (4^3 - 4) = 66$$

例 7-2 对 28 名患有轻度牙周疾病的成年人进行良好的口腔卫生保健指导，6 个月后，按照牙周情况好转程度高低分别给予 +3、+2、+1；牙周情况变差程度依次给予分数 −1、−2、−3；没有变化给予 0 分。数据如表 7-2 所示，试对此项指导的结果进行评价。

表7-2　实行良好口腔卫生习惯6个月后牙周情况的变化程度

变化分数	人数	变化分数	人数
+3	4	−1	4
+2	5	−2	2
+1	6	−3	2
0	5		

（1）建立检验假设，确定检验水准

H_0：前后变化分数的总体中位数为零，即 $M_d = 0$

H_1：前后变化分数的总体中位数不为零，即 $M_d \neq 0$

$\alpha = 0.05$

（2）编秩次，计算统计量 T

设变化分数的绝对值为 d，编秩及正负秩和计算结果如表 7-3 所示（平均秩次为秩次范围上下限之和的一半）。

表7-3　实行良好口腔卫生习惯6个月后牙周情况的变化程度

d (1)	频数			秩次范围 (5)	平均秩次 (6)	负秩和 (7)=(2)×(6)	正秩和 (8)=(3)×(6)
	− (2)	+ (3)	总和 (4)				
1	4	6	10	1～10	5.5	22	33
2	2	5	7	11～17	14	28	70
3	2	4	6	18～23	20.5	41	82
合计	8	15	23	—	—	$T_- = 91$	$T_+ = 185$

（3）确定 P 值，做出推断结论

查 T 界值表，$T_{0.05(23)} = 73 \sim 203$，$T = T_- = 91 > 73$，$T$ 统计量值落在上下界值之间，$P > 0.05$，按 $\alpha = 0.05$ 水准，不拒绝 H_0。即对有轻度牙周疾病的成年人，实行良好的口腔卫生指导6个月后，尚不能说明对牙周改善有显著效果。

本例若用近似正态法计算，由于相同秩次较多，用校正公式（7-2）得出

$$z_e = \frac{|T - n(n+1)/4| - 0.5}{\sqrt{n(n+1)(2n+1)/24 - \sum(t_j^3 - t_j)/48}}$$

$$= \frac{|91 - 23(23+1)/4| - 0.05}{\sqrt{23 \times (23+1) \times (2 \times 23 + 1)/24 - [(10^3 - 10) + (7^3 - 7) + (6^3 - 6)]/48}}$$

$$= 1.44$$

查 z 界值表 $z_{0.05/2} = 1.96$，本例中 $z_c < 1.96$，$P > 0.05$，按 $\alpha = 0.05$ 的检验水准，不拒绝 H_0，结果同前。

第二节　两独立样本比较的秩和检验

对于数值变量资料，如果两个样本分别来自方差相等的正态分布总体的假设成立，则可以使用 t 检验比较两样本均数的差别是否具有统计学意义；否则采用非参数秩和检验更

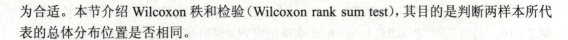

为合适。本节介绍 Wilcoxon 秩和检验（Wilcoxon rank sum test），其目的是判断两样本所代表的总体分布位置是否相同。

一、查表法

例 7-3 观察有无淋巴细胞转移的胃癌患者的生存时间，结果见表 7-4，问两组患者的生存时间是否不同？

表 7-4　两组胃癌患者的生存时间（月）

无淋巴细胞转移		有淋巴细胞转移	
时间	秩次	时间	秩次
12	4.5	5	1
25	10	8	2
28	11	12	4.5
29	12.5	12	4.5
38	17	12	4.5
42	19	17	7
46	20	21	8
46	21	24	9
56	23	29	12.5
60	24	30	14
		34	15
		36	16
		40	18
		48	22
$n_1 = 10$	$T_1 = 162$	$n_2 = 14$	$T_2 = 138$

（1）建立检验假设，确定检验水准

H_0：有无淋巴细胞转移患者生存时间的总体分布位置相同

H_1：有无淋巴细胞转移患者生存时间的总体分布位置不同

$\alpha = 0.05$

（2）编秩次，确定秩和及检验统计量

首先将两样本 24 个数据由小到大统一编秩，结果见表 7-4。排序时如有相同数据，取其平均秩次。本例中两组有两个相同的观察值 12（原秩次分别为 3、4、5、6）与 29（原秩次分别为 12、13），所以取平均秩次分别为 4.5 和 12.5，将两组数据的秩次分别求和，若两组例数相同，任取一组的秩和作为统计量；若两组例数不同，则以例数较小者对应的秩和作为统计量。本例中两组例数分别为 10、14，取较小者为 $n_1 = 10$，$T = T_1 = 162$。

（3）确定 P 值，做出推断结论

当 $n_1 \leq 10$，$n_2 - n_1 \leq 10$ 时，查两样本比较的 T 界值表，先从表的左侧查 n_1（两样本量较小者），本例为 10；再从表上方找到两样本量的差（$n_1 - n_2$），本例 $n_1 - n_2 = 4$，两者交叉处所对应的 4 行界值即为不同概率水平的 T 的临界值。将检验统计量 T 值与 T 的临界值逐行作比较，如果 T 值在界值范围内，则 P 值大于表上方的概率水平；若 T 值等于界值或在界值范围外,则 P 值等于或小于表上方的概率水平。本例 T 的双侧临界值范围为 $91\sim159$,检验统计量 $T=162$,超出范围,$P<0.05$,按 $\alpha=0.05$ 水准拒绝 H_0,说明有无淋巴细胞转移的胃癌患者总体平均生存时间不同,无转移组生存时间相对较长。

二、正态近似法

假定 $n_1\leq n_2$,若 n_1 和 n_2-n_1 超出 T 界值表的范围,统计量 z 近似服从标准正态分布,可按正态近似检验,检验公式为

$$Z=\frac{|T-n_1(N+1)/2|-0.5}{\sqrt{n_1n_2(N+1)/12}} \qquad (7-3)$$

其中 $N=n_1+n_2$。

当相同秩次较多时(尤其等级资料),采用如下校正公式

$$z_c=\frac{|T-n_1(N+1)/2|-0.5}{\sqrt{\dfrac{n_1n_2}{12N(N-1)}[N^3-N-\sum(t_j^3-t_j)]}} \qquad (7-4)$$

其中 t_j 为相同秩次的个数,计算方法同前。

上述公式的基本思想是:如果 H_0 成立,即两个样本来自分布相同的两个总体,由于抽样误差的存在,统计量 T 与总体的平均秩和 $n_1(N+1)/2$ 应该相差不大;当 T 与 $n_1(N+1)/2$ 相差太大时,超过了抽样误差可以解释的范围,则有理由怀疑 H_0 的正确性,从而拒绝 H_0。

例 7-4 44 名健康人与 24 名慢性支气管炎病人痰液嗜酸性粒细胞数的测量结果如表 7-5 所示,试分析健康人与慢性气管炎病人痰液中嗜酸性粒细胞数有无差别?

表 7-5 两组人痰液嗜酸性粒细胞数的秩和计算

嗜酸性粒细胞数 (1)	例数		统一编秩		例数较小组的秩和 (6)=(3)×(5)
	健康人 (2)	病人 (3)	秩次范围 (4)	平均秩次 (5)	
-	5	11	1~16	8.5	93.5
+	18	10	17~44	30.5	305.0
++	16	3	45~63	54	162.0
+++	5	0	64~68	66	0.0
合计	44	24	—		$T_1=560.5$

(1)建立检验假设,确定检验水准

H_0:健康人与慢性支气管炎病人痰液嗜酸粒细胞数的测量结果总体分布位置相同

H_1:健康人与慢性支气管炎病人痰液嗜酸粒细胞数的测量结果总体分布位置不同

$\alpha=0.05$

(2)编秩次,计算检验统计量

表 7-5 中第(4)列按第(2)与(3)列数据统一编秩号,第(5)列为各等级的平均秩次,第(6)列则是较小样本的秩和,本例中 $T=T_1=560.5$,将其代入公式(7-4)得出,

$$z_c=\frac{|T-n_1(N+1)/2|-0.5}{\sqrt{\dfrac{n_1n_2}{12N(N-1)}[N^3-N-\sum(t_j^3-t_j)]}}$$

$$= \frac{|560.5 - 24 \times (68+1)/2| - 0.5}{\sqrt{\frac{24 \times 44}{12 \times 68 \times (68-1)}[68^3 - 68 - (16^3 - 16 + 28^3 - 28 + 19^3 - 19 + 5^3 - 5)]}} = 3.62$$

由于 $z_c = 3.62 > z_{0.05/2} = 1.96$，$P < 0.05$，按照 $\alpha = 0.05$ 检验水准拒绝 H_0，认为健康人与慢性支气管炎病人痰液嗜酸性粒细胞数的测量结果总体分布不同。

第三节 多个独立样本比较的秩和检验

多个独立样本均数比较时，若样本数据总体服从正态分布且方差具有齐性时，应采用方差分析，当资料不满足方差分析的条件时，可以使用本节介绍的多个样本比较的 Kruskal-Wallis 秩和检验（Kruskal-Wallis test），又称 H 检验，这种方法主要用于推断多个数值变量资料或多组有序分类资料的总体分布位置有无差别。

例 7-5 为研究霍乱菌苗不同途径的免疫效果，对不同途径免疫 21 天后血清抗体滴度水平进行了测定（表 7-6），问各组间的血清抗体滴度水平之间是否存在差异？

表 7-6　不同途径免疫 21 天后血清抗体滴度的分布与秩和计算

抗体滴度 (1)	气雾组（亿/ml）		皮下注射组 (4)	合计 (5)	平均秩次 (6)	秩和		
	80 (2)	100 (3)				80 (7)	100 (8)	皮下 (9)
1:10	2	4	2	8	4.5	9	18	9
1:20	15	7	1	31	20	300	140	20
1:40	10	12	13	66	49	490	588	637
1:80	5	7	9	87	77	385	539	693
1:160	1	2	5	95	91.5	91.5	183	457.5
1:320	—	—	1	96	96			96
合计	33	32	31	—		1275.5	1468	1912.5

（1）建立检验假设，确定检验水准

H_0：三组血清抗体滴度水平的总体分布相同

H_1：三组血清抗体滴度水平的总体分布不同或不全相同

$\alpha = 0.05$

（2）编秩次，计算检验统计量

首先将各组数据按由小到大的顺序统一编秩，如有相同数据，取其平均秩次，然后分别计算各组的秩和 R_i；最后按下式计算检验统计量 H，即

$$H = \frac{12}{N(N+1)} \sum \frac{R_i^2}{n_i} - 3(N+1) \tag{7-5}$$

其中 $N = n_1 + n_2 + \cdots n_k$ 为各组例数之和。本例 $N = 96$，$R_1 = 1275.5$，$R_2 = 1468$，$R_3 = 1912.5$，由此得到

$$H = \frac{12}{N(N+1)} \sum \frac{R_i^2}{n_i} - 3(N+1)$$

$$= \frac{12}{96 \times (96+1)} \times \left(\frac{1275.5^2}{33} + \frac{1468^2}{32} + \frac{1912.5^2}{31} \right) - 3 \times (96+1) = 11.36$$

本例相同秩次较多,应使用校正公式,即

$$H_c = \frac{H}{1 - \frac{\sum (t_j^3 - t_j)}{N^3 - N}} \tag{7-6}$$

其中 t_j 为第 j 个相同秩次(即平均秩次)的个数,故有

$$H_c = \frac{11.36}{1 - \frac{8^3 - 8 + 23^3 - 23 + 35^3 - 35 + 21^3 - 21 + 8^3 - 8}{96^3 - 96}} = 12.27$$

(3)确定 P 值,做出推断结论

当组数 $k = 3$ 且每组例数 $n_i \leqslant 5$ 时,可查 H 界值表得到 P 值;若组数 $k > 3$ 或 $k = 3$ 且最小样本例数 $n_i > 5$ 时,H 近似地服从自由度为 $\nu = k - 1$ 的 χ^2 分布,可查 χ^2 界值表得到 P 值。

本例 $k = 3$ 且最小样本例数 $n_i > 5$,查 χ^2 界值表,$\nu = k - 1 = 3 - 1 = 2$,$\chi^2_{0.01(2)} = 9.21$,$H_c = 12.27 > \chi^2_{0.01(2)}$,$P < 0.01$,按 $\alpha = 0.05$ 水准拒绝 H_0,差别具有统计学意义。

本章小结

　　秩和检验是一种不依赖于总体的分布类型,应用时不考虑所研究的对象为何种分布以及分布是否已知的假设检验方法,属于非参数检验方法。它与 t 检验、F 检验等使用条件不同,检验效率较低,因此,对于适于参数检验的资料,应该使用参数检验。

　　1. 配对设计资料　分类变量,可使用配对设计四格表 χ^2 检验;数值变量,若来自正态总体,可用配对 t 检验,否则应用符号秩和检验。

　　2. 两组独立样本　二分类变量,可用成组设计四格表 χ^2 检验;无序多分类变量,应用行×列表 χ^2 检验;数值变量,若来自正态总体,两组资料总体方差齐,可用成组设计两样本 t 检验,否则应用两样本秩和检验。

　　3. 多组独立样本　二分类变量或无序多分类变量,可用行×列表 χ^2 检验;有序多分类变量宜用秩和检验;数值变量,若来自正态总体且总体方差齐,可用方差分析;若条件不满足,可进行数据变量变换使其满足正态性或方差齐性的条件后,采用方差分析;数据变换后仍不能满足条件时,可用多个样本比较的秩和检验。

目标测试

一、选择题

1. 等级资料比较适用于

　　A. t 检验　　　　　　　　B. χ^2 检验　　　　　　　　C. 秩和检验

　　D. u 检验　　　　　　　　E. 方差分析

2. 两样本均数比较,资料分布为偏态,假设检验宜用

　　A. t 检验　　　　　　　　B. χ^2 检验　　　　　　　　C. 秩和检验

　　D. u 检验　　　　　　　　E. 方差分析

3. 两组数据的秩和检验和 t 检验相比,其优点是

A. 计算简便   B. 检验假设合理

C. 检验效能高   D. 抽样误差小

E. 对数据分布不做限制

4. 两样本比较的秩和检验,其检验统计量 T 是

A. 例数较小的秩和   B. 例数较大的秩和

C. 较小的秩和   D. 较大的秩和

E. 任意一组数据的秩和

5. 两样本比较的秩和检验,其无效假设是

A. 两样本有相同的秩和   B. 两总体有相同的秩和

C. 两总体分布相同   D. 两样本分布相同

E. 两总体分布的位置相同

6. 两样本比较的秩和检验,如果样本含量一定,两组秩和的差别越大说明

A. 两总体的差别越大   B. 两总体的差别越小

C. 两样本的差别可能越大   D. 越有理由说明两总体有差别

E. 越有理由说明两总体无差别

7. 对医学计量资料成组比较,相对参数检验来说,非参数检验的优点是

A. 适用范围广   B. 检验效能高

C. 检验结果更准确   D. 充分利用资料信息

E. 不易出现假阴性错误

8. 对于计量资料的比较,在满足参数法条件下用非参数方法分析,可能产生的后果是

A. 增加Ⅰ类错误   B. 增加Ⅱ类错误

C. 减少Ⅰ类错误   D. 减少Ⅱ类错误

E. 两类错误都增加

9. 两样本比较的秩和检验中,甲组中最小数据有两个 0.2,乙组中最小数据有 3 个 0.2,则数据 0.2 对应的秩次是

A. 0.2   B. 1.0   C. 5.0

D. 2.5   E. 3.0

10. 在一项临床试验研究中,疗效分别为"痊愈、显效、有效、无效"四个等级,现欲比较实验组和对照组治疗效果有无差别,宜采用的统计方法是

A. Wilcoxon 秩和检验   B. 2×4 列联表 χ^2 检验

C. 四格表 χ^2 检验   D. Fisher 确切概率法

E. 计算标准化率

二、简答题

1. 参数统计方法和非参数统计方法有何区别?各有何优缺点?

2. 秩和检验的适用情况。

三、计算题

1. 8 名健康男子服用肠溶醋酸棉酚片前后的精液中精子浓度检查结果如下表,问服用肠溶醋酸棉酚片后的精液中精子浓度有无下降?

8名健康男子服用肠溶醋酸棉酚片前后的精液中精子浓度（万/ml）

编号	服药前	服药后	编号	服药前	服药后
1	6000	600	5	6000	6300
2	22 000	5600	6	6500	1200
3	5900	3700	7	26 000	1800
4	4400	5000	8	5800	2200

2. 测得铅作业与非铅作业工人的血铅值（μg/100g），见下表，问铅作业工人的血铅值是否高于非铅作业工人？

铅作业与非铅作业工人的血铅含量（μg/100g）

非铅作业组	铅作业组	非铅作业组	铅作业组
5	17	12	43
5	18	13	44
6	20	15	
7	25	18	
9	34	21	

3. 某研究者用三种方法治疗慢性喉炎的疗效，将病情类似的患者随机分为三组，分别接受三种不同的疗法，结果见下表，试分析三种方法的疗效有无差别。

三种方法治疗慢性喉炎的疗效

治疗方法	治愈	显效	好转	无效	合计
A法	150	48	20	12	230
B法	40	35	35	20	130
C法	20	25	25	30	100
合计	210	108	80	62	460

（葛 娟）

第八章　线性相关与回归

1. 掌握：线性相关与回归的概念，相关系数的意义、计算和假设检验，线性回归方程的估计和假设检验。
2. 熟悉：线性相关与回归应用的注意事项。
3. 了解：秩相关。

前面章节中介绍的多为单变量资料的统计分析方法，但在医学研究中常要分析两个变量间的关系，如老年人的年龄与血压、糖尿病患者的血糖与胰岛素水平之间的关系等。本章将研究两个变量间是否存在线性相关和关联、关联的方向和密切程度怎样以及如何用一个变量来估计另一个变量等问题，即线性相关、秩相关以及线性回归分析。

第一节　线　性　相　关

一、线性相关的概念

当两个变量之间存在着协同变化的规律性，但又非一一对应的函数关系，称为相关关系。如果这两个变量之间存在线性相关关系，称为直线相关或简单相关。直线相关用于分析双变量正态分布资料。散点图可以直观地说明直线相关的性质，具体可分为以下几种情况：

1. 正相关　各散点的分布呈椭圆形，Y 的取值随 X 的取值增加而增加，如图 8-1（1）所示。散点的分布越集中，相关关系越密切，当各散点的分布完全在一条直线上时，称完全正相关，如图 8-1（2）所示。

2. 负相关　各散点的分布呈椭圆形，但 Y 的取值随 X 的取值增加而减少，如图 8-1（3）所示。散点的分布越集中，相关关系越密切，当各散点的分布完全在一条直线上时，称完全负相关，如图 8-1（4）所示。

3. 无相关　各散点的分布呈圆形，如图 8-1（5）所示，或者呈与 X 轴或 Y 轴平行的近似直线，如图 8-1（6）、（7）所示，Y 的取值与 X 的取值互不影响，称无相关。

4. 非线性相关　如图 8-1（8）所示，散点分布显示 X 与 Y 之间可能存在某种曲线相关，称为非线性相关。

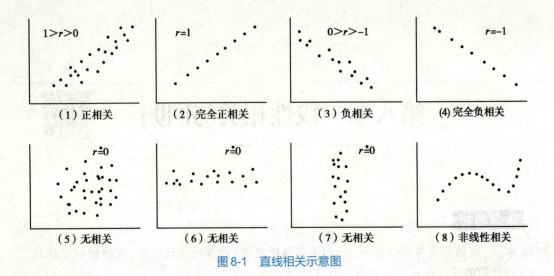

图 8-1 直线相关示意图

在医学研究中,完全正相关或完全负相关的情况几乎不存在。线性相关的方向性和密切程度可以用相关系数来定量描述。

考点链接

线性相关的概念

二、相关系数的意义和计算

1. 相关系数的意义　相关系数又称积差相关系数,总体相关系数符号为 ρ,样本相关系数为 r。是说明具有直线相关关系的两个变量间相关关系的密切程度及相关方向的统计量。

相关系数 r 没有度量衡单位,其数值为 $-1 \leqslant r \leqslant 1$。$r$ 值为正表示正相关,r 值为负表示负相关,r 值为零表示无相关。当 $|r|=1$ 时称为完全相关。$|r|$ 越接近 1,表示相关关系越密切;$|r|$ 越接近 0,表示相关关系越不密切。

考点链接

相关系数的意义

2. 相关系数的计算　相关系数的计算公式为

$$r = \frac{l_{XY}}{\sqrt{l_{XX} l_{YY}}} = \frac{\sum (X - \overline{X})(Y - \overline{Y})}{\sqrt{\sum (X - \overline{X})^2 \sum (Y - \overline{Y})^2}} \tag{8-1}$$

式中,l_{XY} 表示 X 与 Y 的离均差积和;l_{XX} 表示 X 的离均差平方和;l_{YY} 表示 Y 的离均差平方和。具体计算公式为

$$l_{XY} = \sum (X - \overline{X})(Y - \overline{Y}) = \sum XY - \frac{(\sum X)(\sum Y)}{n} \tag{8-2}$$

$$l_{XX} = \sum (X - \overline{X})^2 = \sum X^2 - \frac{(\sum X)^2}{n} \tag{8-3}$$

$$l_{YY} = \sum (Y - \overline{Y})^2 = \sum Y^2 - \frac{(\sum Y)^2}{n} \tag{8-4}$$

例 8-1　从 20～40 岁男青年总体中随机抽取 11 名男青年组成样本,分别测量每个男青年的身高和前臂长,测量结果如表 8-1 所示,试计算身高与前臂长之间的相关系数。

表8-1　11名男青年身高与前臂长的测量结果（cm）

编号	身高(X)	前臂长(Y)	XY	X^2	Y^2
1	170	47	7990	28 900	2209
2	173	42	7266	29 929	1764
3	160	44	7040	25 600	1936
4	155	41	6355	24 025	1681
5	173	47	8131	29 929	2209
6	188	50	9400	35 344	2500
7	178	47	8366	31 684	2209
8	183	46	8418	33 489	2116
9	180	49	8820	32 400	2401
10	165	43	7095	27 225	1849
11	166	44	7304	27 556	1936
合计	1891	500	86 185	326 081	22 810

经列表计算并代入公式得

$$l_{XX} = \sum X^2 - \frac{(\sum X)^2}{n} = 326\,081 - \frac{1891^2}{11} = 1000.909$$

$$l_{YY} = \sum Y^2 - \frac{(\sum Y)^2}{n} = 22\,810 - \frac{500^2}{11} = 82.727$$

$$l_{XY} = \sum XY - \frac{(\sum X)(\sum Y)}{n} = 86\,185 - \frac{1891 \times 500}{11} = 230.455$$

$$r = \frac{230.455}{\sqrt{1000.909 \times 82.727}} = 0.8009$$

由计算结果可知，本样本中相关系数为0.8009，可以认为男青年的前臂长与身高呈正相关关系，而且相关程度较高。

考点链接

相关系数的计算

三、相关系数的假设检验

例8-1中计算所得相关系数是样本相关系数r，它是总体相关系数ρ的估计值，由r值推断ρ值需要进行相关系数的假设检验。常用t检验，t值的计算公式为

$$t = \frac{|r-0|}{S_r} = \frac{|r-0|}{\sqrt{\frac{1-r^2}{n-2}}}, \quad v = n-2 \tag{8-5}$$

式中分母为相关系数r的标准误。算得t值后查附表t界值表，得P值，按检验水准α，作出推论。也可以根据r值，直接查附表r界值表，得P值，来判断是否拒绝H_0。

例8-1中相关系数的假设检验具体步骤如下

（1）建立检验假设，确定检验水准

H_0: $\rho = 0$，即身高与前臂长之间不存在线性相关关系

H_1: $\rho \neq 0$，即身高与前臂长之间存在线性相关关系

$\alpha = 0.05$

（2）计算统计量

$$t = \frac{|0.8009 - 0|}{\sqrt{\frac{1 - 0.8009^2}{11 - 2}}} = 4.013, \nu = 11 - 2 = 9$$

（3）确定 P 值，作出结论

查 t 界值表，得 $t_{0.005/2, 9} = 3.690$，$t > t_{0.005/2, 9}$，$P < 0.005$，按检验水准 $\alpha = 0.05$，拒绝 H_0，接受 H_1，可以认为男青年身高与前臂长之间存在正相关关系。或查 r 界值表，$r_{0.005/2, 9} = 0.776$，$r > r_{0.005/2, 9}$，$P < 0.005$，结论相同。

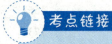
考点链接
相关系数的假设检验

第二节 秩 相 关

一、秩相关的概念

直线相关用于分析双变量正态分布资料，对于其他情况，如资料分布类型不明、偏态分布资料和有序分类变量资料等，要描述两变量的相关关系，可以采用秩相关分析。秩相关也称等级相关，可用于有序分类变量资料，描述变量间的关联程度和方向。这里主要介绍常用的 Spearman 秩相关。

考点链接
秩相关的概念

二、秩相关系数的意义和计算

1. 秩相关系数的意义 秩相关分析是将原始数据 x、y 按数值从小到大排序编秩后，以秩次作为新的变量计算相关系数，即秩相关系数，以符号 r_s 表示，是说明两个变量间线性相关关系的密切程度及相关方向的统计量。

与线性相关系数 r 一样，秩相关系数 r_s 没有度量衡单位，其数值为 $-1 \leqslant r \leqslant 1$。$r_s$ 值为正表示正相关，r_s 值为负表示负相关，r_s 值为零表示无相关。相关系数的绝对值越接近 1，表示相关关系越密切；相关系数的绝对值越接近 0，表示相关关系越不密切。秩相关系数 r_s 是总体相关系数 ρ_s 的估计值。

考点链接
秩相关系数的意义

2. 秩相关系数的计算 秩相关系数的计算公式为

$$r_s = \frac{l_{pq}}{\sqrt{l_{pp} l_{qq}}} \tag{8-6}$$

$$l_{pq} = \sum pq - \frac{\left(\sum p\right)\left(\sum q\right)}{n} \tag{8-7}$$

$$l_{pp} = \sum p^2 - \frac{\left(\sum p\right)^2}{n} \tag{8-8}$$

$$l_{qq} = \sum q^2 - \frac{\left(\sum q\right)^2}{n} \tag{8-9}$$

式中，p、q 分别表示 x、y 的秩次。

例 8-2 在肝癌病因研究中,某地调查了 10 个乡肝癌死亡率(1/10 万)与某种食物中黄曲霉毒素相对含量(以最高含量为 10),结果如表 8-2 所示,试计算黄曲霉毒素相对含量与肝癌死亡率之间的秩相关系数。

表 8-2 10 个乡黄曲霉毒素相对含量与肝癌死亡率(1/10 万)

乡编号	黄曲霉毒素相对含量		肝癌死亡率		pq	p^2	q^2
	x	p(秩次)	y	q(秩次)			
1	0.7	1	21.5	3	3	1	9
2	1.0	2	18.9	2	4	4	4
3	1.7	3	14.4	1	3	9	1
4	3.7	4	46.5	7	28	16	49
5	4.0	5	27.3	4	20	25	16
6	5.1	6	64.4	9	54	36	81
7	5.6	7	46.3	6	42	49	36
8	5.7	8	34.2	5	40	64	25
9	5.9	9	77.6	10	90	81	100
10	10.0	10	55.1	8	80	100	64
合计	—	55	—	55	364	385	385

先将 x、y 分别由小到大编秩次,数字相同时求平均秩次。然后计算出 pq、p^2 和 q^2,并代入公式得

$$l_{pq} = \sum pq - \frac{(\sum p)(\sum q)}{n} = 364 - \frac{55 \times 55}{10} = 61.5$$

$$l_{pp} = \sum p^2 - \frac{(\sum p)^2}{n} = 385 - \frac{55^2}{10} = 82.5$$

$$l_{qq} = \sum q^2 - \frac{(\sum q)^2}{n} = 385 - \frac{55^2}{10} = 82.5$$

$$r_s = \frac{l_{pq}}{\sqrt{l_{pp} l_{qq}}} = \frac{61.5}{\sqrt{82.5 \times 82.5}} = 0.7455$$

由计算结果可知,本样本中秩相关系数为 0.7455,可以认为黄曲霉毒素相对含量与肝癌死亡率之间呈正相关关系,而且相关程度较高。

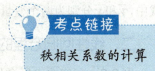

考点链接

秩相关系数的计算

三、秩相关系数的假设检验

例 8-2 中计算所得秩相关系数是样本相关系数 r_s,它是总体相关系数 ρ_s 的估计值,由 r_s 值推断 ρ_s 值需要进行秩相关系数的假设检验。

当 $n \leqslant 50$ 时,可以根据 r_s 值,直接查附表 r_s 界值表,得 P 值,来判断是否拒绝 H_0。

例 8-2 中秩相关系数的假设检验具体步骤如下

(1)建立检验假设,确定检验水准

$H_0: \rho = 0$,即两变量间不存在秩相关关系

$H_1: \rho \neq 0$,即两变量间存在秩相关关系

$\alpha = 0.05$

（2）计算秩相关系数，$r_s = 0.7455$

（3）确定 P 值，作出结论

查 r_s 界值表，按水准 $\alpha = 0.05$，拒绝 H_0，接受 H_1，可以认为黄曲霉毒素相对含量与肝癌死亡率之间存在正相关关系。

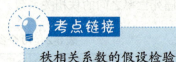

考点链接

秩相关系数的假设检验

第三节 线 性 回 归

如果两个定量变量之间存在线性相关关系，我们不仅可以研究这两个变量之间线性关系的强度和方向，还可以通过可测或易测的变量对未知或难测的变量进行估计，以达到预测的目的。如用幼儿的月龄预测其体重，用身高或体重这些容易测量的指标来估计体表面积等相对难测的指标等。常用的统计学方法有线性回归分析。

一、线性回归的概念

假设有两个变量 x 和 y，当 x 改变时，y 也相应地改变，则称 x 为自变量，y 为应变量。如果两个变量在数量上存在线性关系，就可以用一个直线方程来描述这两个变量之间线性依存变化的数量关系，称为线性回归，也称简单回归。这样的直线方程称为线性回归方程，其一般形式为

$$\hat{Y} = \alpha + bx \tag{8-10}$$

式中，x 是自变量，y 是应变量，$\hat{y}$ 是给定 x 时 y 的估计值，a 是截距或常数项，b 是回归系数，即回归方程的斜率。$b > 0$ 时，y 随 x 增加而增加，$b < 0$ 时，y 随 x 增加而减少。b 可以通过样本数据计算得到，计算公式为

$$b = \frac{l_{xy}}{l_{xx}} = \frac{\sum (x - \overline{X})(y - \overline{Y})}{\sum (x - \overline{X})^2} = \frac{\sum xy - \dfrac{(\sum x)(\sum y)}{n}}{\sum x^2 - \dfrac{(\sum x)^2}{n}} \tag{8-11}$$

$$\alpha = \overline{Y} - b\overline{X} \tag{8-12}$$

式中，$\overline{Y}$ 和 $\overline{X}$ 分别为两个变量的均值。

二、线性回归方程的估计

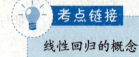

考点链接

线性回归的概念

例 8-3 研究饮水氟含量与成人骨 X 线改变指数间的关系，得到了表 8-3 中所示的资料，试进行回归分析。

（1）绘制散点图：如图 8-2 所示，饮水氟含量与成人骨 X 线改变指数之间存在着明显的直线趋势，可以进一步考虑建立线性回归方程。

表 8-3 饮水氟含量（mg/L）与骨 X 线改变指数回归分析数据

调查对象	饮水氟含量（X）	骨 X 线改变指数（Y）	XY	X²	Y²
1	0.24	0.40	0.10	0.06	0.16
2	0.80	0.56	0.45	0.64	0.31

续表

调查对象	饮水氟含量（X）	骨X线改变指数（Y）	XY	X²	Y²
3	1.00	1.91	1.91	1.00	3.65
4	1.80	0.86	1.55	3.24	0.74
5	3.12	5.25	16.38	9.73	27.56
6	4.10	3.40	13.94	16.81	11.56
7	5.60	58.38	326.93	31.36	3408.22
8	10.27	70.33	722.29	105.47	4946.31
9	10.81	116.30	1257.20	116.86	13 525.69
合计	37.74	257.39	2340.75	285.17	21 924.20

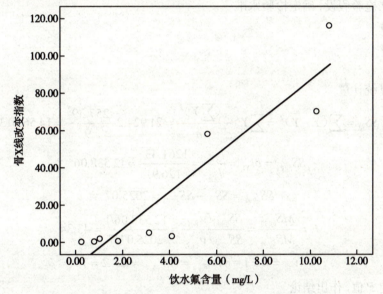

图 8-2　饮水氟含量与成人骨 X 线改变指数之间关系散点图

（2）计算回归系数与常数项：由表 8-3 中数据计算得 $\overline{X}=4.19$，$\overline{Y}=28.60$，代入式（8-11）和式（8-12）得

$$b=\frac{l_{XY}}{l_{XX}}=\frac{\sum XY-\dfrac{\left(\sum X\right)\left(\sum Y\right)}{n}}{\sum X^2-\dfrac{\left(\sum X\right)^2}{n}}=\frac{2340.75-\dfrac{37.74\times257.39}{9}}{285.17-\dfrac{37.74^2}{9}}=\frac{1261.43}{126.91}=9.940$$

$$\alpha=\overline{Y}-b\overline{X}=28.60-9.940\times4.19=-13.049$$

代入回归方程得

$$\hat{Y}=-13.094+9.94X$$

（3）作回归直线：按上述回归方程，在 x 实测值的范围内，任取两个相距较远的点 $A(X_1,\hat{Y}_1)$ 和 $B(X_2,\hat{Y}_2)$，连接 A、B 两点即得到回归直线。本例可取 $X_1=2$，计算出 $\hat{Y}_1=6.83$；$X_2=10.5$ 计算出 $\hat{Y}_2=91.32$；两点的连线即为所求的回归直线（图 8-2）。

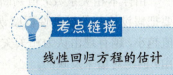

考点链接

线性回归方程的估计

三、线性回归方程的假设检验

如例 8-3 这样由样本资料计算的回归系数 b 和其他统计量一样,存在抽样误差,由它来推断总体回归系数 β 需要进行线性回归方程的假设检验。常用方差分析进行检验。

1. 回归方程检验的基本思想　$SS_{总} = SS_{回归} + SS_{残差}$,式中 $SS_{总}$ 是应变量 Y 值的总变异,即 Y 离均差平方和 $\sum(Y - \overline{Y})^2$;$SS_{回归}$ 称回归平方和,即 $\sum(\hat{Y} - \overline{Y})^2$,是可以用 Y 与 X 之间的线性关系解释的变异部分;$SS_{残差}$ 称剩余平方和或残差平方和,即 $\sum(Y - \hat{Y})^2$,是 Y 除了受 X 的线性影响之外的其他随机因素影响的变异部分。如果 X 与 Y 之间无线性回归关系,则 $SS_{回归}$ 和 $SS_{残差}$ 都只包含随机因素对 Y 的影响,因此其均方 $MS_{回归}$、$MS_{残差}$ 应近似相等,如果两者差别较大,并超出能够用随机波动解释的程度,则认为回归方程具有统计学意义。

2. 回归方程检验的步骤　对例 8-3 数据建立的回归方程作方差分析进行假设检验。

(1)建立检验假设,确定检验水准

$H_0 : \beta = 0$

$H_1 : \beta \neq 0$

$\alpha = 0.05$

(2)计算统计量

$$SS_{总} = \sum(Y - \overline{Y})^2 = \sum Y^2 - \frac{(\sum Y)^2}{n} = 21\,924.2 - \frac{257.39^2}{9} = 14\,563.13$$

$$SS_{回归} = bl_{XY} = \frac{l_{XY}^2}{l_{XX}} = \frac{1261.43^2}{126.91} = 12\,538.06$$

$$SS_{残差} = SS_{总} - SS_{回归} = 2025.07$$

$$F = \frac{MS_{回归}}{MS_{残差}} = \frac{SS_{回归}/\nu_{回归}}{SS_{残差}/\nu_{残差}} = \frac{12\,538.06/1}{2025.07/7} = 43.34$$

$$\nu_{总} = n - 1 = 8, \nu_{回归} = 1, \nu_{残差} = n - 2 = 7$$

(3)确定 P 值,作出结论

查 F 界值表,$\nu_{回归} = 1$,$\nu_{残差} = 7$,得 $F_{0.01(1,7)} = 12.25$,$F > F_{0.01(1,7)}$,$P < 0.01$ 按 $\alpha = 0.05$ 水准,拒绝 H_0,接受 H_1,可以认为饮水氟含量与成人骨 x 改变指数之间存在线性回归关系。

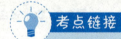

考点链接

线性回归方程的假设检验

第四节　线性相关与回归分析应注意的问题

进行线性相关与回归分析时应注意以下问题:

一、不要把相关的显著性程度误解为密切程度

由样本相关系数 r 值判断两变量的相关关系时,需要进行相关系数的假设检验。但不要把假设检验的显著性程度误解为相关关系的密切程度。对相关系数的假设检验来说,P 值越小,越有理由认为相关关系成立,但不表示相关关系越密切。相关关系的密切程度是由 r 的绝对值来反映的。

二、相关关系不等于因果关系

不能因为两变量间的相关系数有统计学意义，就认为两者之间存在着因果关系，要证明两事物间确实存在因果关系，必须凭借专业知识加以阐明。医学中很多变量的数量变化可能只是表面上的伴随关系，或者由于相同的因素影响所致。

三、相关分析前应大致了解两变量的分布情况

线性相关分析只适用于两个变量都服从正态分布的情形，所以在作相关分析前要大致了解两变量的分布情况。如果资料不服从正态分布，应先通过变量变换，使之近似正态化后计算相关系数。

四、根据分析目的选择变量及统计方法

作回归分析时，如果两个有内在联系的变量之间存在因果关系，那么应该以原因变量为自变量 X，以结果变量为应变量 Y；如果变量之间因果关系难以确定，则应以易于测定或变异较小的为自变量 X。在回归分析中，自变量 X 既可以是正态随机变量，也可以是精确测量和严密控制的值，而应变量 Y 必须是来自正态总体的随机变量。如果 Y 不服从正态分布，在进行回归分析前，应先进行变量的变换以使应变量符合回归分析的要求。

五、回归方程使用有一定条件

进行回归分析时，应先绘制散点图。若提示有直线趋势存在时，可作直线回归分析；若提示无明显线性趋势，则应根据散点分布类型，选择合适的曲线模型，经数据变换后，化为线性回归来解决。一般说，不满足线性条件的情形下去计算回归方程会毫无意义，最好采用非线性回归方程的方法进行分析。另外，作回归分析要有实际意义，不能把毫无关联的两种现象，随意进行回归分析，忽视事物现象间的内在联系和规律；如对儿童身高与小树的生长数据进行回归分析既无道理也无用途。而且，即使两个变量间存在回归关系，也不一定是因果关系，必须结合专业知识作出合理解释和结论。

六、不要任意延长回归直线

回归直线的适用范围一般应以建立方程时自变量的取值范围为限，因为超出自变量取值范围后，难以判断直线回归关系是否仍然成立，所以要避免随意延长回归直线。

七、线性相关与回归的区别和联系

（一）区别

1. 线性相关分析只适用于两个变量都服从正态分布的资料；而线性回归分析要求应变量是来自正态总体的随机变量，自变量可以是随机变量，也可以是给定的量。

2. 线性相关表示两个变量之间的相互关系是双向的、平等的；线性回归表示两个变量之间的依存关系是单向的，更适合分析有因果关系的数量变化。

（二）联系

1. 对同一资料来说，线性相关系数 r 与线性回归方程中的 b 正负号相同，r 和 b 符号为正，说明 X 与 Y 的数量变化的方向是一致的，即 X 增大，Y 也增大；r 和 b 符号为负，则变化方向相反，即 X 增大，Y 减小。

2. 对同一样本可以得出 r 与 b 互相转化的公式,两种假设检验完全等价。因为 r 的假设检验可以直接查表,较为简单,所以可以用相关系数的假设检验代替 b 的假设检验。

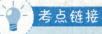
考点链接

线性回归与相关分析应注意的问题

3. 线性相关与回归可以互相解释。r 的平方称为决定系数 R^2,表示回归平方和在总平方和中所占的比重,即 R^2 越接近 1,回归效果越好。决定系数和相关系数有确定的关系,可以从回归的角度对相关系数做进一步理解,例如 $r = 0.5$,有 $R^2 = 0.25$,说明应变量的变异有 25% 可以由自变量解释。

本章小结

相关分析常用于研究两变量之间是否有关联性、关联强度及方向如何,常用的有线性相关和秩相关。线性相关适用于两变量正态分布资料,秩相关适用于资料分布类型不明、偏态分布资料和有序分类变量资料。线性回归分析常用于研究两个变量之间是否存在单向的线性依存关系,更适合分析因果关系的数量变化。在进行相关和回归分析时必须先做散点图,各散点的分布有直线趋势时才能进行线性相关与回归分析,而且要进行相关系数和回归方程的假设检验,并结合专业知识慎重得出结论。

(张花荣)

目标测试

一、选择题

1. 对两变量 X 和 Y 作线性相关分析时,要求的条件是
   A. X 和 Y 服从双变量正态分布   B. X 服从正态分布
   C. Y 服从正态分布   D. X 和 Y 至少有一个服从正态分布
   E. X 和 Y 有回归关系

2. 下列两个变量中,适用于进行线性相关分析的是
   A. 年龄与体重   B. 民族与血型
   C. 体重与体表面积   D. 母亲的文化程度与子女的智商
   E. 工龄与患病率

3. 两数值变量的相关关系越强,对应的是
   A. 相关系数越大   B. 相关系数的绝对值越大
   C. 回归系数越大   D. 回归系数的绝对值越大
   E. 相关系数假设检验的统计量 t 值越大

4. 分析两变量相关关系,散点分布呈直线趋势,X 增加时 Y 减少,则可初步判断
   A. 两变量呈正相关关系   B. 两变量呈负相关关系
   C. 两变量无相关关系   D. $b>0$
   E. $r>0$

5. 假如直线回归系数的假设检验结果 $P<0.05$,那么可以认为两变量间
   A. 存在密切的关系   B. 存在一定的因果关系

C. 相关关系密切　　　　　　　　　　D. 存在数量依存关系

E. 存在较强的回归关系

6. 对同一资料进行线性相关与回归分析时,下列哪项正确

A. $\rho=0$ 时,$r=0$　　　　B. $\rho>0$ 时,$b>0$　　　　C. $r>0$ 时,$b<0$

D. $r<0$ 时,$b<0$　　　　E. $\rho<0$ 时,$r>0$

7. 线性相关系数的假设检验 t 检验,其自由度为

A. $n-2$　　　　　　　B. $n-1$　　　　　　　C. n

D. $n+1$　　　　　　　E. $n+2$

8. 如果求得的样本相关系数 $r\neq0$,则可以认为

A. 两变量间有相关关系　　　　　　B. 两变量间无相关关系

C. r 的绝对值大时有统计学意义　　　　D. 对 r 作假设检验后才能推论

E. n 大时 r 就有统计学意义

9. 分析水中碘含量和地方性甲状腺肿的患病率的关系,应选用

A. 线性相关分析　　　B. 秩相关分析　　　C. 线性回归分析

D. 方差分析　　　　　E. 以上均不对

10. 某医生拟制作标准曲线,用光密度值来推测食品中亚硝酸盐的含量,宜选用的统计学方法是

A. 线性相关分析　　　B. 秩相关分析　　　C. 线性回归分析

D. 方差分析　　　　　E. 以上均不对

二、简答题

1. 线性相关分析的目的是什么?对资料有什么要求?

2. 秩相关分析的目的是什么?对资料有什么要求?

3. 线性回归分析的目的是什么?对资料有什么要求?

4. 相关系数 r 和回归系数 b 的区别与联系是什么?

第九章　医学统计中的研究设计

在医学研究中，无论是临床试验还是动物实验，经常遇到科研设计的问题。例如，在临床药物研究中，我们要了解某降压药的疗效。药物的疗效要受许多因素的影响：药物本身的性质、给药途径、给药时间、病人的病情以及病人的心理状态等。要根据研究目的，制定研究方案，进行科学合理的设计，以排除实验中的影响因素，使研究因素的效应突出地表现出来，从中得出准确的结论。医学统计中讲的研究设计就是设计医学实验或调查研究的过程，使从实验或调查得来的数据适合于用统计方法分析，得出有效的和客观的结论。

研究设计是医学科研过程的重要步骤之一。一个设计周密的研究设计的意义在于用比较经济的人力、物力和时间，选择恰当数量的观察对象，将多种实验因素合理地安排在尽可能少的实验中，同时尽可能准确地控制和估计误差的大小，使研究因素的效应得到充分体现，获得准确和客观的结论，达到研究的目的。

第一节　调查研究设计

调查研究又称观察性研究，是指在没有任何干预措施的条件下，客观地观察和记录研究对象的现状及其相关特征。调查研究的特点是：①研究的对象及其相关因素（包括研究因素和非研究因素）是客观存在的；②不能用随机化分组来平衡混杂因素对调查结果的影响。

调查研究只能对研究对象进行被动观察，是试图通过对自然存在的总体进行观察以获得对它的了解，并对其综合的总体特征做出数量描述。在调查研究中，处理因素不是人为有意施加的，或人为无法施加的，我们只能对发生的事情进行调查。例如，对城市和农村学校 10 岁儿童的龋齿患病率水平进行比较的研究可称为调查研究，而将儿童随机地归于不同的研究组并使用不同商标的牙膏，然后观察一定的时间，比较其各组的龋齿发病率，这种研究方式不能称为调查研究。

调查设计是对调查研究所作的周密计划，它包括调查研究资料的收集、整理和分析全过程的统计设计和合理安排。

一、调查研究的类型

1. 普查　普查亦称全面调查，就是对所确定的总体中的全部观察单位加以调查，如我国开展的人口普查。理论上只有普查才能取得总体参数。一般地，普查都是用于了解总体某一特定"时点"的情况，如某时点患病率等。所以调查要尽可能在短时间内完成，防止人口流动影响资料的准确性。因此，普查不适合急性疾病的研究。但由于普查的成本很高，一般科研较少采用。

2. 抽样调查　抽样调查是从总体中随机抽取一定数量的观察单位组成样本，再由样本指标来推断总体的特征。如对某工厂的污水进行检测，只能抽取水样进行分析。在实际工作中，抽样调查比普查涉及的观察单位数少，因而节省人力、财力和时间，并可获得较为深入细致和准确的资料，所以抽样调查的应用更加普遍。

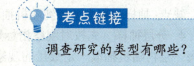

考点链接

调查研究的类型有哪些？

3. 典型调查　典型调查也称案例调查。即对事物作全面分析的基础上，有目的地选定典型的人、典型的单位进行调查。如调查个别典型患者，研究其病理损害等。因为典型常是同类事物特征的集中表现，抓住典型，有利于对事物特征作深入的了解。由于典型调查没有遵循随机抽样的原则，不能用于估计总体参数。

考点链接

调查计划的内容

二、调查计划

调查计划应当列明：调查研究的项目名称、调查机关、调查目的、调查范围、调查对象、调查方式、调查时间、调查的主要内容，同时编制统计调查方案。

调查方案包括以下内容：①供调查对象填报用的统计调查表和宣传说明书；②供整理上报用的统计综合表和说明书；③统计调查需要的人员及人员培训，任务分工与联系和经费及经费来源。

在做大规模调查之前，可先做小范围的试查，以便检验调查设计的合理性，并作必要的修改。

在实施现场调查中应及时总结经验，发现问题，及时改进；抓紧做原始记录的检查和补正，保证资料完整（预定的观察单位无遗漏、无重复，调查项目填写无空缺）、正确（调查项目填写无错误）。

三、抽样方法

一般来说，抽样的样本应具有代表性、随机性和可靠性。抽样方法可分为四个类型。

1. 单纯随机抽样　将调查总体全部观察单位编号，再用抽签法或随机数字表随机抽取部分观察单位组成样本。

优点：操作简单，均数、率及相应的标准误计算简单。

缺点：总体较大，难以一一编号。

考点链接

四种基本的抽样方法及各自的优缺点

2. 系统抽样　又称机械抽样、等距抽样，即先将总体的观察单位按某一顺序号分成 n 个部分,再从第一部分随机抽取第 k 号观察单位,依次用相等间隔机械地从每一部分各抽一个观察单位做调查的抽样方法。

例如,某医院有职工 1000 人,欲抽取 100 名职工对某项改革方案作民意测验,试做系统抽样。

总体含量 $N=1000$,样本含量 $n=100$,抽样间隔 $=1000/100=10$,先在 $1\sim10$ 之间随机确定一个数字,比如 5,于是以职工工作证号 $5,15,25,35,\cdots,995$ 者组成样本。

优点:简便易行,易于理解。

缺点:总体有周期或增减趋势时,易产生偏性。

3. 整群抽样   总体分群,再随机抽取几个群组成样本,群内全部调查。

优点:便于组织,节省经费。

缺点:抽样误差大于单纯随机抽样。

4. 分层抽样   先按对观察指标影响较大的某种特征,将总体分为若干个类别(层),再从每一层内随机抽取一定数量的观察单位,合起来组成样本。有按比例分配和最优分配两种方案。

优点:样本代表性好,抽样误差减少。

各种抽样方法的抽样误差一般是:整群抽样≥单纯随机抽样≥系统抽样≥分层抽样。

四、样本含量的估计

在抽样设计中还要考虑样本的含量,即样本观察单位数量的多少。因为样本量过少,所得指标不够稳定,用于推断总体的精度差,检验效能低;样本量过多,不但造成不必要的浪费,也给调查的质量控制带来更多困难。

估计样本含量的目的是在保证一定精度和检验效能的前提下,确定最少的观察单位数。抽样方法不同,估计样本含量的方法各异。这里只介绍单纯随机抽样时,估计总体均数或率所需样本含量 n 的方法。

考点链接

样本含量估计的意义及常用方法

(一)均数的样本含量估计

当抽样的目的是要对总体均数作样本含量估计时,假定估计的可信系数(Ⅰ类错误概率)为 α,容许误差为 δ(容许误差即容许样本均数与总体均数的最大差别),总体标准差为 σ,则样本含量 n 的计算公式为(9-1):

$$n=(\frac{u_{\alpha/2}\sigma}{\delta})^2 \tag{9-1}$$

例 9.1   某厂拟用单纯随机抽样了解职工白细胞数的平均水平,以便说明该厂生产条件是否对白细胞数有影响。希望容许误差不超过 $0.1\times10^9/L$,据该厂以往资料,职工白细胞总数的标准差为 $0.95\times10^9/L$,若取 $\alpha=0.05$,问需要调查多少人?

这里 $\delta=0.1\times10^9/L$,$\sigma=0.95\times10^9/L$,$\alpha=0.05$,$u_{0.05/2}=1.96$

由公式 9-1 得:$n=(\frac{1.96\times0.95}{0.1})^2=347$(人)

(二)率的样本含量估计

当抽样的目的是要对总体率作样本含量估计时,假定样本含量估计的可信系数为 α,容

许误差为 δ，总体率为 π，则单纯随机抽样应抽查的样本含量 n 可按公式（9-2）计算：

$$n = \frac{u_{\alpha/2}^2 \pi(1-\pi)}{\delta^2}$$

（9-2）

例 9.2 某偏远山区卫生院为制订驱蛔虫计划，作经费、药品预算，需要抽样估计当地儿童蛔虫感染率。根据该地区以往经验，儿童感染率一般不超 30%，若规定容许误差为 3%，可信系数为 $\alpha=0.05$，问单纯随机抽样至少应抽多少人？

这里 $\pi=30\%=0.3$，$\delta=3\%=0.03$，$u_{0.05/2}=1.96$

由公式 9-2 得：$n = \dfrac{1.96^2 \times 0.3 \times (1-0.3)}{0.03^2} = 896$（人）

五、调查研究的误差及控制

调查的目的是了解总体的真实情况，但调查结果常常出现误差。比如全面调查，没有抽样误差，但可能有设计不周，搜集到的资料不准，汇总、计算有错等，都会造成误差，属于系统误差；抽样调查，除可能有系统误差外，还有抽样误差，抽样误差是由于抽样引起的样本统计量与总体参数间的差异，主要来源于个体的变异。

考点链接

调查各阶段的误差及控制方法

调查各阶段误差的控制方法如下：

1. 设计阶段：

（1）正确划分调查范围。

（2）尽量选取客观、明确的指标。

（3）明确定义调查项目。

（4）正确设置调查问题。

（5）合理选择调查方式。

2. 资料搜集、整理与分析阶段：

（1）严格选择和培训调查员。

（2）广泛宣传，争取调查对象的配合，提高应答率。

（3）严格资料清理和检查，及时发现和更正错误。

（4）评价调查治疗的效度和信度。效度是指调查工具对所调查对象测量的有效程度或准确度（真实性），即调查结果能否反映调查对象的真实情况；信度则是调查工具对所调查对象测量的可靠程度（可靠性），即精确度。

（5）抽样复查，即随机抽取部分已调查对象，再次组织更严格的标准调查，抽查人员不得在原调查单位参加复查。

（6）与来源不同的同类资料作对比。

第二节 实验研究设计

实验设计主要是依据研究目的，确定研究因素，选择效应指标，拟定研究对象的数量和实施方法，以及数据收集、整理和分析方法，直至结果的解释。通过合理的、系统的安排，达到控制系统误差，以消耗最少的人力、物力和时间，而获得可

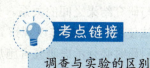

考点链接

调查与实验的区别

靠的信息和科学的结论。

实验研究与调查研究的主要区别在于：①研究者能人为设置处理因素；②实验单位接受处理因素何种水平是经随机分配的。实验性研究的优点是能够较好地控制非处理因素的影响，避免人为造成的偏倚，使比较组间具有更好的均衡性。

一、实验设计的要素及原则

（一）实验设计的要素

一项具体的医学研究设计应有明确而具体的研究目的，它包括的内容很多，但基本上由三个要素组成：受试对象、处理因素和实验效应，三者缺一不可。

考点链接

实验设计的三个要素

1. 受试对象的确定　受试对象是根据研究目的而确定的实验受试者。根据实验的要求，受试对象可以是一个人、一只动物、一颗牙等。选择受试对象时应注意：

（1）对受试对象应有明确的规定，即规定选入的标准和排除标准。例如，在研究某新药对慢性胃溃疡的治疗效果时，规定"胃溃疡 12 个月以上未治愈者"为慢性胃溃疡病人。受试对象中应当排除十二指肠溃疡以及胃溃疡发病等于和小于 12 个月的患者。

（2）要选择对处理因素敏感性强的受试对象。

（3）要考虑是否能得到受试对象，从经济上和时间上考虑是否能得到足够数量的受试对象。

（4）要选择依从性好的患者作研究对象，即选择那些能够服从试验安排并坚持合作的患者。否则若不依从的数量较大，就会影响研究结果的准确性，导致研究结果出现偏倚。

（5）注意医德问题。研究者应以患者的利益为最高准则，而不应只顾科研研究的需要，而忽视患者的安危。当科研与治疗发生冲突时，要服从医疗上的需要，这样做才符合人道主义。

2. 处理因素的确定　处理因素是根据研究目的而施加于受试对象的实施措施，如研究某新药是否有降压作用，给高血压患者服用该降压药，观察其降压效果，这里降压药就是处理因素。此外，处理因素也可以是受试对象本身所具有的某些特征。如研究某工厂职业病的男女发病率的差异，则性别是处理因素。如研究不同年龄的人服用阿司匹林与脑出血的关系，则年龄是处理因素。确定处理因素时应注意：

（1）围绕研究目的，明确实验中的主要处理因素。一项研究中可以有一个处理因素，也可以有多个。每个处理因素还可以分成多个水平或等级。例如，在某项动物饲养实验中，每天给以不同动物不同量的饲料，如 50g、100g、150g，饲养一段时间后，最终可观察到动物所增体重有所不同。在统计学上，习惯把饲料称为此项实验的处理因素，而把饲料的三种不同量称为这个因素的 3 个水平。

（2）在设计中要具体规定处理因素的性质、强度和方法，保证在研究的全过程中不随意改变，其目的是使处理因素的条件始终一致，所获得的资料具有可比性，有利于分析处理因素与研究结果之间的关系。处理因素的使用强度应适度，过大则易伤害研究对象或实际上无法使用，过小则难以观察到应出现的效应。所谓因素的强度是一个量的问题，在设计一项科研时必须考虑研究者施加于受试对象的研究因素次数，每次的剂量和一共给予的总量。以观察药物疗效为例，从理论上讲，所使用的剂量应在最小有效剂量和最大不中毒剂量范围之内。但在设计药物疗效筛选动物实验时，应实施大剂量原则，即所使用的剂量应接近中毒水平，这样较弱的疗效才不会被遗漏掉，如证实有疗效，应减量再行实验。反之，若因剂量不足得出阴性结论，很可能造成假阴性结果，使实验失败。

（3）在设计时应将处理因素的实施方法规定得具体、细致。以化学试剂为例，应规定试剂的生产单位、批号、纯度和配制规范。为保持整个研究过程中，实施处理因素的条件始终一致，所得数据具有可比性，有利于寻找处理因素与实验效应的关系，应明确实验所采用的具体方法，并定出操作规程。如在观察药物疗效的科研设计中，可具体规定什么时间发药到受试对象，并亲眼看到受试对象将药服入。

3. 实验效应的确定 实验效应是处理因素施加于受试对象后，受试对象所做出的某种反应。例如：某医生给某高血压患者服用降压药，患者服药后，血压下降 10mmHg，血压就是实验效应，10mmHg 就是具体的实验效应大小。这种实验效应指标按其性质可分为计数指标和计量指标。在确定实验效应的指标时，要考虑：

（1）选择的指标与研究的目的有本质联系，能确切地反映出处理因素的效应。要做到指标的确切，最可靠的方法是通过预实验或用标准阳性对照来验证指标的关联性。

（2）选用的指标要尽量客观，客观指标不易受主观因素影响。如心电图、测量身高以及大多数临床化验数据等都是客观指标。如果研究的指标是通过受试对象回答或描述症状得到，以及研究人员自行判断或医师通过体检所获得的结果都是主观指标。主观指标易受受试对象和研究人员的心理状态、启发暗示和感官差异的影响，在科研设计中尽量少用。有时一些指标看似客观，实际上却受主观因素的影响，如眼底镜的检查，可由检查人员掌握标准不同而异。

若工作中一定要采取主观指标，那么就必须采取措施以减少或消除主观因素的影响。

（3）要考虑指标的灵敏性和特异性。灵敏性高的指标能如实地反映研究对象体内出现的微量效应变化，它可以直接揭示研究问题的本质，同时又不容易受其他因素的干扰。在医学科研中，许多指标具有很高的灵敏性，如心电图、脑电图等。提高指标灵敏性主要靠改进检测方法和仪器。

特异指标的重要意义表现在多个非特异指标也代替不了它。如胆碱酯酶活性测定在有机磷毒理学研究上是其他方法不能代替的。

（4）要考虑指标的准确度和精密度。准确度是指研究结果与相应测定事物真实情况符合或接近的程度，愈接近真实情况准确性愈高。有时不能直接获得指标的准确性可用间接的方法。精密度是指反复测量一种相对稳定现象时，所获得多次结果间彼此接近或符合的程度，即观察值与其平均值的接近程度。无论是准确度还是精密度，其水平高低都显示了研究工作质量的好坏，一般要将其控制在专业规定的容许范围内。医学研究中大部分指标的准确性和精确性是密切相关的。

（5）选择指标的数目要适当。医学科研中，采用指标数目的多少没有具体规定，要根据研究目的而定。所选的指标要能反映效应本质，指标不是越多越好，但也不能太少，因为如果实验中出现差错，同时指标又较少，这时会降低研究工作的效益，甚至可使整个研究工作半途而废。

考点链接

实验设计的四个原则

（二）实验设计的原则

为了能够控制或避免各种误差，我们做研究设计时，必须遵循实验设计的基本统计原则：对照原则、随机原则、重复原则和均衡原则。

1. **对照的原则**　设立对照的意义在于使实验组和对照组内的非处理因素基本一致，即均衡可比。通过对照消除非处理因素对实验效应的影响。对照的形式有多种，可根据研究目的和内容加以选择。

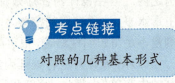

（1）空白对照：不给予对照组的受试对象任何处理因素，但其它实验条件和实验组相同。不给处理因素的那一组叫空白对照组。例如：进行可疑致癌物的研究，实验组加入可疑致癌物，对照组不给任何处理，仅观察有无自发肿瘤的发生。

（2）标准对照：不设专门的对照组，而是以人们公认的某种标准或正常值作对照，如：以一个大气压 760mmHg 作为对照，此为标准对照。标准对照时要注意实验涉及多种因素的一致性。

（3）自身对照：同一受试对象既作为对照者，又作为实验者接受处理因素，这种对照形式叫自身对照。例如，研究某种药的降压效果，记录同一患者服用降压药前后的血压值，服用前的血压值就可以作为对照。

（4）实验对照：对照组不施加干预，但施加某种与处理因素相关的实验因素。如在研究中草药烟熏灭蚊的效果，对照组也要用烟熏，只是不加灭蚊的药物。

（5）安慰剂对照：对照组使用一种不含药物有效成分的"伪药物"，即安慰剂。安慰剂可用生理盐水、葡萄糖注射液、淀粉等制成，在外观、气味、剂型等方面均与试验药物相同。安慰剂对照是一种特殊的空白对照，其目的主要是排除病人或研究人员的心理偏见而导致的试验误差。需注意的是，安慰剂中不含药物的有效成分，相当于对患者未采取有效的治疗，可能存在医学伦理问题，须持慎重态度。

2. **随机的原则**　随机化原则就是尽量使各实验组之间各种非处理因素分布一致，即提高组间均衡性，尽量减少偏倚，将一些不可控制的因素的总效应归并到总的实验误差中。同时，随机化是应用统计方法进行资料分析的基础。随机化的意思就是在抽样时做到研究总体中任何一个个体都有同等的机会被抽取，使样本具有代表性。在准备受试对象的实验顺序、分配处理、实施实验以及结果测量等方面都应遵循随机化原则。随机化的方法有多种，常用的有抽签法、抓阄法和随机数字法。

3. **重复的原则**　重复原则是指要在相同实验条件下进行多次观察。重复是消除非处理因素影响的又一重要方法，重复的程度表现为样本含量的大小和重复次数的多少。由于各种影响因素的存在，不同受试对象对同一处理因素的反应不同，表现为其效应指标的数值不同，只有在大量重复实验的条件下，实验的效应才能具有较好的代表性，反映其真正的客观规律性；反之，样本含量小，重复性差，若个别实验效应出现极端值，指标就不够稳定，会产生偏倚的结论。例如：要比较四种饲料的营养功能，把每种饲料喂养 10 只动物所得平均体重增长量与每种饲料只喂养 1 只动物所得的体重增长量相比，前者的结果要可靠得多。这是因为每种饲料有 10 只动物，即有 10 次重复。从概率论的角度讲，观察次数越多，从样本计算出的频数或平均数等统计量越接近总体参数。但重复原则并非要求无限的加大样本含量。因样本含量太大，工作量也大，增大人力物力的消耗，容易造成浪费，同时难于控制实验条件，工作不容易做得仔细，影响研究结果的质量，造成实验结果的可靠性差。因此，重复是指研究样本要有一定的数量，即在保证研究结果具有一定可靠性的条件下，确定最少的样本例数。

4. 均衡的原则　均衡的原则是要求实验中的各组之间除处理因素不同外，要尽可能控制非处理因素，是使实验组与对照组在非处理因素方面基本一致，具有齐同可比性。如做动物实验，动物的种属、体重、月龄、性别应该保持一致；如为临床试验，除考虑年龄、性别、职业外，还应考虑受试对象的病情、病程及以前治疗情况；各实验组之间实验条件和实验环境等。要尽可能在非处理因素方面保持一致。

二、样本含量的估计

样本量究竟需要多大，要根据研究目的、研究条件、实验的误差要求，经过计算而定。

（一）影响样本含量大小的因素

实验所需的样本含量一般根据以下 4 点进行考虑和计算：

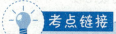

考点链接

　　影响样本含量的因素和常见的估计样本含量的方法

1. 假设检验 I 类错误的概率 α 的大小　α 越小，所需样本例数越多。对于相同 α，双侧检验比单侧检验所需样本含量多。

2. 假设检验 II 类错误的概率 β 或检验效能 $1-\beta$ 的大小　一般要求检验效能不宜低于 0.80，否则可能出现非真实的阴性结果。β 越小，所需样本含量越大。

3. 处理组间的差值（容许误差）δ　如两总体均数间的差值 $\delta=|\mu_1-\mu_2|$，两总体率间的差异 $\delta=|\pi_1-\pi_2|$。δ 值越小，所需样本含量越大。

4. 总体的相关信息　如均数比较时需了解个体变异大小即总体标准差 σ，σ 越大，所需含量越大；率的比较需了解总体率 π 的大小，总体率 π 越接近于 0.50，所需样本含量越多；相关分析时需了解总体相关系数 ρ 的大小，ρ 越小，所需样本含量越多。

（二）样本含量的估计方法

样本含量估计常用的方法有查表法和计算法两种。查表法是按照研究条件直接查样本含量，但其范围受到表的限制。计算法是用计算公式来估算样本含量，公式和方法众多，计算也较为复杂，估计结果常因研究目的、资料性质、处理组数、比较的参数种类及估计方法与公式等的不同而异。目前有一些专门用于计算样本含量的软件，如 PASS（POWER ANALYSIS AND SAMPLE SIZE，网址为 http://www.ncss.com），不同的软件使用的公式可能不同，所以计算出的结果也不一定相同。原则上讲，不同的检验方法都有确定样本含量的方法。下面介绍假设检验中常用的几种方法。

1. 样本均数与已知总体均数比较（或配对设计均数比较）　样本含量的估算用公式（9-3）计算，也可直接查附表。

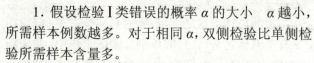

$$n=\left[\frac{(u_\alpha+u_\beta)}{\delta/\sigma}\right]^2+\frac{1}{2}u_\alpha^{\ 2} \tag{9-3}$$

式中，n 为所需样本含量，其中配对设计时 n 为对子数；σ 为总体标准差；$\delta=\mu_1-\mu_0$ 为研究者提出的差值，μ_0 为已知的总体均数，μ_1 为实验结果的总体均数；u_α 和 u_β 分别为与检验水准 α 和 II 型错误概率 β 相对应的 u 值，α 有单双侧之分，β 只有单侧。实际工作中，在未指定 δ 情况下，可对 δ/σ 进行适当假定来估算样本含量 n，如假定 $\delta/\sigma=0.1$；在指定 δ 情况下，用样本标准差 S 代替 σ。

例 9-3　用某药治疗矽肺患者，估计可增加尿矽排出量，其标准差为 25mg/L，若要求以

$\alpha = 0.05$，$\beta = 0.10$ 的概率，能辨别出尿矽排出量平均增加 10mg/L，问需要用多少例矽肺病人做试验？

已知 $\delta = 10$，$S = 25$，$\delta/\sigma \approx 10/25 = 0.4$；单侧 $\alpha = 0.05$，$u_{0.05} = 1.645$；$\beta = 0.1$，$u_{0.1} = 1.282$，代入公式（9-3）得：

$$n = \left[\frac{(u_\alpha + u_\beta)}{\delta/\sigma}\right]^2 + \frac{1}{2}u_\alpha^2 = \left[\frac{(1.645 + 1.282)}{0.4}\right]^2 + \frac{1}{2} \times 1.645^2 = 54.9 \approx 55（人）$$

即需要 55 例矽肺病人做试验。

本例按单侧 $\alpha = 0.05$，$1 - \beta = 0.90$，$\delta/\sigma = 0.4$，查附表得 $n = 55$。结果相同。

2. 两样本均数比较   两样本均数比较所需样本含量用公式（9-4）计算。也可查附表。

$$n_1 = n_2 = 2\left[\frac{(u_\alpha + u_\beta)}{\delta/\sigma}\right]^2 + \frac{1}{4}u_\alpha^2 \tag{9-4}$$

式中，n_1 和 n_2 分别为两样本含量；$\delta = \mu_1 - \mu_2$，为两总体均数之差值；σ 为总体标准差（假设两总体标准差相等）；u_α 和 u_β 的意义同上。α 有单双侧之分，β 只取单侧。实际工作中，在未指定 δ 情况下，可对 δ/σ 进行适当假定来估算样本含量 n，如假定 $\delta/\sigma = 0.1$；在指定 δ 情况下，用样本标准差 S 代替 σ。

例 9-4   在作两种处理动物冠状静脉窦的血流量实验时，比较 A 处理和 B 处理动物的平均血流量增加，设两处理的标准差相等。若要求以 $\alpha = 0.05$，$\beta = 0.10$ 的概率，达到能辨别出两者增加的差别是其标准差的 60%，需要多少实验动物？

已知 $\delta/\sigma = 0.6$；双侧 $\alpha = 0.05$，$u_{0.05/2} = 1.96$；$\beta = 0.1$，$u_{0.1} = 1.282$，代入公式（9-4）得：

$$n_1 = n_2 = 2\left[\frac{(u_\alpha + u_\beta)}{\delta/\sigma}\right]^2 + \frac{1}{4}u_\alpha^2 = 2 \times \left[\frac{(1.96 + 1.282)}{0.6}\right]^2 + \frac{1}{4} \times 1.96^2 = 59.4 \approx 60$$

即每组需动物 60 只，两组共需动物 120 只。

查表得：$n = 60$，与计算结果一致。

3. 样本率与已知总体率的比较   用公式（9-5）计算。

$$n = \pi_0(1 - \pi_0)\left[\frac{(u_\alpha + u_\beta)}{\delta}\right]^2 \tag{9-5}$$

此公式适用于大样本。其中 π_0 为已知总体率，π_1 为预期实验结果的总体率，$\delta = \pi_1 - \pi_0$；u_α 和 u_β 的意义同上。α 有单双侧之分，β 只取单侧。

例 9-5   若用常规方法治疗某疾病的有效率是 80%，现试用一种新的治疗方法，预计有效率是 90%。规定 $\alpha = 0.05$，$\beta = 0.1$，问需要观察多少病例才能发现两种方法的有效率有 10% 的差别？

已知 $\pi_0 = 0.8$，$\pi_1 = 0.9$，$\delta = \pi_1 - \pi_0 = 0.9 - 0.8 = 0.1$，单侧 $u_{0.05} = 1.645$，单侧 $u_{0.1} = 1.282$，代入公式（9-5）得：

$$n = \pi_0(1 - \pi_0)\left[\frac{(u_\alpha + u_\beta)}{\delta}\right]^2 = 0.8 \times (1 - 0.8) \times \left[\frac{(1.645 + 1.282)}{0.1}\right]^2 = 137.1 \approx 138$$

4. 两样本率的比较   两样本率比较所需样本含量用公式（9-6）计算，也可直接查附表。

$$n_1 = n_2 = \frac{(u_\alpha + u_\beta)^2 \, 2p(1-p)}{(p_1 - p_2)^2} \tag{9-6}$$

式中，n_1 和 n_2 分别为两样本所需含量；p_1 和 p_2 分别为两样本率的估计值；u_α 和 u_β 分别为检验水准 α 和 II 型错误概率 β 相对应的 u 值。α 有单双侧之分，β 只取单侧。p 为两样本合并率，$p = \dfrac{p_1 + p_2}{2}$。

例 9-6 初步观察甲、乙两种药对某疾病的疗效，得甲药有效率为 60%，乙药为 85%。现进一步作治疗试验，设 $\alpha = 0.05$，$1-\beta = 0.90$，问每组需要观察多少病例？

本例用双侧检测。已知 $p_1 = 0.85$，$p_2 = 0.60$；$u_{0.05/2} = 1.96$；$\beta = 0.1$，$u_{0.1} = 1.282$，$p = \dfrac{0.85 + 0.60}{2} = 0.725$ 代入公式（9-6）得：

$$n_1 = n_2 = \frac{(u_\alpha + u_\beta)^2 \, 2p(1-p)}{(p_1 - p_2)^2} = \frac{(1.96 + 1.282)^2 \times 2 \times 0.725 \times (1 - 0.725)}{(0.85 - 0.60)^2} \approx 67$$

两样本率比较所需样本含量查附表，分单侧检验和双侧检验。查表时，若较小率小于 50%，用 $\delta = |p_1 - p_2|$，p_1、p_2 的较小者为较小率直接查表；若较小率大于 50%，则计算 $q = 1 - p$，用 q_1、q_2 的较小者为较小率查表。本例：较小率大于 50%，计算 $q_1 = 1 - 60\% = 40\%$，$q_2 = 1 - 85\% = 15\%$，较小率为 $q_2 = 15\%$，$\delta = |p_1 - p_2| = |60\% - 85\%| = 25\%$，查附表得 $n = 64$。与计算结果相近。

三、常用实验设计方法

（一）完全随机设计

完全随机设计仅涉及一个处理因素（但可以多水平），故又称单因素设计。它是用抽签法、抓阄法或随机数字法，将受试对象按随机化的方法分配到各个处理组中，观察其实验效应。各个处理组样本含量可以相等，也可以不等，但相等时统计效率较高。

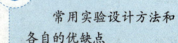

考点链接

常用实验设计方法和各自的优缺点

特点：简单易行。但因为只能分析一个因素，所以效率不太高。

例 9-7 试将 15 只体重相近、性别相同的小白鼠随机分成 A、B、C 三组，每组 5 只。

分组方法及步骤：

1. 将 15 只小白鼠任意编号为 1～15 号。

2. 查附表"随机数字表"，可以从表中任意一行或一列，任意一个方向查抄随机数字。如由该表的第 10 行第一列沿水平方向查抄 15 个两位随机数字，再按随机数字从小到大的顺序编序号，如果随机数字相同，则先出现的为小。事先设定规则：序号 1～5 对应的小白鼠分为 A 组，序号 6～10 对应的小白鼠分为 B 组，序号 11～15 对应的小白鼠分为 C 组。分组结果见表 9-1。

表 9-1　用随机数字法将 15 只小白鼠分为等量三组

动物编号	1	2	3	4	5	6	7	8	9	10	11	12	13	14	15
随机数字	58	71	96	30	24	18	46	23	34	27	85	13	99	24	44
序号	11	12	14	7	4	2	10	3	8	6	13	1	15	5	9
分组	C	C	C	B	A	A	B	A	B	B	C	A	C	A	B

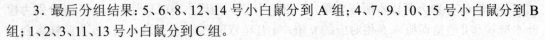

3. 最后分组结果：5、6、8、12、14 号小白鼠分到 A 组；4、7、9、10、15 号小白鼠分到 B 组；1、2、3、11、13 号小白鼠分到 C 组。

（二）配对设计

配对设计是将受试对象按一定条件配成对子，分别给予每对中的两个受试对象以不同的处理。配对的条件是影响实验效应的主要非处理因素。在这些非处理因素中，动物主要有：种属、性别、体重、窝别等因素；人群主要有：种族、性别、年龄、体重、文化教育背景、生活背景、居住条件、劳动条件等。其中病人还应考虑疾病类型、病情严重程度、诊断标准等方面。配对设计的目的是降低、减弱或消除两个比较组的非处理因素的作用。在临床试验中应用广泛。

特点：可以节约样本含量，增强组间均衡性，提高试验效率，减轻人力、物力和财力负担。

例 9-8 试将 10 对受试者随机分成甲乙两处理组。

分组方法及步骤：

1. 先将受试者编号，如第一对第 1 受试者编为 1.1，第 2 受试者编为 1.2，其余依次。

2. 从附表"随机数字表"中任意一行，如第 15 行最左端开始横向连续取 20 个两位数。事先规定，每对中随机数字小的序号为 1，对应 A 组；随机数字较大的序号为 2，对应 B 组。如果随机数字相同，则先出现的为小。分配结果见表 9-2。

表 9-2 按配对设计的要求将 10 对病人进行分组

受试	1.1	2.1	3.1	4.1	5.1	6.1	7.1	8.1	9.1	10.1
者号	1.2	2.2	3.2	4.2	5.2	6.2	7.2	8.2	9.2	10.2
随机	18	00	31	90	02	23	37	31	08	88
数字	87	42	57	12	07	47	17	54	01	63
序号	1	1	1	2	1	1	2	1	2	2
	2	2	2	1	2	2	1	2	1	1
组别	A	A	A	B	A	A	B	A	B	B
	B	B	B	A	B	B	A	B	A	A

（三）随机区组设计

随机区组设计也称配伍组设计或双因素设计，是配对设计的扩展。该设计是将受试对象按配对条件先划分成若干个区组或配伍组，再将每一区组中的各受试对象随机分配到处理组中去。设计应遵循"区组内差别越小越好，区组间差别越大越好"的原则。

特点：进一步提高了处理组的均衡性及可比性，节约样本含量，提高实验效率，每一区组中受试对象的个数即为处理组数。

例 9-9 研究人员在进行科研时，要观察 2 个因素的作用。欲用 16 只动物分为四个区组和四个处理组，试进行设计和分组。

设计及分组方法和步骤如下：

1. 该设计可采用随机区组设计方案。分析的两个因素的作用可分别列为区组因素和处理组因素。两因素服从正态分布、方差齐性且相互独立。

2. 取同一品系的动物 16 只。其中每一区组取同一窝出生的动物 4 只。四个区组即为四个不同窝别的动物。

3. 将每一区组的 4 只动物分别编号为 1~4 号，5~8 号，9~12 号，13~16 号，接受 A、

B、C、D 四种处理方式。

4. 查附表"随机数字表"，任意指定一行，如第 20 行最左端开始横向连续取 16 个两位数字。再将每一区组内的四个随机数字由小到大排序，相同数字先出现的为小。事先规定：序号 1，2，3，4 分别对应 A，B，C，D 四个处理组（表 9-3、表 9-4）。

表 9-3 按随机区组设计要求对 16 只动物进行分组

区组编号	一				二				三				四			
动物编号	1	2	3	4	5	6	7	8	9	10	11	12	13	14	15	16
随机数字	38	64	43	59	98	98	77	87	68	07	91	51	67	62	44	40
序号	1	4	2	3	3	4	1	2	3	1	4	2	4	3	2	1
组别	A	D	B	C	C	D	A	B	C	A	D	B	D	C	B	A

表 9-4 16 只动物的分组结果

区组	处理组			
	A	B	C	D
一	1	3	4	2
二	7	8	5	6
三	10	12	9	11
四	16	15	14	13

四、实验误差及其控制

（一）实验误差

实验误差根据误差的性质和来源主要可分为系统误差和随机测量误差。①系统误差：也称为统计偏倚，是由一些固定因素产生的，如仪器未进行归零校正、标准试剂校准不好、测量者读取测量值不准、试验对象选择不合适、医生对疗效标准掌握偏高或偏低等原因。

考点链接

实验误差的产生原因和控制方法

②随机测量误差：在测量过程中，即使仪器初始状态及标准试剂已经校正，但由于各种偶然因素的影响也会造成同一测量对象多次测定的结果不完全相同，这种随机产生的误差称为随机测量误差。产生随机测量误差的主要原因是生物体的自然变异和各种不可预知的因素产生的误差。

（二）实验误差的控制

①系统误差可以通过周密的研究设计和测量过程标准化等措施加以消除或控制。②随机测量误差可以通过多次测量获得的均数对真实值进行准确的估计。

本章小结

1. 调查研究的三种类型、抽样方法及各自的优缺点。

2. 调查样本含量估计的目的是在保证一定精度和检验效能的前提下，确定最少的观察单位数。

3. 调查研究的误差及控制：任何调查都可能产生系统误差，在调查设计、资料搜集、整理与分析阶段，要保证真实性和可靠性。

4. 实验设计的要素包括：处理因素、受试对象和实验效应。实验设计的原则是对照、重复、随机化和均衡性。

5. 实验研究样本含量的估计方法有查表法和公式计算法。影响样本含量大小的因素有 α、β、δ、σ、π 等。

6. 常用的实验设计方法有完全随机设计、配对设计和随机区组设计。

7. 系统误差是由一些固定因素产生的，可通过周密的研究设计和测量过程标准化控制；随机误差是由各种偶然因素产生的，可通过多次测量获得的均数加以控制。

 目标测试

一、选择题

1. 抽签的方法属于
   A. 分层抽样　　　　　　　　　B. 系统抽样
   C. 整群抽样　　　　　　　　　D. 单纯随机抽样
   E. 以上都错

2. 样本含量的估计是
   A. 经济条件允许的情况下，越多越好
   B. 时间允许的情况下，越多越好
   C. 根据实际情况，能选多少是多少
   D. 不必估计，调查整个总体最好
   E. 保证研究结论具有一定可靠性的前提下确定的最少样本例数

3. 实验设计的三个基本要素是
   A. 受试对象、处理因素、实验效应　　　B. 受试对象、实验效应、观察指标
   C. 随机化、重复、设置对照　　　　　　D. 随机化、均衡性、重复
   E. 处理因素、实验效应、实验场所

4. 实验设计中要求严格遵守对照、随机化、重复和均衡四个基本原则，其目的是为了
   A. 便于统计处理　　　　　　　　　　　B. 严格控制随机误差的影响
   C. 便于进行试验　　　　　　　　　　　D. 减少和抵消非实验因素的干扰
   E. 以上都不对

5. 实验设计和调查设计的根本区别是
   A. 实验设计以动物为对象　　　　　　　B. 调查设计以人为对象
   C. 实验设计可随机分组　　　　　　　　D. 实验设计可人为设置处理因素
   E. 两者无区别

6. 实验研究与调查研究相比，主要优点是
   A. 完成任务时间少　　　　　　　　　　B. 完成任务人力少
   C. 干扰因素少　　　　　　　　　　　　D. 完成任务花钱少

E. 统计分析指标少

7. 研究 A 药的抗癌效果，将患有某种肿瘤的小白鼠随机分为两组，一组未给药，一组饲服抗癌药 A，两周后检测体内存活的肿瘤细胞数。这种对照在实验设计中称为

A. 实验对照 　　　　　　 B. 空白对照 　　　　　　 C. 标准对照

D. 安慰剂对照 　　　　　　 E. 自身对照

8. 在研究赖氨酸的作用实验中，实验组儿童的课间餐为加赖氨酸的面包，对照组为不加赖氨酸的普通面包，这种对照属于

A. 实验对照 　　　　　　 B. 空白对照 　　　　　　 C. 标准对照

D. 历史对照 　　　　　　 E. 自身对照

9. 为研究新药"胃灵丹"治疗胃病（胃炎、胃溃疡）疗效，在某医院选择 40 例胃炎和胃溃疡病人，随机分成实验组和对照组，实验组用胃灵丹治疗，对照组用公认有效的"胃苏冲剂"。这种对照在实验设计中称为

A. 实验对照 　　　　　　 B. 空白对照 　　　　　　 C. 标准对照

D. 历史对照 　　　　　　 E. 自身对照

10. 估计样本含量时，所定容许误差愈小，则

A. 所需样本含量愈小 　　　　 B. 所需样本含量愈大

C. 不影响样本含量 　　　　　 D. 所定样本含量愈粗糙

E. 以上皆错

二、简答题

1. 调查研究的类型主要有哪三种？

2. 抽样方法有哪四种？各自的优缺点是什么？并列出各抽样方法的抽样误差由大到小的排列顺序。

3. 常用的实验设计方法有哪些？各自的优缺点是什么？

4. 应用随机数字表将 18 只小白鼠随机分成数量相等的 2 组和 3 组。写出具体的分组方法。

5. 用 20 只小白鼠进行随机区组设计，共有 4 个处理组及 5 个区组。如何设计分组？写出具体过程和步骤。

6. 试将 8 对受试对象随机分入甲乙两个处理组。写出具体过程。

7. 为了解某地区妇女生育率的情况，根据已经掌握的资料，我国妇女现阶段峰值年龄生育率在 0.3 上下波动，若容许误差不超过 0.015，$\alpha = 0.05$，试按照单纯随机抽样，估计对峰值年龄妇女进行调查所需样本含量。

8. 拟研究某种新型防龋齿牙膏的效果，已知一般儿童中龋齿的发病率约为 30%，要求新型牙膏能使龋齿发生率降至 10%，设 $\alpha = 0.05$，$\beta = 0.10$，问普通牙膏和新型牙膏两组，每组需要多少儿童？

（罗慧芳）

SPSS 统计软件上机实习

实习一　SPSS 统计软件简介

【实习目的】

1. 掌握 SPSS 统计软件的数据录入和读取,变量定义,变量转换。

2. 了解 SPSS 统计软件的界面、窗口、菜单和工具栏。

【实习准备】

1. 物品:计算机。

2. 环境:MS windows 系统,SPSS13.0 软件等。

【实习学时】　2 学时。

一、SPSS 统计软件概述

在医学科研活动和日常管理工作中,应用计算机和统计软件,对资料进行统计分析,大大提高了工作效率。国内外有不少优秀的统计软件,如 SPSS、SAS、SYSTAT、PEMS(《中国医学百科全书、医学统计学》软件)、SPLM(线性模型统计软件)等。相对来说,SPSS 统计软件,具有功能强大,界面友好,操作简便,易学易用,分析结果清晰直观等特点,是非统计学专业的教学和科研等人员首选的统计学工具。

SPSS(Statistical Product and Service Solutions),即统计产品与服务解决方案,是国际上著名的、优秀的、集成化的计算机数据统计分析软件之一。于 1968 年由美国斯坦福大学三名研究生研发而成,原为社会科学统计软件包 SPSS(Statistical Package for the Social Sciences),并于 1975 年在芝加哥成立了 SPSS 公司,经过多年的研究发展,服务领域不断扩大和服务深度不断增加,SPSS 公司已于 2000 年正式将软件更改为现用名,仍简称为 SPSS。2009 年 SPSS 公司被 IBM 公司收购,更名为 IBM SPSS,软件在统计学分析运算、数据挖掘、预测分析和决策支持任务的软件产品及相关服务等方面得到强化和发展,广泛应用于经济金融、商业管理、医疗卫生、体育竞技、农业林业、科研教育等各个领域。迄今,SPSS 有多个版本,现已发展到 24.0 版。为方便教学,本教材以 SPSS for Windows 13.0 为例进行介绍。

SPSS 统计软件的特点:

1. 菜单式操作　自从 1995 年 SPSS 与微软公司合作开发 SPSS for Windows,操作界面实现了全面菜单化,绝大多数功能的操作通过菜单命令、相关选项和相应对话框等形式完成,界面越来越好,操作方法也更为简单快捷。

2. 语言编程　具有第四代语言的特点,对于创建的统计方法,SPSS 不仅仅通过菜单,还可以通过编写命令语句、子命令来完成统计分析,以满足自动化和个性化的要求。菜单操作也可以直接转换成语言命令，大大减少了重复操作步骤。

3．功能强大　SPSS 软件集数据录入、数据编辑、数据管理、统计分析、报表制作、图形绘制为一体。包含常用的统计学方法，如相关分析、回归分析、方差分析、χ^2 检验、t 检验和非参数检验等，以及一些多因素分析技术，如多元回归分析、聚类分析、判别分析、主成分分析、因子分析、非线性回归和 Logistic 回归等方法。SPSS 制图能力强大，图形效果较佳，可以制作高分辨率的图形，如直方图、线图、散点图等，且对生成的图形可以进行后期修改和修饰。

4．多数据接口　SPSS 可以读取及输出多种格式的数据文件，例如 FoxPro 的 *.dbf 文件、Excel 的 *.xls 文件、ASCII 文本文件等，均可转换成可供 SPSS 分析的数据文件，SPSS 软件也可以将数据文件转换为其他格式的数据文件。

二、SPSS 窗口及菜单

（一）文件对话框

SPSS 安装好后，在 Windows【开始】主菜单中的【程序】选项中找到 SPSS 13.0 for Windows，单击启动 SPSS 程序。首先出现的是 SPSS 文件对话框，如实习图 1-1 所示。

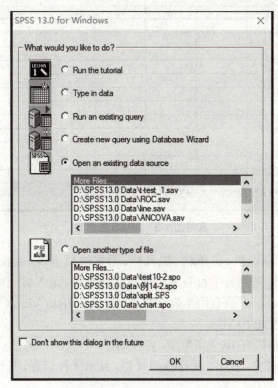

实习图 1-1　SPSS 文件对话框

对话框中的 What would you like to do? 选项组内有 6 个单选按钮，可以打开不同类型的文件。如不需要再显示此对话框，则把此对话框最后一行的 Don't show this dialog in the future 复选框点选。

对话框中 6 个单选按钮的含义如下：

1．Run the tutorial：运行操作指导。可以浏览操作指导。

2．Type in data：在数据窗口输入数据。选择此项则显示数据编辑窗口，用户可以输入新的数据，建立数据文件。

3．Run an existing query：运行一个已存在的查询文件。选择此项则选择一个扩展名为 .sqp 文件。

4．Create new query using Database Wizard：使用数据库向导创建一个新的数据文件。

5．Open an existing data source：打开一个已存在的数据文件。使用该选项，可以打开一个扩展名为 .sav 的文件。在列表框内显示近期曾经打开过得数据文件，可以直接在列表中选择。

6．Open another type of file：打开一个其他类型的文件。

（二）SPSS 主要界面

当选择新建或打开一个扩展名为 .sav 的数据文件是，则显示 SPSS 软件的主界面窗口，如实习图 1-2 所示。

实习图 1-2　SPSS 主界面

SPSS 主界面包括标题栏、菜单栏、工具栏、数据编辑区域、视图按钮、状态栏等。数据编辑区和 Excel 相似，是由若干行与列形成的网格组成，录入时一般每行对应一条记录，每列对应一个变量（var）。下面有两个视图按钮，可以在 Data View（数据视图）和 Variable View（变量视图）两种模式中切换。

SPSS 主界面的菜单栏有 10 个菜单项，内容如下：

1．File：主要包括建立、打开、保存各类文件，显示文件信息，打印文件，退出 SPSS 程序等命令。

2．Edit：主要包括剪切、复制、粘贴、删除、查找文本等命令。

3．View：主要包括状态栏、工具栏、数据视图和变量视图的显示等命令。

4．Data：主要包括数据文件的建立和编辑等命令。

5．Transform：主要包括数据转换操作等命令。

6．Analyze：主要包括统计分析各项操作等命令。

7．Graphs：主要包括建立和编辑统计图形的操作命令。

8. Utilities：主要包括实用工具的使用命令。

9. Windows：主要包括窗口的操作命令。

10. Help：主要包括 SPSS 的使用帮助及 SPSS 的相关信息。

（三）SPSS 主要窗口

SPSS 主要有三个窗口，分别是：数据编辑窗口（Data Editor）、结果输出窗口（Output Viewer）、程序编辑窗口（Syntax Editor）。

数据编辑窗口可以进行数据的录入、编辑、存储等操作，如实习图 1-3 所示。

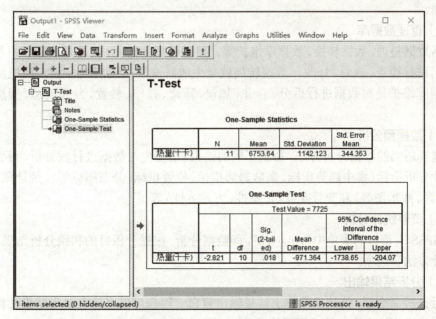

实习图 1-3　SPSS 数据编辑窗口

结果输出窗口可以对输出结果进行编辑、保存、传输等操作，如实习图 1-4 所示。

实习图 1-4　SPSS 结果输出窗口

程序编辑窗口可以对 SPSS 程序进行编辑、存储和递交执行等操作,方便专业人员使用,如实习图 1-5 所示。

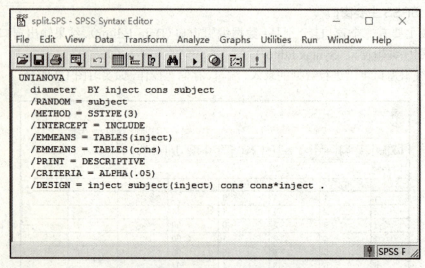

实习图 1-5　SPSS 程序编辑窗口

三、SPSS 统计分析步骤

主要有以下几个步骤:

(一)建立数据库

建立数据库是 SPSS 统计分析的第一步,根据统计分析目的及 SPSS 格式要求,输入数据或读取外部数据的过程。对于同一资料,可能由于分析的目的不同,SPSS 数据的输入格式也不同。

(二)管理数据库

包括数据整理、数据转换、数据库维护等。整理数据的过程,就是对数据库中各变量的原始数据进行检查、核对、修改。数据转换就是生成新变量、计算秩次、设定随机函数等操作。数据库维护是对数据进行拆分、合并、加权、筛选、排序、转置、分类汇总、变换排列等处理。

(三)数据预分析

为选择适当的数据分析方法,得到正确的结果,需要先对数据进行预分析,得到数据描述性统计分析指标(集中趋势指标、离散趋势指标、位置指标、分布指标等)、统计图形(直方图、散点图、线形图等)和变量变换(正态性、方差齐性)等。

(四)资料统计分析

指 SPSS 主窗口的菜单中"Analyze",即数据分析,根据分析目的和预分析结果,选择适当的统计方法和选项。

(五)分析结果输出

执行分析命令后,统计软件弹出结果输出窗口。用户可以直接存储为结果文件。也可以将结果导出为纯文本文件或网页格式等。

四、建立 SPSS 数据库

在 SPSS Data Editor(数据编辑)窗口下,SPSS 建立数据库的一般步骤如下:

(一) 定义变量

主要是定义变量名、变量类型、变量宽度、小数位数、变量名标签、变量值标签、缺失值、变量显示宽度、变量对齐格式等。点击数据编辑窗口的 Variable View(变量视图)按钮,显示变量视图窗口,见实习图 1-6。

实习图 1-6　SPSS 变量视图窗口

1. 变量名(Name):可输入变量名称,如不定义,则系统默认为 var00001、var00002、var00003……。变量名字数最长不超过 64 个字节(32 个汉字)。首字符必须是字母或汉字,不能为下划线"_"或圆点"."结尾。变量中不能有空格或"!"、"?"、"*"等。变量不能与 SPSS 的关键词相同,如 ALL、AND、BY、NOT、OR、TO、WITH 等。变量名为英文字母时不分大小写。

2. 变量类型(Type):

Numeric:标准数值型变量,系统默认。

Comma:逗号数值型变量。千位要用逗号分隔,小数与整数间用圆点分隔。

Dot:圆点数值型变量。千位要用圆点分隔,小数与整数间用逗号分隔。

Scientificnotation:科学记数法。

Date:日期型变量。在右侧的对话框中提供了 27 种日期类型。

Dollar:带美元符号的数值型变量。

Customcurrency:自定义变量。

String:字符型变量。标识作用,不参与运算。

Width:变量宽度,数值型变量系统默认为 8 位,小数点算 1 位。

Decimal Places:保留小数位,数值型变量系统默认为 2 位。

3．变量名标签（Label）：数据处理过程中，变量名的命名越简单越好，特别是变量较多的情况下，可对每一个变量的含义进行说明和标注，方便识别。

4．变量值标签（Values）：对变量取值进行说明。如 1="男"，2="女"，等等。

5．缺失值（Missing）：在数据收集过程中，可能出现所记录的个别数据失真或缺少数据的情况，此时通过指定缺失值的方式来定义缺失数据，这样可以更好地利用其它有效数据。

6．数据列宽（Columns）：表示数据显示的列宽，系统默认为 8 个字符宽度。

7．对齐方式（Align）：有左、右、中等三种对齐方式。

8．度量类型（Measure）：有定量变量（Scale）、等级变量（Ordinal）和定性变量（Nominal）等三种类型。

（二）录入数据

变量定义完毕，单击 Data View 按钮，切换到数据视图窗口，然后进行数据录入。SPSS 数据视图，类似 EXCEL 界面，可以按行列输入数据。也可以调用读取 SPSS 的数据库文件（*.sav），或者导入其他数据文件（*.txt，*.dat，*.dbf、*.xls 等）。

（三）保存数据

数据录入过程中或录入完毕，可以将数据库保存到电脑中，选择菜单【File】中的【Save】、【Save As】命令，将数据库保存为"*.sav"等类型的文件，输入文件名，执行保存，数据库建立完成。也可以导出另存为其他类型的文件。

（四）数据处理

数据库文件建立后，为了满足统计分析的需要，可用 Data（数据）和 Transform（转换）菜单的有关命令，进行计算秩次、合并数据、筛选数据、产生新变量、重新编码、加权或转置等处理数据。

【实验评价】

1．准确完整地建立数据库。

2．正确操作 SPSS 软件菜单栏、工具栏并了解其功能。

（许坚锋）

实习二　t 检 验

【实习目的】

1．学习巩固 t 检验的原理和方法。

2．掌握单样本、配对样本、独立样本的 SPSS 软件 t 检验的方法步骤。

【实习准备】

1．物品：计算机。

2．环境：MS windows 系统，SPSS 13.0 软件等。

【实习学时】　2 学时。

【实习方法与结果】

一、单样本 t 检验

例实习 2-1　根据营养学要求，成年女性每日食物的推荐平均热量为 7725kcal（1kcal＝4.1868kJ）。现随机抽查 20 名成年女性每日摄入食物的热量（kcal）数如下：5260，5470，

5640，6180，6390，6515，6805，7515，7515，8230，8770，6913，6622，6294，5753，5580，5372，7622，7812，8363。

（一）实例分析

例实习 2-1 中的数据是单一数值变量的数据。其中摄入热量是一个数值变量，本例要求比较抽样的 20 个成年女性的摄入热量（数值变量）与全国平均每日摄入热量是否相同，实际上是分析该样本来自的总体均数与所比较的总体均数是否存在差异，属于单一数值变量分析，常用的检验方法为单样本均数的 t 检验。

（二）SPSS 软件的计算

1. 操作步骤

（1）建立数据库 d2-1.sav 文件，有 20 行 1 列，定义变量名为"x"（实习图 2-1）。

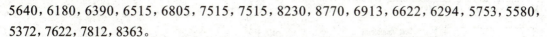

实习图 2-1　例实习 2-1 的数据文件

（2）在 SPSS 程序中按以下步骤操作

Analyze Means

　　Compare Means

　　One-Sample T Test

　　弹出 One-Sample T Test（单样本 t 检验）主对话框（实习图 2-2）

Test Variable（S）：检验变量。选入检验变量，本例为变量[x]。

Test Value：7725。填入已知总体的均数，本例为[7725]，系统默认为[0]。

Options：选项。点击【Options】按钮，弹出 Options（选项）对话框（实习图 2-3）

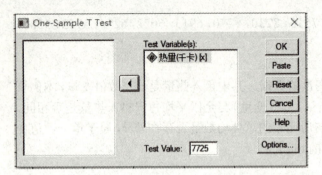

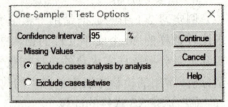

实习图2-2　单样本 t 检验主对话框　　　　实习图2-3　单样本 t 检验的选项对话框

Confidence Interval［95］%：样本均数和总体均数之差的可信区间估计，系统默认为95%。

Missing Values：缺失值的处理。

【.】Exclude cases analysis by analysis：剔除正在分析的变量中带缺失值的观察单位。

【　】Exclude cases listwise：剔除所有分析变量中带缺失值的观察单位。

点击选项对话框的【Continue】按钮。

点击主对话框的【OK】按钮。

2. 主要输出结果

计算出基本统计量结果（实习图2-4）如下：

One-Sample Statistics

	N	Mean	Std. Deviation	Std. Error Mean
热量(千卡)	20	6731.05	1077.035	240.832

实习图2-4　例实习2-1的基本统计量

样本量 $N=20$，样本的均数（Mean）为6731.05，标准差（Std. Deviation）为1077.035，标准误（Std.Error Mean）为240.832。

计算出 t 检验结果（实习图2-5）如下：

One-Sample Test

	Test Value = 7725					
					95% Confidence Interval of the Difference	
	t	df	Sig. (2-tailed)	Mean Difference	Lower	Upper
热量(千卡)	-4.127	19	.001	-993.950	-1498.02	-489.88

实习图2-5　例实习2-1的 t 检验结果

Test Value＝7725：总体均数为7725。

$t=-4.127$：t 值为 -4.127。

$df=19$：自由度 v 为19。

Sig.（2－tailed）＝0.001：P 值（双侧）为0.001。

Mean Difference＝－993.950：样本均数与总体均数之差为－993.950。

95% Confidence Interval of the Difference（－1498.02，－489.88）：差值的95%可信区间为（－1498.02，－489.88）。

（三）分析及结论

可见，本实例计算的 $t = -4.013$，$P = 0.001 < 0.05$，差异有显著性意义，即变量为 x 的样本均数与总体均数不同，因样本均数小于总体均数，可认为本例 20 名成年女性摄入热量不足。

二、配对样本 t 检验

例实习 2-2 某预防接种点对 12 名出生时已接种卡介苗的儿童进行结核菌素试验，观察接种是否成功。用两批不同的结核菌素，一批是标准品，一批是新制品，分别注射在儿童的前臂，测量两种结核菌素的皮肤浸润反应平均直径（mm），见实习表 2-1。问：两种结合菌素的反应性有无差别？

实习表 2-1　12 名接种卡介苗的儿童结核菌素试验皮肤浸润反应平均直径（mm）

编号	1	2	3	4	5	6	7	8	9	10	11	12
标准品	12.0	14.5	15.5	12.0	13.0	12.0	10.5	7.5	9.0	15.0	13.0	10.5
新制品	10.0	10.0	12.5	13.0	10.0	5.5	8.5	6.5	5.5	8.0	6.5	9.5

（一）实例分析

本例是自身配对的资料，同一个儿童同时给予两种结核菌素，测量得到配对的计量资料，要比较两组数据有无差别，实际上是标准品样本和新制品样本均数的配对比较，用配对样本均数的 t 检验。

（二）SPSS 软件的计算

1. 操作步骤

（1）数据录入　在 SPSS Data Editor 窗口中，在 Variable View 中定义变量为"配对编号"、"标准品"、"新制品"。在 Data View 中输入有关数据，建立数据库 d2-2.sav 文件（实习图 2-6）。

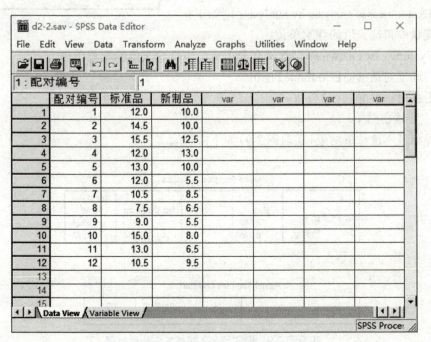

实习图 2-6　例实习 2-2 的数据库文件

（2）在 SPSS 程序中按以下步骤操作

Analyze Means

    Compare Means

    Paired-Sample T Test

    弹出 Paired-Sample T Test（配对样本 t 检验）主对话框（实习图 2-7）

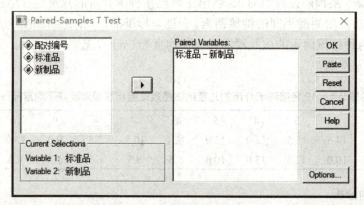

实习图 2-7　配对本 t 检验主对话框

Test Variable（S）：检验变量。选入检验变量，本例为变量［标准品 - 新制品］。

Options：选项。点击【Options】按钮，弹出 Options（选项）对话框（实习图 2-8）

Confidence Interval［　95　］%：样本均数和总体均数之差的可信区间估计，系统默认为 95%。

Missing Values：缺失值的处理。

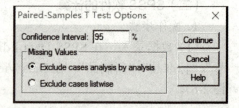

实习图 2-8　配对样本 t 检验的选项对话框

【.】Exclude cases analysis by analysis：剔除正在分析的变量中带缺失值的观察单位。

【】Exclude cases listwise：剔除所有分析变量中带缺失值的观察单位。

点击选项对话框的【Continue】按钮。

点击主对话框的【OK】按钮。

2. 主要输出结果

计算出基本统计量结果（实习图 2-9）如下：

Paired Samples Statistics

		Mean	N	Std. Deviation	Std. Error Mean
Pair 1	标准品	12.042	12	2.3975	.6921
	新制品	8.795	12	2.5054	.7232

Paired Samples Correlations

		N	Correlation	Sig.
Pair 1	标准品 & 新制品	12	.486	.109

实习图 2-9　例实习 2-2 的基本统计量结果

表 Paired Samples Statistics，样本量 $N=12$，标准品、新制品的样本均数（Mean）分别为 12.042、8.795，标准差（Std. Deviation）分别为 2.3975、2.5054，标准误（Std.Error Mean）分别为 0.6921、0.7232。

表 Paired Samples Correlations，标准品、新制品配对两样本的相关分析。配对样本相关系数为 $r=0.486$，$P=0.109$。

计算出 t 检验结果（实习图 2-10）如下：

Paired Samples Test

			Paired Differences						
						95% Confidence Interval of the Difference			
		Mean	Std. Deviation	Std. Error Mean	Lower	Upper	t	df	Sig. (2-tailed)
Pair 1	标准品-新制品	3.2467	2.4862	.7177	1.6670	4.8263	4.524	11	.001

实习图 2-10　例实习 2-2 的 t 检验结果

配对样本差值的均数 Mean＝3.2467。

配对样本差值的标准差 Std. Deviation＝2.4862。

配对样本差值的标准误 Std.Error Mean＝0.7177。

差值的 95% 可信区间 95% Confidence Interval of the Difference：（1.6670，4.8263）。

t 值 $t=4.524$。

$df=11$：自由度 v 为 11。

P 值（双侧）Sig.（2-tailed）＝0.001。

（三）分析及结论

可见，本实例计算的 $t=4.524$，$P=0.001<0.05$，差异有显著性意义，不能认为新制品、标准品的两种方法的测定结果相同。

三、两独立样本 t 检验

例实习 2-3　某药物剂型对大鼠药物实验，对大鼠剂型高血脂造模，分成两组，其中模型组为 27 例，采用药物进行实验的药物组 18 例。经过一段时间，测量大鼠血中的高密度脂蛋白（HDL-C）含量（mmol/L），结果见实习表 2-2。问该药物对 HDL-C 是否有影响？

实习表 2-2　两组大鼠血中 HDL-C 含量（mmol/L）

模型组	0.86	0.90	0.98	0.99	1.00	1.01	10.1	1.01	1.03	1.05
	1.08	1.08	1.09	1.10	1.10	1.10	1.11	1.14	1.16	1.17
	1.18	1.18	1.19	1.21	1.22	1.29	1.33			
药物组	1.02	1.11	1.33	1.14	1.35	1.15	1.26	1.18	1.09	1.19
	1.23	1.27	1.23	1.24	1.32	1.38	1.41	1.35		

（一）实例分析

本例是两组独立样本，分别给予不同的处理方式。要求分析比较该药物对 HDL-C 是否有影响，实际是要分析两组样本的 HDL-C 含量均数是否存在差异。采用的两独立样本均数的 t 检验。

（二）SPSS 软件的计算

1. 操作步骤

（1）数据录入　在 SPSS Data Editor 窗口中，在 Variable View 中定义变量为"分组"、"HDL-C"。在 Data View 中输入有关数据，建立数据库 d2-3.sav 文件（实习图 2-11）。

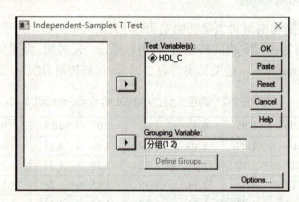

实习图 2-11　例实习 2-3 的数据文件

（2）在 SPSS 程序中按以下步骤操作

Analyze Means

　　Compare Means

　　Independent-Sample T Test

　　弹出 Independent-Sample T Test（独立样本 t 检验）主对话框（实习图 2-12）

实习图 2-12　两独立样本 t 检验主对话框

Test Variable（S）：检验变量。选入检验变量，本例为变量[HDL_C]。

Grouping Variable：定义分组变量，本例为[1]、[2]。选择"分组"变量，然后点击【Define Groups】按钮，弹出 Define Groups 对话框（实习图 2-13），分别输入 1、2，然后点击【Continue】按钮。

Options：选项。点击【Options】按钮，弹出 Options（选项）对话框（实习图 2-14）

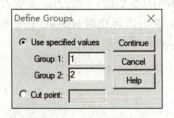

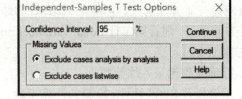

实习图 2-13　分组选项对话框　　　实习图 2-14　独立样本 t 检验的选项对话框

Confidence Interval［95］%：样本均数和总体均数之差的可信区间估计，系统默认为 95%。

Missing Values：缺失值的处理。也按系统默认处理。

点击选项对话框的【Continue】按钮。

点击主对话框的【OK】按钮。

2. 主要输出结果

计算出基本统计量结果（实习图 2-15）如下：

Group Statistics

	分组	N	Mean	Std. Deviation	Std. Error Mean
HDL_C	1	27	1.0952	.10966	.02110
	2	18	1.2361	.10858	.02559

实习图 2-15　例实习 2-3 的基本统计量

表 Group Statistics，分组 1 的样本量 $N=27$，样本均数（Mean）分别为 1.0952，标准差（Std. Deviation）为 0.109 66，标准误（Std.Error Mean）为 0.021 10。分组 2 的样本量 $N=18$，样本均数（Mean）分别为 1.2361，标准差（Std. Deviation）为 0.108 58，标准误（Std.Error Mean）为 0.025 59。

计算出 t 检验结果（实习图 2-16）如下：

Independent Samples Test

		Levene's Test for Equality of Variances		t-test for Equality of Means					95% Confidence Interval of the Difference	
		F	Sig.	t	df	Sig. (2-tailed)	Mean Difference	Std. Error Difference	Lower	Upper
HDL_C	Equal variances assumed	.013	.911	-4.240	43	.000	-.14093	.03324	-.20796	-.07389
	Equal variances not assumed			-4.248	36.8	.000	-.14093	.03317	-.20815	-.07370

实习图 2-16　例实习 2-3 的 t 检验结果

方差齐性检验 Levene's Test for Equality of Variances：$F=0.013$，$P=0.911$，说明两组方差齐。

t 值 $t=-4.240$，$P=0.000$（$P<0.05$）。

（三）分析及结论

可见，本实例计算的 $t = -4.240$，$P = 0.001 < 0.05$，按 $\alpha = 0.05$ 水准，拒绝 H_0，接受 H_1，可认为两组差异有显著性意义。两组的 HDL-C 的结果不同，说明该药物对 HDL-C 有影响。

若方差不齐，则看第二行 Equal variances not assumed（t' 检验结果）。

【实验评价】

1. 准确完整地录入原始数据。

2. 正确操作 SPSS 软件 t 检验的计算步骤。

3. 对计算结果做出合理分析和解释。

（许坚锋）

实习三 方差分析

【实习目的】

1. 学习巩固方差分析的基本思想和应用条件。

2. 掌握完全随机设计资料、随机区组设计资料方差分析的方法步骤。

3. 了解方差分析的 SPSS 程序操作步骤。

【实习准备】

1. 物品：计算机。

2. 环境：MS windows 系统，SPSS13.0 软件等。

【实习学时】 2 学时。

【实习方法与结果】

一、单因素方差分析（One-Way ANOVA）

（一）实例

例实习 3-1　将 27 只 3 月龄雌性 SD 大鼠随机分为 3 组，每组 9 只。3 组分别是空白对照组、去卵巢组和雌激素组。90 天后杀死大鼠，测量骨骼变化情况，用骨小梁面积百分比评价，结果见实习表 3-1，试比较 3 种处理对大鼠骨骼发育的影响有无差异。

实习表 3-1　SD 大鼠 90 天后的骨小梁面积百分比（%）观测值

对照组	去卵巢组	雌激素组
10.28	10.01	28.88
31.35	8.28	12.77
31.23	6.12	27.56
30.44	10.78	15.50
30.04	9.98	26.46
22.78	5.80	16.42
23.46	7.51	27.33
30.36	14.26	22.37
30.61	10.41	12.44

（二）实例分析

单因素方差分析（One-Way ANOVA）过程用于完全随机设计资料的多个样本均数比较和样本均数间的多重比较，亦可进行多个处理组与一个对照组的比较。例实习表 3-1 为比较"去卵巢组"、"雌激素组"及"对照组"对大鼠骨骼发育的影响有无差异，即两个处理组与一个对照组的比较，属于单因素方差分析（One-Way ANOVA）。

（三）SPSS 软件的计算

1. 操作步骤

（1）数据格式：见数据文件"ONE-WAY1.sav"（实习图 3-1），有 27 行 2 列。定义 2 列变量，其中 1 个分类变量，1 个因变量。

● 分类变量：用以说明每一观察单位所属的组（类）别，本例为变量"group"（分组），变量标记为：1="对照组"，2="去卵巢组"，3="雌激素组"。

● 因变量（反应变量）：定量变量，本例变量名"tbar"（骨小梁面积百分比 %）。

（2）一维方差分析：从菜单选择

　[分析（A）]

　　　[均值比较（M）]

　　　　　[一维方差分析（O）]

弹出"一维方差分析（O）"主对话框（实习图 3-2）。

因变量列（E）：选入因变量，可选入 1 个或多个。本例为变量"tbar"。

因子（F）：选入一个分类变量（因素）。本例为变量"group"。

★[对比（C）]

点击[对比（C）]按钮，弹出"对比"对话框（实习图 3-3）。选择"多项（P）"，点击[继续]。

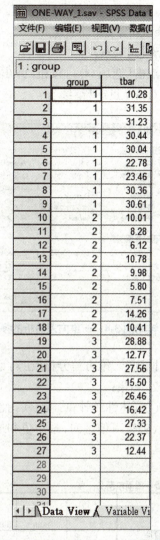

实习图 3-1　"ONE-WAY1.sav"数据文件

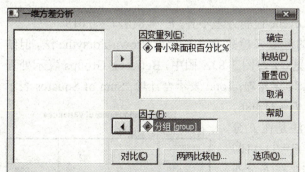

实习图 3-2　一维方差分析主对话框

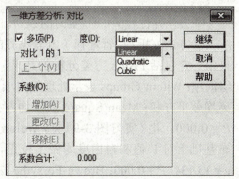

实习图 3-3　一维方差分析的比较对话框

★[两两比较(H)]

点击[两两比较(H)]按钮,弹出"多重比较"对话框(实习图 3-4)。选择"LSD、S-N-K、Bonferroni",点击[继续]。

★[选项(O)]

点击[选项(O)]按钮,弹出"选项"对话框(实习图 3-5)。选择"描述(D)"、"方差齐性检验(H)",点击[继续]。

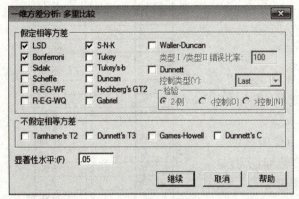

实习图 3-4　一维方差分析的多重比较对话框 实习图 3-5　一维方差分析的选项对话框

回到"一维方差分析"主对话框,点击[确定]。

2. 结果:

①描述性统计量:见(实习图 3-6),分别给出了各组及合计的样本量、均数、标准差、标准误、95% 可信区间、最小值和最大值。

Descriptives

骨小梁面积百分比%

	N	Mean	Std. Deviation	Std. Error	95% Confidence Interval for Mean		Minimum	Maximum
					Lower Bound	Upper Bound		
对照	9	26.7278	6.99503	2.33168	21.3509	32.1046	10.28	31.35
去卵巢组	9	9.2389	2.63543	.87848	7.2131	11.2647	5.80	14.26
雌激素组	9	21.0811	6.79208	2.26403	15.8603	26.3020	12.44	28.88
Total	27	19.0159	9.30265	1.79030	15.3359	22.6959	5.80	31.35

实习图 3-6　基本统计量与可信区间

②方差齐性检验:见(实习图 3-7),Levene 检验方差不齐,$F = 4.810$,$P = 0.018$。

③方差分析:尽管选择了方差不齐的近似 F 检验 Welch 法和 Brown-Forsythe 法,但结果中一定包括 Fisher 方差分析的结果,见(实习图 3-8)。图中,Between Groups 表示处理组间项;Within Groups 表示处理组内项,即误差项;Total 表示合计项;Sum of Squares 表示离均差平方和;Mean Square 表示均方;$F = 21.086$,$P = 0.000$。由(实习图 3-9)见,Welch 法是在 F 分布基础上对 F 值和自由度均做了校正,$F = 31.110$,$v = 13.134$,$P = 0.000$;Brown-Forsythe 法是在 F 分布基础上只对自由度做了校正,$F = 21.086$,$v = 18.213$,

Test of Homogeneity of Variances

骨小梁面积百分比%

Levene Statistic	df1	df2	Sig.
4.810	2	24	.018

实习图 3-7　方差齐性检验结果

$P=0.000$。虽然三种方法的结论一致，均为 $P=0.000$，但要以后两种基于方差不齐的方法为准。本例整体而言组间均数有显著差异，需进一步作多重比较。

ANOVA

骨小梁面积百分比%

			Sum of Squares	df	Mean Square	F	Sig.
Between Groups	(Combined)		1433.953	2	716.976	21.086	.000
	Linear Term	Contrast	143.482	1	143.482	4.220	.051
		Deviation	1290.471	1	1290.471	37.952	.000
Within Groups			816.067	24	34.003		
Total			2250.020	26			

实习图 3-8　基于方差齐性的方差分析结果

Robust Tests of Equality of Means

骨小梁面积百分比%

	Statistic[a]	df1	df2	Sig.
Welch	31.110	2	13.134	.000
Brown-Forsythe	21.086	2	18.213	.000

a. Asymptotically F distributed.

实习图 3-9　基于方差不齐的近似方差分析结果

④多重比较：（实习图 3-10）给出的是基于方差不齐的多重比较方法 Dunnett's T3 和 Dunnett's C，后者只有区间估计结果，两种方法的结果一致。即去卵巢组与对照组和雌激素组之间均存在显著差异（$P=0.000$ 和 $P=0.002$），对照组和雌激素组之间无显著差异（$P=0.265$）。对于可信区间的结果，若可信区间不包含 0 则表示在 $\alpha=0.05$ 水准有显著差异。结合（图实习 3-6）的基本统计量，总的结论为去卵巢组的骨骼发育显著差于其他两组，其他两组间无显著差异，但从均值看，雌激素组（21.081）低于对照组（26.728）。（图实习 3-10）其他结果的解释：

Multiple Comparisons

Dependent Variable: 骨小梁面积百分比%

	(I)分组	(J)分组	Mean Difference (I-J)	Std. Error	Sig.	95% Confidence Interval	
						Lower Bound	Upper Bound
Dunnett T3	对照	去卵巢组	17.48889*	2.49167	.000	10.4678	24.5100
		雌激素组	5.64667	3.25001	.265	-2.9667	14.2600
	去卵巢组	对照	-17.48889*	2.49167	.000	-24.5100	-10.4678
		雌激素组	-11.84222*	2.42849	.002	-18.6705	-5.0139
	雌激素组	对照	-5.64667	3.25001	.265	-14.2600	2.9667
		去卵巢组	11.84222*	2.42849	.002	5.0139	18.6705
Dunnett C	对照	去卵巢组	17.48889*	2.49167		10.3691	24.6087
		雌激素组	5.64667	3.25001		-3.6400	14.9334
	去卵巢组	对照	-17.48889*	2.49167		-24.6087	-10.3691
		雌激素组	-11.84222*	2.42849		-18.7815	-4.9030
	雌激素组	对照	-5.64667	3.25001		-14.9334	3.6400
		去卵巢组	11.84222*	2.42849		4.9030	18.7815

*. The mean difference is significant at the .05 level.

实习图 3-10　四种多重比较方法的结果

- Dependent Variable：骨小梁面积百分比 % 即反应变量为"tbar"。
- Mean Difference（I-J）：比较组之间均数之差。

- Std.Error：均数差值的标准误。

例实习 3-2 在例实习 3-1 的研究背景下，观测的反应变量又增加了 4 个，即"tbn"（骨小梁数目，个 /mm²）、"tbsp"（骨小梁间隙，μm）、"lpm"（荧光标记周长百分比 %）、"bfr"（骨形成率，μm/d×100），观测结果见数据文件"ONE-WAY2.sav"，见（实习图 3-11），试分析三组间的骨小梁数目和骨小梁间隙有无差异。

	group	tbar	tbn	tbsp	lpm	bfr
1	1	10.28	1.29	694.50	15.13	21.01
2	1	31.35	5.20	131.92	8.89	5.19
3	1	31.23	5.05	136.17	18.19	16.81
4	1	30.44	4.31	161.27	25.00	28.62
5	1	30.04	5.24	133.57	11.30	8.78
6	1	22.78	4.46	173.30	14.76	14.05
7	1	23.46	3.94	194.39	11.50	6.42
8	1	30.36	5.88	118.49	8.49	10.10
9	1	30.61	5.12	135.64	14.82	14.51
10	2	10.01	1.77	507.17	31.17	28.40
11	2	8.28	1.60	574.20	25.98	24.31
12	2	6.12	1.28	731.98	22.94	18.86
13	2	10.78	1.87	477.25	17.08	17.54
14	2	9.98	1.69	531.42	23.70	23.44
15	2	5.80	.88	1069.23	34.27	53.32
16	2	7.51	1.35	683.41	22.40	19.49
17	2	14.26	2.41	356.34	24.56	25.35
18	2	10.41	1.78	504.72	24.97	30.06
19	3	28.88	4.37	162.67	12.59	11.47
20	3	12.77	2.57	339.25	16.74	20.20
21	3	27.56	4.42	163.84	16.43	12.85
22	3	15.50	2.83	298.52	14.51	14.16
23	3	26.46	4.57	160.82	11.66	11.00
24	3	16.42	3.72	224.46	14.25	14.69
25	3	27.33	5.15	140.97	16.37	12.26
26	3	22.37	4.32	179.49	13.43	11.27
27	3	12.44	2.56	341.87	16.49	15.81
28						
29						
30						

实习图 3-11 "ONE-WAY2.sav"数据文件

首先进行方差齐性检验和方差分析，结果显示方差齐性，且整体比较组间有显著差异。全部操作过程如下：

[分析（A）]

    [均值比较（M）]

        [一维方差分析（O）]

◆因变量列（E）：tbn/tbsp

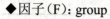
◆因子（F）: group

［两两比较（H）］

☑LSD

☑S-N-K

☑Bonferrlni

［选项（O）］

☑描述（D）

☑方差齐性检验（H）

结果见（实习图 3-12～实习图 3-17），解释如下：

Descriptives

		N	Mean	Std. Deviation	Std. Error	95% Confidence Interval for Mean		Minimum	Maximum
						Lower Bound	Upper Bound		
骨小梁数目(#/mm2)	对照	9	4.4989	1.33624	.44541	3.4718	5.5260	1.29	5.88
	去卵巢组	9	1.6256	.42951	.14317	1.2954	1.9557	.88	2.41
	雌激素组	9	3.8344	.96061	.32020	3.0961	4.5728	2.56	5.15
	Total	27	3.3196	1.56737	.30164	2.6996	3.9397	.88	5.88
骨小梁间隙(μm)	对照	9	208.8056	183.70662	61.23554	67.5961	350.0150	118.49	694.50
	去卵巢组	9	603.9689	206.73451	68.91150	445.0587	762.8791	356.34	1069.23
	雌激素组	9	223.5433	81.37482	27.12494	160.9931	286.0936	140.97	341.87
	Total	27	345.4393	245.58860	47.26355	248.2876	442.5909	118.49	1069.23

实习图 3-12　基本统计量

Test of Homogeneity of Variances

	Levene Statistic	df1	df2	Sig.
骨小梁数目(#/mm2)	2.314	2	24	.121
骨小梁间隙(μm)	1.110	2	24	.346

实习图 3-13　方差齐性检验结果

- 方差齐性检验（实习图 3-13）：三组间两个反应变量均方差齐性（$P = 0.121$ 和 $P = 0.346$）。

- 方差分析（实习图 3-14）：整体比较反应两个变量三组间均存在显著差异（$P = 0.000$），需进一步作多重比较。

ANOVA

		Sum of Squares	df	Mean Square	F	Sig.
骨小梁数目(#/mm2)	Between Groups	40.730	2	20.365	21.120	.000
	Within Groups	23.142	24	.964		
	Total	63.872	26			
骨小梁间隙(μm)	Between Groups	903284.6	2	451642.298	16.303	.000
	Within Groups	664873.1	24	27703.048		
	Total	1568158	26			

实习图 3-14　方差分析结果

- 多重比较（实习图 3-15）：LSD 法和 Bonferroni 法的多重比较结果一致，两项指标均为去卵巢组与对照组、去卵巢组与雌激素组之间存在显著差异（$P = 0.000$），对照组和雌激素组之间无显著差异（$P > 0.05$）。但从 P 值的大小看，LSD 法较 Bonferroni 法敏感。

Multiple Comparisons

Dependent Variable		(I) 分组	(J) 分组	Mean Difference (I-J)	Std. Error	Sig.	95% Confidence Interval	
							Lower Bound	Upper Bound
骨小梁数目(# /mm2)	LSD	对照	去卵巢组	2.87333*	.46290	.000	1.9179	3.8287
			雌激素组	.66444	.46290	.164	-.2909	1.6198
		去卵巢组	对照	-2.87333*	.46290	.000	-3.8287	-1.9179
			雌激素组	-2.20889*	.46290	.000	-3.1643	-1.2535
		雌激素组	对照	-.66444	.46290	.164	-1.6198	.2909
			去卵巢组	2.20889*	.46290	.000	1.2535	3.1643
	Bonferroni	对照	去卵巢组	2.87333*	.46290	.000	1.6820	4.0647
			雌激素组	.66444	.46290	.492	-.5269	1.8558
		去卵巢组	对照	-2.87333*	.46290	.000	-4.0647	-1.6820
			雌激素组	-2.20889*	.46290	.000	-3.4002	-1.0175
		雌激素组	对照	-.66444	.46290	.492	-1.8558	.5269
			去卵巢组	2.20889*	.46290	.000	1.0175	3.4002
骨小梁间隙(μm)	LSD	对照	去卵巢组	-395.16333*	78.46166	.000	-557.1002	-233.2264
			雌激素组	-14.73778	78.46166	.853	-176.6747	147.1991
		去卵巢组	对照	395.16333*	78.46166	.000	233.2264	557.1002
			雌激素组	380.42556*	78.46166	.000	218.4886	542.3625
		雌激素组	对照	14.73778	78.46166	.853	-147.1991	176.6747
			去卵巢组	-380.42556*	78.46166	.000	-542.3625	-218.4886
	Bonferroni	对照	去卵巢组	-395.16333*	78.46166	.000	-597.0955	-193.2312
			雌激素组	-14.73778	78.46166	1.000	-216.6699	187.1944
		去卵巢组	对照	395.16333*	78.46166	.000	193.2312	597.0955
			雌激素组	380.42556*	78.46166	.000	178.4934	582.3577
		雌激素组	对照	14.73778	78.46166	1.000	-187.1944	216.6699
			去卵巢组	-380.42556*	78.46166	.000	-582.3577	-178.4934

*. The mean difference is significant at the .05 level.

实习图 3-15　多重比较结果

● SNK 多重比较（实习图 3-16 和实习图 3-17）：SNK 检验结果为无差别表达方式，即把差异没有显著性意义的比较组列在同一列里。如本例，两个变量均显示对照组和雌激素组在同一列，即两组间无显著差异（$P = 0.164$ 和 $P = 0.853$）。除去差异没有显著性意义的比较组外，其余各比较组之间差异均有显著性意义（显著性水准为 0.05），如本例两个变量均显示去卵巢组单独一列，即该组与其他两组间均存在显著差异。当某列只有一组时，$P = 1.000$，因为是和自身比较。除了 P 值一行外，其余每行列出的数值为各组的均数。

骨小梁数目(# /mm2)

	分组	N	Subset for alpha = .05	
			1	2
Student-Newman-Keuls[a]	去卵巢组	9	1.6256	
	雌激素组	9		3.8344
	对照	9		4.4989
	Sig.		1.000	.164

Means for groups in homogeneous subsets are displayed.
a. Uses Harmonic Mean Sample Size = 9.000.

实习图 3-16　变量 "tbn" 的 SNK 多重比较结果

● 按照 SPSS 多重比较的表达方式，可分为有差别方式（如 LSD 法和 Bonferroni 法）和无差别方式（如 SNK 法）。Tukey B 法和 Duncan 法亦按无差别方式表达；Scheffe 法和 Tukey HSD 法按有差别和无差别两种方式表达。

骨小梁间隙(µm)

	分组	N	Subset for alpha = .05	
			1	2
Student-Newman-Keuls[a]	对照	9	208.8056	
	雌激素组	9	223.5433	
	去卵巢组	9		603.9689
	Sig.		.853	1.000

Means for groups in homogeneous subsets are displayed.

a. Uses Harmonic Mean Sample Size = 9.000.

实习图 3-17　变量"tbsp"的 SNK 多重比较结果

二、完全随机设计资料的方差分析

例实习 3-3　引用数据文件"ONE-WAY2.sav",研究背景见例实习 3-1,以"group"为因素,试比较 3 组间骨形成率(bfr)有无差异。

1. 操作过程

［分析(A)］

　　［一般线性模型(G)］

　　　　［单因变量多因素方差分析(U)］

◆因变量(D):bfr

◆固定因子(F):group

见(实习图 3-18)。

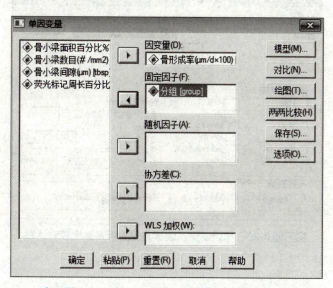

实习图 3-18　单因变量多因素方差分析主对话框

［模型(M)］

⊙ 全因子模型(A)

☑ 在模型中包含截距(I)

见(实习图 3-19)。

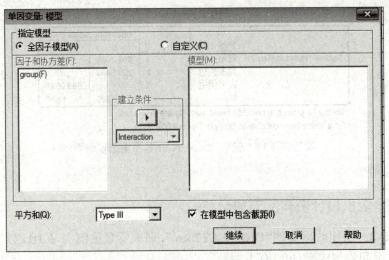

实习图 3-19　单因变量多因素方差分析模型对话框

[两两比较（H）]

◆因子（F）：group

☑ Bonferroni

见（实习图 3-20）。

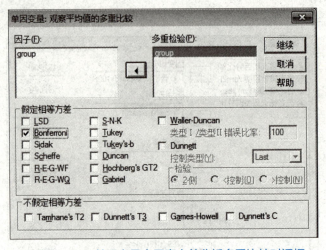

实习图 3-20　单因变量多因素方差分析多重比较对话框

[选项（O）]

预估边际平均值

◆显示平均值（M）：group

显示

☑描述统计量（S）

☑齐次性检验（H）

见（实习图 3-21）。

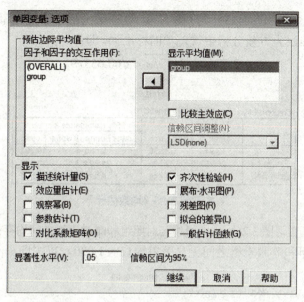

实习图 3-21　单因变量多因素方差分析选项对话框

2. 主要输出结果

①基本统计量：见（实习图 3-22），对照组、去卵巢组和雌激素组的骨形成率均数分别为 13.9433、26.7522 和 13.7456，每组样本量均为 9。

②方差齐性检验：见（实习图 3-23），Levene 方差齐性检验，三组总体方差齐性（$P = 0.167$）。

Descriptive Statistics

Dependent Variable: 骨形成率(μm/d×100)

分组	Mean	Std. Deviation	N
对照	13.9433	7.48787	9
去卵巢组	26.7522	10.82992	9
雌激素组	13.7456	2.93341	9
Total	18.1470	9.71819	27

实习图 3-22　基本统计量

Levene's Test of Equality of Error Variances[a]

Dependent Variable: 骨形成率(μm/d×100)

F	df1	df2	Sig.
1.929	2	24	.167

Tests the null hypothesis that the error variance of the dependent variable is equal across groups.

a. Design: Intercept+group

实习图 3-23　方差齐性检验

③方差分析：见（实习图 3-24），方差分析表中，"group"一行为处理组间项，"Error"一行为误差项，"Corrected Total"一行为合计项。本例处理组间"group" $F = 8.242$，$P = 0.002$，差异有显著性意义，需进一步做多重比较。

Tests of Between-Subjects Effects

Dependent Variable: 骨形成率(μm/d×100)

Source	Type III Sum of Squares	df	Mean Square	F	Sig.
Corrected Model	999.840[a]	2	499.920	8.242	.002
Intercept	8891.504	1	8891.504	146.595	.000
group	999.840	2	499.920	8.242	.002
Error	1455.681	24	60.653		
Total	11347.025	27			
Corrected Total	2455.522	26			

a. R Squared = .407 (Adjusted R Squared = .358)

实习图 3-24　方差分析表

④均数估计：见（实习图 3-25），与（图实习 3-22）给出的基本统计量不同的是给出了可信区间。这里的标准误为方差分析中误差项的标准误，即：

$$2.596 = \sqrt{MS_E/n} = \sqrt{60.653/9}$$

分组

Dependent Variable: 骨形成率(μm/d×100)

分组	Mean	Std. Error	95% Confidence Interval	
			Lower Bound	Upper Bound
对照	13.943	2.596	8.585	19.301
去卵巢组	26.752	2.596	21.394	32.110
雌激素组	13.746	2.596	8.388	19.103

实习图 3-25　均数估计

⑤多重比较：见（实习图 3-26），去卵巢组与对照组和雌激素组之间均存在显著差异（$P=0.006$ 和 $P=0.005$），对照组和雌激素组之间无显著差异（$P=1.000$），以去卵巢组的骨形成率较高。

Multiple Comparisons

Dependent Variable: 骨形成率(μm/d×100)

Bonferroni

(I) 分组	(J) 分组	Mean Difference (I-J)	Std. Error	Sig.	95% Confidence Interval	
					Lower Bound	Upper Bound
对照	去卵巢组	-12.8089*	3.67131	.006	-22.2575	-3.3603
	雌激素组	.1978	3.67131	1.000	-9.2509	9.6464
去卵巢组	对照	12.8089*	3.67131	.006	3.3603	22.2575
	雌激素组	13.0067*	3.67131	.005	3.5580	22.4553
雌激素组	对照	-.1978	3.67131	1.000	-9.6464	9.2509
	去卵巢组	-13.0067*	3.67131	.005	-22.4553	-3.5580

Based on observed means.

*. The mean difference is significant at the .05 level.

实习图 3-26　多重比较结果

三、随机区组设计资料的方差分析

例实习 3-4　为研究不同卡环对牙齿的固定效果，以 10 颗取自新鲜尸体的牙齿为实验对象。每颗牙齿同时随机在不同部位固定 3 种卡环，即普通卡环、RPI 卡环和 Y 型卡环，测试抗拉强度，结果见实习表 3-2。试分析 3 种卡环的固定效果有无差异。

实习表 3-2　不同卡环的抗拉强度（N）

牙齿编号	普通卡环	RPI 卡环	Y 型卡环
1	4.3	6.4	5.0
2	10.2	9.7	8.1
3	6.5	7.7	6.7
4	9.2	10.9	7.8
5	5.7	7.1	6.0
6	7.1	8.9	6.7
7	4.4	5.6	4.2
8	11.3	13.0	10.9
9	8.7	10.6	8.4
10	7.3	8.2	7.5

1. 操作过程：用"一般线性模型（G）"方法分析。

①数据格式：见数据文件"teeth_1.sav"，见（实习图 3-27），有 30 行 3 列。定义 3 个变量，其中 1 个因变量，2 个分组变量。

- 因变量：定量变量。本例为变量"pull"。
- 分组变量（处理组）：变量名为"group"，变量值标记为：1="普通卡环"；2="RPI 卡环"；3="Y 型卡环"。
- 分组变量（配伍组）：变量名为"teeth"，有 10 个水平，未标记。

②过程：在下述过程中，未选择方差齐性，因为在 Univariate 过程，模型中只要有 2 个及 2 个以上因素而且无重复例数的话（如本例），就不会给出方差齐性检验的结果。所以如果需要对处理组及配伍组做方差齐性检验，可以先在"一维方差分析"过程分别尝试。本例的处理组和配伍组均方差齐性（$P=0.634$ 和 $P=0.637$）。

［分析（A）］

　　［一般线性模型（G）］

　　　　［单因变量多因素方差分析（U）］

◆因变量（D）：pull

◆固定因子（F）：group/teeth

见（实习图 3-28）。

［模型（M）］

⊙自定义（C）

◆ 模型（M）：group/teeth

　　◆ 平方和（Q）：TypeⅢ

実習图 3-27 中的数据表：

	group	teeth	pull
1	1	1	4.3
2	1	2	10.2
3	1	3	6.5
4	1	4	9.2
5	1	5	5.7
6	1	6	7.1
7	1	7	4.4
8	1	8	11.3
9	1	9	8.7
10	1	10	7.3
11	2	1	6.4
12	2	2	9.7
13	2	3	7.7
14	2	4	10.9
15	2	5	7.1
16	2	6	8.9
17	2	7	5.6
18	2	8	13.0
19	2	9	10.6
20	2	10	8.2
21	3	1	5.0
22	3	2	8.1
23	3	3	6.7
24	3	4	7.8
25	3	5	6.0
26	3	6	6.7
27	3	7	4.2
28	3	8	10.9
29	3	9	8.4
30	3	10	7.5

实习图 3-27 "teeth_1.sav" 数据文件

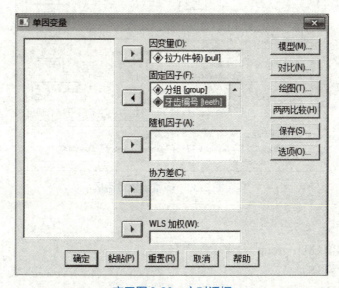

实习图 3-28 主对话框

☑ 在模型中包含截距(I)

见(实习图 3-29)。

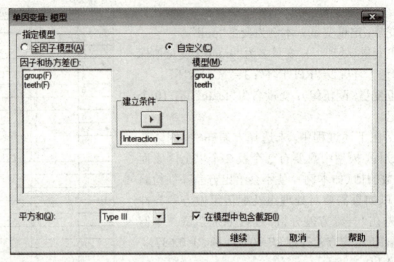

实习图 3-29　模型对话框

[两两比较(H)]

◆ 因子(F)：group

☑ S-N-K

见实习图 3-30。

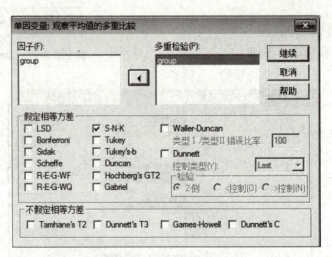

实习图 3-30　多重比较对话框

[选项(O)]

◆ 显示平均值(M)：group

☑ 描述统计量(S)

见(实习图 3-31)。

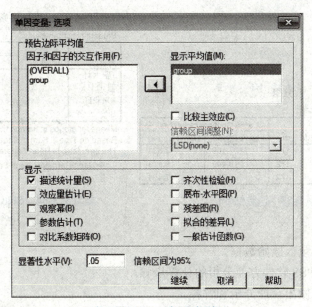

实习图 3-31　选项对话框

2. 主要输出结果：

①基本统计量：从输出的基本统计量表中摘得普通卡环、RPI 卡环和 Y 型卡环的均数和标准差（$\bar{X} \pm S$）分别为：7.47±2.37、8.81±2.27 和 7.13±1.89。

②方差分析：见（实习图 3-32）。

Tests of Between-Subjects Effects

Dependent Variable:拉力(牛顿)

Source	Type III Sum of Squares	df	Mean Square	F	Sig.
Corrected Model	139.488a	11	12.681	42.894	.000
Intercept	1826.760	1	1826.760	6179.219	.000
group	15.779	2	7.889	26.687	.000
teeth	123.710	9	13.746	46.496	.000
Error	5.321	18	.296		
Total	1971.570	30			
Corrected Total	144.810	29			

a. R Squared = .963 (Adjusted R Squared = .941)

实习图 3-32　方差分析表

- 处理组（group）间 $F = 26.687$，$P = 0.000$，3 种卡环的抗拉强度有显著差异。

- 配伍组（teeth）间 $F = 46.496$，$P = 0.000$，牙齿个体间有显著差异，说明配伍设计非常有效。

- 本例如果不考虑配伍因素，用一维方差分析（One-Way ANOVA）过程，则处理组（group）间 $F = 1.651$，$P = 0.211$，3 种卡环的抗拉强度无显著差异，这与用单因变量多因素方差分析（Two-Way ANOVA）的结果是大相径庭的，也进一步证实了配伍组设计的有效性。

③均数估计：见（实习图 3-33）。

④多重比较：见（实习图 3-34），RPI 卡环的抗拉强度显著高于其他两组，而其他两组间无显著差异。

拉力(牛顿)

Student-Newman-Keuls[a,b]

分组	N	Subset 1	Subset 2
Y型卡环	10	7.130	
普通卡环	10	7.470	
RPI卡环	10		8.810
Sig.		.179	1.000

Means for groups in homogeneous subsets are displayed.
Based on Type III Sum of Squares
The error term is Mean Square(Error) = .296.

a. Uses Harmonic Mean Sample Size = 10.000.
b. Alpha = .05.

实习图 3-34　SNK 多重比较结果

分组

Dependent Variable:拉力(牛顿)

分组	Mean	Std. Error	95% Confidence Interval Lower Bound	Upper Bound
普通卡环	7.470	.172	7.109	7.831
RPI卡环	8.810	.172	8.449	9.171
Y型卡环	7.130	.172	6.769	7.491

实习图 3-33　均数估计

【实验评价】

1. 准确完整地录入原始数据。
2. 正确操作 SPSS 软件方差分析的计算步骤。
3. 对计算结果做出合理分析和解释。

（杜　宏）

实习四　χ^2 检验

【实习目的】

1. 学习巩固 χ^2 检验的用途及意义。
2. 掌握 χ^2 检验的方法步骤。
3. 了解 χ^2 检验的 SPSS 程序操作步骤。

【实习准备】

1. 物品：计算机。
2. 环境：MS windows 系统，SPSS13.0 软件等。

【实习学时】　2 学时。

【实习方法与结果】

一、四格表资料的 χ^2 检验

（一）实例

例实习 4-1　为比较紫外线和抗病毒药物治疗带状疱疹的疗效，将带状疱疹患者随机分为两组，临床观察结果见实习表4-1。问两组的总体有效率有无差别？

实习表 4-1　紫外线和抗病毒药物治疗带状疱疹的疗效比较

组别	有效	无效	合计	有效率(%)
抗病毒组	31	25	56	55.36
紫外线组	55	9	64	85.94
合计	86	34	120	71.67

（二）实例分析

该资料格式属于两个独立样本率比较的数据格式，即比较抗病毒组和紫外线组两组的

总体有效率有无差别，应进行四格表资料的 χ^2 检验。

（三）SPSS 软件的计算

1. 操作步骤

（1）建立数据库"chi2_2.sav"文件（实习图 4-1）。有 4 行 3 列，3 个变量分别为行变量、列变量和频数变量。行变量名为"group"，1="抗病毒组"；2="紫外线组"。列变量名为"effect"，1="有效"；2="无效"。频数变量：变量名为"*freq*"，将四格表中的 4 个频数输入此列。

（2）说明频数变量：从菜单选择

［数据（D）］

　　［观测量加权（W）］

弹出"观测量加权"对话框，选择"⊙按…对观测量进行加权（W）"框，框内选入"freq"，即指定该变量为频数变量。见（实习图 4-2）。

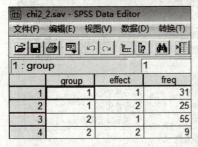

实习图 4-1　"chi22.sav"数据文件

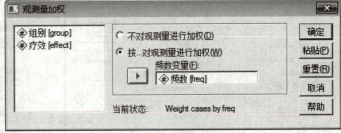

实习图 4-2　观测量加权对话框

（3）χ^2 检验：从菜单选择

［分析（A）］

　　［描述统计（E）］

　　　　［交叉表（C）］

弹出"交叉表"主对话框。

● 行（O）选入"组别［group］"；列（C）选入"疗效［effect］"。

见（实习图 4-3）。

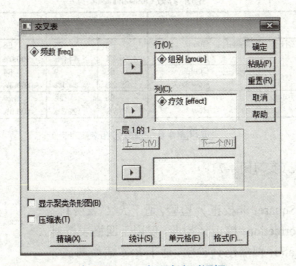

实习图 4-3　交叉表主对话框

151

★[统计(S)]

点击[统计(S)]按钮,弹出"统计"对话框,见(实习图4-4)。

☑卡方(H)

点击"继续"按钮,返回主对话框。

★[单元格(E)]

点击[单元格(E)]按钮,弹出"单元格显示"对话框,见(实习图4-5)。

☑观察值(O)

☑行(R)

⊙取整单元格加权(N)

点击"继续"按钮,返回主对话框。点击"确定"按钮。

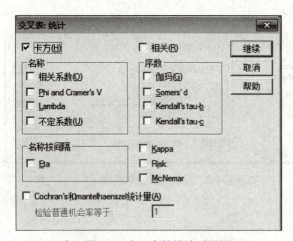

实习图4-4 交叉表的统计对话框

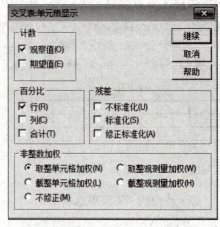

实习图4-5 交叉表的单元格显示对话框

2. 主要输出结果

(1)频数分布表:见(实习图4-6)。

组别*疗效 Crosstabulation

			疗效		
			有效	无效	Total
组别	抗病毒组	Count	31	25	56
		Row %	55.4%	44.6%	100.0%
	紫外线组	Count	55	9	64
		Row %	85.9%	14.1%	100.0%
Total		Count	86	34	120
		Row %	71.7%	28.3%	100.0%

实习图4-6 频数分布表

(2)检验结果:见(实习图4-7)。

说明如下:

- Pearson Chi-Square:非校正χ^2检验,适于$R×C$表资料。
- Continuity Correction:校正χ^2检验,仅用于四格表资料。
- Likelihood Ratio:似然比χ^2检验,适于$R×C$表资料。
- Fisher's Exact Test:Fisher确切概率检验,仅用于四格表资料。

Chi-Square Tests

	Value	df	Asymp. Sig. (2-sided)	Exact Sig. (2-sided)	Exact Sig. (1-sided)
Pearson Chi-Square	13.755[b]	1	.000		
Continuity Correction[a]	12.290	1	.000		
Likelihood Ratio	14.089	1	.000		
Fisher's Exact Test				.000	.000
Linear-by-Linear Association	13.640	1	.000		
N of Valid Cases	120				

a. Computed only for a 2x2 table

b. 0 cells (.0%) have expected count less than 5. The minimum expected count is 15.87.

实习图 4-7　检验结果

- Linear-by-Linear Association：线性相关性检验，两变量均为等级变量，且均从小到大排列时方有意义，其他情况可忽略。
- N of Valid Cases：有效分析例数。
- 各格子的理论频数均大于 5，最小理论频数为 15.87。
- $\chi^2 = 13.755$，$\nu = 1$，$P = 0.000$（双侧），差异有显著性意义，可认为紫外线治疗带状疱疹的疗效优于抗病毒药物。
- 行变量与列变量互换不会改变 χ^2 检验的结果，本结论适合于所有列联表的 χ^2 检验。

二、配对计数资料的 χ^2 检验

例实习 4-2　某抗生素治疗呼吸道感染的住院患者 65 例，治疗前后的细菌学检查结果见实习表 4-2，试分析该抗生素对治疗呼吸道感染是否有效？

实习表 4-2　某抗生素治疗呼吸道感染的观测结果

治疗前细菌学检查	治疗后细菌学检查		合计
	−	+	
−	20	2	22
+	29	14	43
合计	49	16	65

1. 操作过程

（1）数据格式：见实习图 4-8。有 4 行 3 列，3 个变量分别为行变量、列变量和频数变量。

- 分类变量（行变量）：行变量名为"treat_b"，0＝"阴性"；1＝"阳性"。
- 分类变量（列变量）：列变量名为"treat_a"，0＝"阴性"；1＝"阳性"。
- 频数变量：变量名为"freq"，将表实习 4-2 中的 4 个频数输入此列。

（2）全部过程

［数据（D）］

　　［观测量加权（W）］

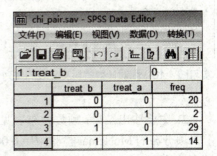

实习图 4-8　配对计数资料的数据文件格式

◆⊙按…对观测量进行加权（W）

将"频数［*freq*］"选入"频数变量（F）"，然后点击"确定"按钮。见实习图 4-9。

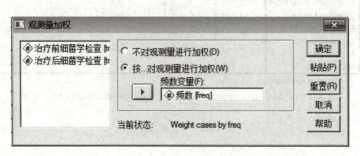

实习图 4-9　配对计数资料观测量加权对话框

［分析（A）］

　　［描述统计（E）］

　　　　［交叉表（C）］

◆行（O）：treat_b（治疗前细菌学检查）

◆列（C）：treat_a（治疗后细菌学检查）

见实习图 4-10。

★［统计（S）］

点击［统计（S）］按钮，弹出"统计"对话框，见实习图 4-11。

☑ McNemar

点击"继续"按钮，返回主对话框。点击"确定"按钮。

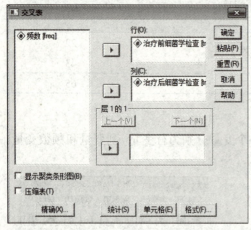
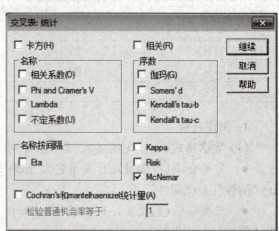

实习图 4-10　配对计数资料交叉表的主对话框　　　　实习图 4-11　配对计数资料的统计对话框

2. 主要输出结果：频数分布表见实习图 4-12，检验结果见实习图 4-13。所用方法是基于二项分布的 McNemar 检验，$P = 0.000$（双侧），差异显著，即该抗生素用于治疗呼吸道感染是有效的。

治疗前细菌学检查 * 治疗后细菌学检查 Crosstabulation

Count

		治疗后细菌学检查		Total
		阴性	阳性	
治疗前细菌学检查	阴性	20	2	22
	阳性	29	14	43
Total		49	16	65

实习图 4-12　配对计数资料的频数分布表

Chi-Square Tests

	Value	Exact Sig. (2-sided)
McNemar Test		.000ᵃ
N of Valid Cases	65	

a. Binomial distribution used.

实习图 4-13　配对计数资料的检验结果

三、R×C 表资料的 χ^2 检验

主要用于多个样本率及两个或多个样本构成比的比较。

例实习 4-3　某医院儿科 504 例就诊者的病原学检测结果见实习表 4-3，试分析病原学阳性率与年龄是否相关。

实习表 4-3　不同年龄组的病原学检测结果

年龄组	病原学检测		合计	阳性率（%）
	阴性	阳性		
<1 岁	30	14	44	31.8
1 岁—	50	60	110	54.5
3 岁—	88	107	195	54.9
6—13 岁	69	86	155	55.5
合计	237	267	504	53.0

1. 操作过程

（1）数据格式：见实习图 4-14。有 8 行 3 列，3 个变量分别为行变量、列变量和频数变量。

● 分类变量（行变量）：行变量名为"age_g"，1 = "<1 岁"；2 = "1 岁—"；3 = "3 岁—"；4 = "6—13 岁"。

● 分类变量（列变量）：列变量名为"aetiology"，0 = "阴性"；1 = "阳性"。

● 频数变量：变量名为"freq"，将表实习 4-3 中的 8 个频数输入此列。

（2）全部过程

［数据（D）］

　　［观测量加权（W）］

◆⊙按…对观测量进行加权（W）

将"频数［freq］"选入"频数变量（F）"，然后点击"确定"按钮。见实习图 4-15。

［分析（A）］

　　［描述统计（E）］

　　　　［交叉表（C）］

◆行（O）：age_g（年龄组）

实习图 4-14　R×C 表资料的数据文件格式

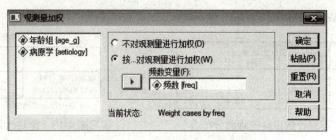

实习图 4-15　*R×C* 表资料观测量加权对话框

◆列（C）：aetiology（病原学）

见实习图 4-16。

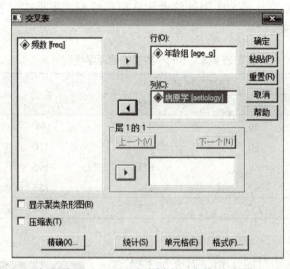

实习图 4-16　*R×C* 表资料交叉表的主对话框

★［统计（S）］

点击［统计（S）］按钮，弹出"统计"对话框，见实习图 4-17。

☑卡方（H）

点击"继续"按钮，返回主对话框。点击"确定"按钮。

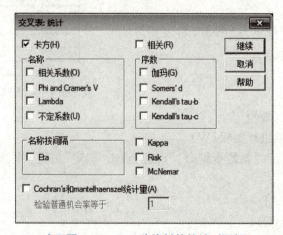

实习图 4-17　*R×C* 表资料的统计对话框

★[单元格（E）]

点击[单元格（E）]按钮，弹出"单元格显示"对话框，见实习图4-18。

☑ 观察值（O）

☑ 行（R）

点击"继续"按钮，返回主对话框。点击"确定"按钮。

2．主要输出结果：频数分布表见实习图4-19，检验结果见实习图4-20。由此可见，$\chi^2 = 8.688$，$v = 3$，$P = 0.034$（双侧），差异有显著性意义，年龄小于1岁的病原学阳性率较低。所有格子的理论频数均大于5，格子中的最小理论频数为20.69。

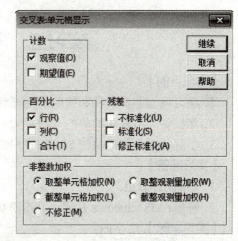

实习图4-18　$R \times C$ 表资料的单元格显示对话框

年龄组 * 病原学 Crosstabulation

			病原学 阴性	病原学 阳性	Total
年龄组	<1岁	Count	30	14	44
		Row %	68.2%	31.8%	100.0%
	1岁—	Count	50	60	110
		Row %	45.5%	54.5%	100.0%
	3岁—	Count	88	107	195
		Row %	45.1%	54.9%	100.0%
	6—13岁	Count	69	86	155
		Row %	44.5%	55.5%	100.0%
Total		Count	237	267	504
		Row %	47.0%	53.0%	100.0%

实习图4-19　$R \times C$ 表资料的频数分布表

Chi-Square Tests

	Value	df	Asymp. Sig. (2-sided)
Pearson Chi-Square	8.688ª	3	.034
Likelihood Ratio	8.800	3	.032
Linear-by-Linear Association	3.956	1	.047
N of Valid Cases	504		

a. 0 cells (.0%) have expected count less than 5. The minimum expected count is 20.69.

实习图4-20　$R \times C$ 表资料的检验结果

【实验评价】

1．准确完整地录入原始数据。

2．正确操作SPSS软件 χ^2 检验的计算步骤。

3．对计算结果做出合理分析和解释。

（杜　宏）

实习五　非参数秩和检验

【实习目的】

1. 学习巩固非参数秩和检验的原理和方法。

2. 掌握各类型秩和检验的方法步骤。

3. 了解各类秩和检验的 SPSS 程序操作步骤。

【实习准备】

1. 物品：计算机。

2. 环境：MS windows 系统，SPSS13.0 软件等。

【实习学时】　2 学时。

【实习方法与结果】

一、配对资料的符号秩和检验

（一）实例

例实习 5-1　研究白癜风病人的 IL-6 指标在白癜部位与正常部位有无差异，临床检测结果如实习表 5-1 所示。

实习表 5-1　白癜风病人不同部位的白介素指标（pg/ml）

病人号（1）	白癜部位（2）	正常部位（3）
1	40.03	88.57
2	97.13	88.00
3	80.32	123.72
4	25.32	39.03
5	19.61	24.37
6	14.50	92.75
7	49.63	121.57
8	44.56	89.76

（二）实例分析

例实习 5-1 中的数据是配对设计数值变量资料数据。其中 IL-6（白介素）指标是一个数值变量，本例要求比较白癜风病人的 IL-6 指标在白癜部位与正常部位有无差异，实际上是分析两样本所来自的总体分布是否存在差异，属于配对设计资料变量分析，常用的检验方法为配对设计资料的符号秩和检验。

（三）SPSS 软件的计算

1. 操作步骤

（1）建立数据库 d5-1.sav 文件，字段名分别为白斑部位（leukasmus）、正常部位（normal）（实习图 5-1）。

（2）打开 d5-1.sav 文件，在 SPSS 程序中按以下步骤操作。

Analyze（分析）：选择"Analyze"，弹出如下对话框（实习图 5-2）。

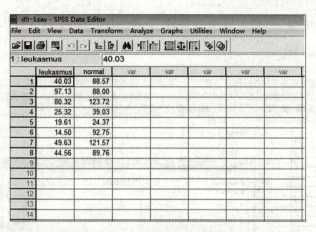

实习图 5-1　实例 5-1 的数据文件

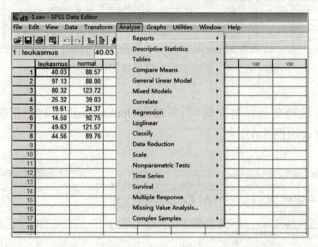

实习图 5-2　配对资料的符号秩和检验的对话框

Nonparametric Test（非参数检验）：选择"Nonparametric Test"弹出如下对话框（实习图 5-3）。

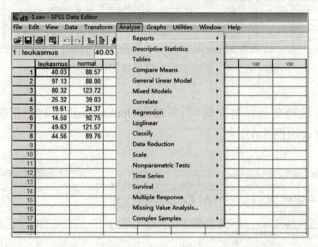

实习图 5-3　配对资料的符号秩和检验的对话框

2 Related Samples（两相关样本）：选择"2 Related Samples"，弹出如下对话框（实习图 5-4）。

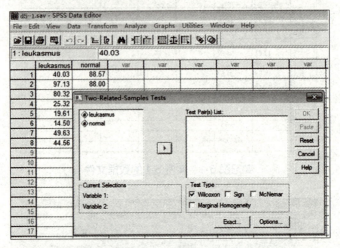

实习图 5-4　配对资料的符号秩和检验的对话框

Test Paris List（检验变量）：将变量"白斑部位（leukasmus）"和"正常部位（normal）"选入到"Test Paris List"（实习图 5-6）。

实习图 5-5　配对资料的符号秩和检验的对话框

Test Type：检验变量：选择"Wilcoxon"（实习图 5-5）。

点击对话框的【OK】按钮。

2. 主要输出结果

样本量：8；

负秩次数：1，平均秩次：2，负秩和：2；

正秩次数：7，平均秩次：4.86，正秩和：34。

检验统计量 $Z=-2.240$，双侧 P 值 $=0.025$。

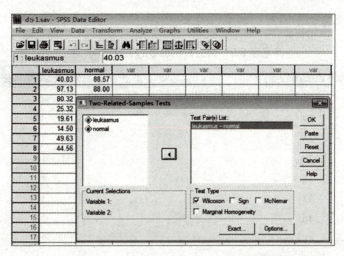

实习图 5-6　配对资料的符号秩和检验的对话框

Ranks

		N	Mean Rank	Sum of Ranks
normal - leukasmus	Negative Ranks	1(a)	2.00	2.00
	Positive Ranks	7(b)	4.86	34.00
	Ties	0(c)		
	Total	8		

a　normal < leukasmus

b　normal > leukasmus

c　normal = leukasmus

实习图 5-7　例实习 5-1 的基本统计量结果

Test Statistics(b)

	normal - leukasmus
Z	-2.240(a)
Asymp. Sig. (2-tailed)	.025

a　Based on negative ranks.

b　Wilcoxon Signed Ranks Test

实习图 5-8　例实习 5-1 的秩和检验结果

（四）分析及结论

Wilcoxon 符号秩和检验的主要检验结果包括：统计量 Z 和 P 值，本例 $Z = -2.240$，$P = 0.025$，可认为白斑部位与正常部位的白介素有差异。

二、两独立样本比较的秩和检验

（一）实例

例实习 5-2　观察有无淋巴细胞转移的胃癌患者的生存时间，结果见实习表 5-2，问两组患者的生存时间是否不同？

实习表 5-2　两组胃癌患者的生存时间(月)

无淋巴细胞转移	有淋巴细胞转移
12	5
25	8
28	12
29	12
38	12
42	17
46	21
46	24
56	29
60	30
	34
	36
	40
	48

（二）实例分析

例实习 5-2 中的数据是两独立样本数值变量资料数据。其中生存时间指标是一个数值变量，本例要求比较有无淋巴细胞转移的胃癌患者的生存时间有无差异，实际上是分析两样本所来自的总体分布的位置是否存在差异，属于两独立样本数据资料变量分析，常用的检验方法为 Wilcoxon 秩和检验。

（三）SPSS 软件的计算

1. 操作步骤

(1) 建立数据库 d5-2.sav 文件，字段名分别为组别（group）、生存时间（time）。其中“组别”为分组变量，1＝无淋巴细胞转移（no），2＝有淋巴细胞转移（yes）。（实习图 5-9）。

	troup	time	var	var	var	var	var	var
1	1.00	12.00						
2	1.00	25.00						
3	1.00	27.00						
4	1.00	29.00						
5	1.00	38.00						
6	1.00	42.00						
7	1.00	46.00						
8	1.00	46.00						
9	1.00	56.00						
10	1.00	60.00						
11	2.00	5.00						
12	2.00	8.00						
13	2.00	12.00						
14	2.00	12.00						
15	2.00	12.00						
16	2.00	17.00						
17	2.00	21.00						
18	2.00	24.00						
19	2.00	29.00						
20	2.00	30.00						
21	2.00	34.00						
22	2.00	36.00						
23	2.00	40.00						
24	2.00	48.00						

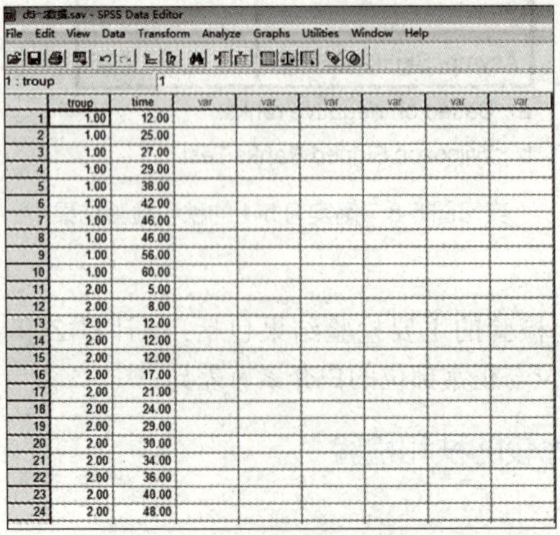

实习图 5-9　例实习 5-2 的数据文件

（2）打开 d5-2.sav 文件，在 SPSS 程序中按以下步骤操作。

Analyze（分析）：选择"Analyze"弹出如下对话框（实习图 5-10）。

Nonparametric Test（非参数秩和检验）：

2 Independent Samples（两独立样本）：弹出如下对话框（实习图 5-11）。

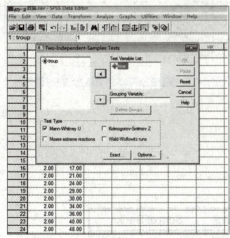

实习图 5-10 两独立样本秩和检验的对话框

实习图 5-11 两独立样本秩和检验的对话框

Test Variable List（分析变量）：在弹出的对话框左侧的变量列表中选中分析变量"time（生存时间）"，将其选入到"Test Variable List：time"列表框中（实习图 5-12）。

Grouping Variable（分组变量）：将变量"Group（组别）"选入到"Grouping Variable"对话框中（实习图 5-13）。

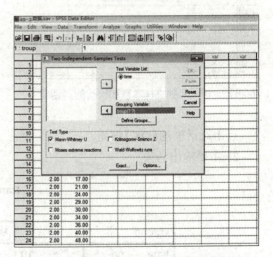

实习图 5-12 两独立样本秩和检验的对话框

实习图 5-13 两独立样本秩和检验的对话框

Define Groups（定义组）：点击【Define Groups】按钮，弹出如下对话框（实习图 5-14）。

Group1：在"Group1"选框中输入"1"（实习图 5-15）。

Group2：在"Group2"选框中输入"2"（实习图 5-16）。

单击【Continue】按钮

Test Type：在"Test Type"中选择 Mann-WhitneyU。（实习图 5-17）。

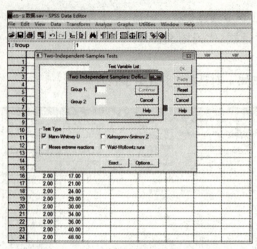

实习图 5-14　两独立样本秩和检验的对话框

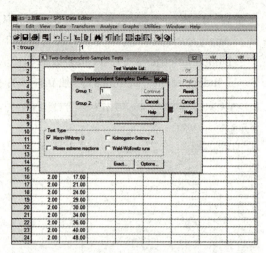

实习图 5-15　两独立样本秩和检验的对话框

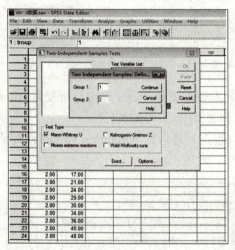

实习图 5-16　两独立样本秩和检验的对话框

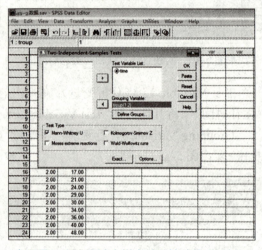

实习图 5-17　两独立样本秩和检验的对话框

点击对话框的【OK】按钮。

2. 主要输出结果

Ranks

group		N	Mean Rank	Sum of Ranks
time	no	10	16.20	**162.00**
	yes	14	9.86	138.00
	Total	24		

实习图 5-18　例实习 5-2 的基本统计量结果

样本量：24

无淋巴细胞转移人数：10；平均秩次：16.20；秩和 162.00

有淋巴细胞转移人数 14；平均秩次：9.86；秩和 138.00

Test Statistics(b)

	time
Mann-Whitney U	33.000
Wilcoxon W	138.000
Z	-2.172
Asymp. Sig. (2-tailed)	.030
Exact Sig. [2*(1-tailed Sig.)]	.031(a)

a   Not corrected for ties.

b   Grouping Variable: group

实习图 5-19　实例 5-2 的秩和检验结果

Mann-Whitney U 统计量：33.00
Wilcoxon W 统计量：138.00
检验统计量 $Z = -2.240$，
P 值 = 0.025，

（四）分析及结论

两组 Wilcoxon 符号秩和检验的主要结果包括 Mann-Whitney U 统计量，Wilcoxon W 统计量，Z 检验统计量，近似双侧 P 值。本例 $Z = -2.240$，$P = 0.025$，可认为两组患者的平均生存时间不同。

三、多个样本比较的秩和检验

（一）实例

例实习 5-3　为研究霍乱菌苗不同途径的免疫效果，对不同途径免疫 21 天后血清抗体滴度水平进行了测定（实习表 5-3），问各组间的血清抗体滴度水平之间是否存在差异？

实习表 5-3　不同途径免疫 21 天后血清抗体滴度的分布

抗体滴度 （1）	气雾组（亿 /ml）		皮下注射组 （4）	合计 （5）
	80 （2）	100 （3）		
1∶10	2	4	2	8
1∶20	15	7	1	31
1∶40	10	112	13	66
1∶80	5	7	9	87
1∶160	1	2	5	95
1∶320	-	-	1	96

（二）实例分析

例实习 5-3 中的数据是多组数值变量资料数据。其中抗体滴度指标是一个数值变量，

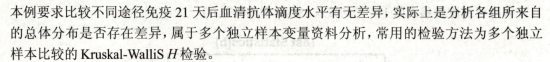

本例要求比较不同途径免疫 21 天后血清抗体滴度水平有无差异,实际上是分析各组所来自的总体分布是否存在差异,属于多个独立样本变量资料分析,常用的检验方法为多个独立样本比较的 Kruskal-WalliS H 检验。

(三) SPSS 软件的计算

1. 操作步骤

(1) 建立数据库 d5-3.sav 文件,字段名分别为滴度(titer)、频数(frequency)、组别(group)。其中"滴度"为血清抗体滴度水平的编秩,滴度"1∶10"至"1∶320"依次编为"1"至"6","频数"为各个滴度出现的频数;"组别"为分组变量,1 = 气雾组 80 亿/ml(80/ml),2 = 气雾组 100 亿/ml(100/ml),3 = 皮下注射组(infection)。

(2) 打开 d5-3.sav 文件,在 SPSS 程序中按以下步骤操作。

本例为频数表资料,需先根据频数对数据进行加权,步骤如下。

Date:选择 Date(数据),弹出如下对话框(实习图 5-20)。

Weight Cases(加权变量):选择"Weight Cases"(实习图 5-21)。

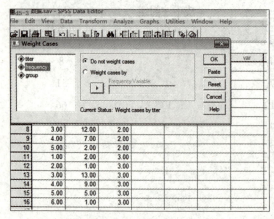

实习图 5-20　例实习 5-3 的数据文件　　　　实习图 5-21　数据加权的对话框

选择"frequency(频数)"(实习图 5-22)。

Weight cases by:选择"Weight cases by",将"frequency(频数)"选入到"frequency Variable"(实习图 5-23)。

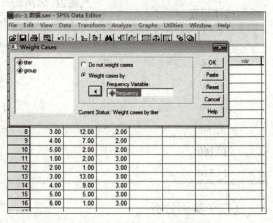

实习图 5-22　数据加权的对话框　　　　实习图 5-23　数据加权的对话框

点击对话框的【OK】按钮。

Analyze（分析）：选择"Analyze"，弹出如下对话框（实习图 5-24）。

Nonparametric Test（非参数检验）：选择"Nonparametric Test"，弹出对话框（实习图 5-25）。

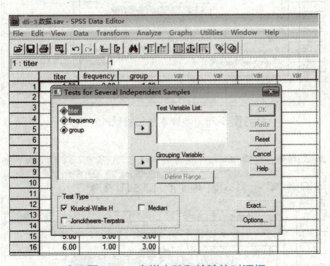

实例图 5-24　多样本秩和检验的对话框　　　　实习图 5-25　多样本秩和检验的对话框

K Independent　Samples（多个独立样本）：选择"K Independent　Samples"弹出对话框（实习图 5-26）。

实习图 5-26　多样本秩和检验的对话框

Test Variable List（检验变量）：在弹出的对话框左侧的变量列表中选中分析变量 titer（滴度），将其选入到"Test Variable List"列表中。（实习图 5-27）。

Grouping　Variable（定义分组变量）：将分组变量"group（组别）"选入到"Grouping Variable"变量列变中（实习图 5-28）。

点击【Define Range】（分组变量的赋值范围，本例为 1-3）

Minimum（最小值）：在"Minimum"选框中输入"1"（实习图 5-29）。

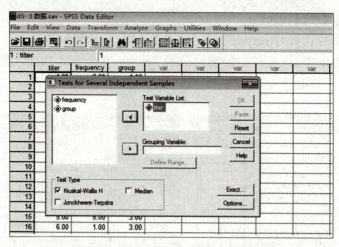

实习图 5-27　多样本秩和检验的对话框

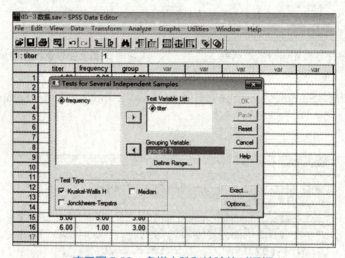

实习图 5-28　多样本秩和检验的对话框

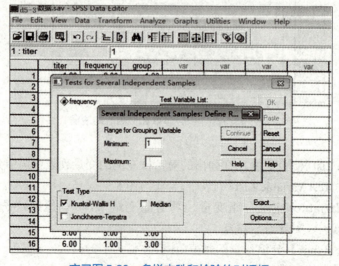

实习图 5-29　多样本秩和检验的对话框

Maximum（最大值）：在"Maximum"选框中输入"3"（实习图 5-30）。

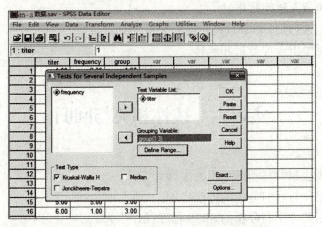

实习图 5-30　多样本秩和检验的对话框

点击【Continue】弹出对话框，在"Test Type"选项中选择"Kruskal-WalliS H"（实习图 5-31）。

实习图 5-31　多样本秩和检验的对话框

点击对话框的【OK】按钮。

2. 主要输出结果

Ranks

group		N	Mean Rank
titer	80/ml	33	38.65
	100/ml	32	45.88
	injection	31	61.69
	Total	96	

实习图 5-32　例实习 5-3 的基本统计量结果

气雾组 80 亿 /ML：样本量：33；平均秩次：38.65
气雾组 100 亿 /ML：样本量：32；平均秩次：45.88
皮下注射组：样本量：31；平均秩次：61.69
样本总量：96

Test Statistics (a, b)

	titer
Chi-Square	12.267
df	2
Asymp. Sig.	.002

a   Kruskal Wallis Test

b   Grouping Variable: group

实习图 5-33   例实习 5-3 的秩和检验结果

$\chi^2 = 12.267$,

自由度（df）$= 2$

$P = 0.002$

（四）分析及结论

多个样本比较的 Kruskal-WalliS H 检验的主要结果包括统计量 χ^2（Chi-Square），自由度（df）和 P 值（Asymp.Sig.）。本例 $\chi^2 = 12.267$，$P = 0.002$，可认为三组血清抗体滴度水平不等或不全相等。

【实验评价】

1. 准确完整地录入原始数据。

2. 正确操作 SPSS 软件非参数秩和检验分析的计算步骤。

3. 对计算结果做出合理分析和解释。

（葛　娟）

实习六　线性相关与回归

【实习目的】

1. 学习巩固线性相关与回归分析的原理和方法。

2. 掌握线性相关与回归分析的方法步骤。

3. 了解线性相关与回归分析的 SPSS 程序操作步骤。

【实习准备】

1. 物品：计算机。

2. 环境：MS windows 系统，SPSS13.0 软件等。

【实习学时】　2 学时。

【实习方法与结果】

一、线性相关

（一）实例

根据例实习 6-1 的资料练习线性相关分析 SPSS 软件的使用方法。

例实习 6-1　从 20～40 岁男青年总体中随机抽取 11 名男青年组成样本，分别测量每个男青年的身高和前臂长，测量结果如实习表 6-1 所示，试计算身高与前臂长之间的相关系数并进行假设检验。

实习表 6-1　11 名男青年身高与前臂长的测量结果（cm）

编号	身高（X）	前臂长（Y）
1	170	47
2	173	42
3	160	44
4	155	41
5	173	47
6	188	50
7	178	47
8	183	46
9	180	49
10	165	43
11	166	44

（二）实例分析

例实习 6-1 中的数据是双数值变量正态分布的数据库数据，研究男青年身高与前臂长的相关性。设其中一个变量身高为 X，另一个变量前臂长为 Y，做线性相关分析。

（三）SPSS 软件的计算操作步骤

1. 建立数据库 d6-1.sav 文件　数据录入如实习图 6-1 所示，变量名分别为 X（身高）、Y（前臂长）。

2. 数据分析　打开 d6-1.sav 文件，在 SPSS 程序中点击"Analyze"-"Correlate"-"Biovariate…"，在弹出的对话框中将左侧的变量列表中要分析的变量选入到右侧"Variable"变量列表中，并选中"Pearson"和"Two-tailed"，表示做线性相关分析双侧检验，如实习图 6-2 所示。

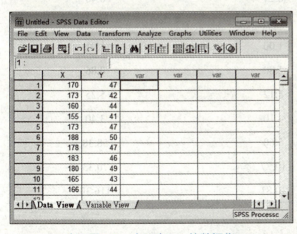

实习图 6-1　实习表 6-1 的数据集

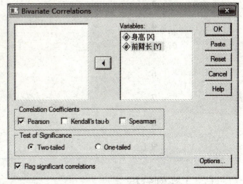

实习图 6-2　直线相关分析对话框

单击"OK"按钮，输出分析结果如实习图 6-3 所示。

（四）分析及结论

可见，例实习 6-1 计算的 $r = 0.801$，$P = 0.003 < 0.05$，差异有统计学意义。说明男青年的身高与前臂长之间存在线性相关关系，属正相关关系，且密切程度较高。

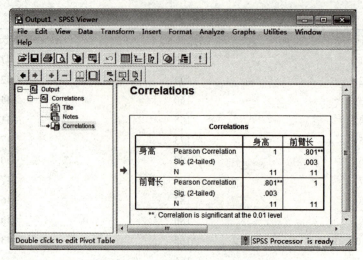

实习图 6-3 直线相关分析结果对话框

二、线性回归

（一）实例

根据例实习 6-2 的资料练习线性回归分析 SPSS 软件的使用方法。

例实习 6-2 研究饮水氟含量与成人骨 X 线改变指数间的关系，得到了实习表 6-2 中所示的资料，试进行回归分析并进行假设检验。

实习表 6-2 饮水氟含量（mg/L）与骨 X 线改变指数回归分析

调查对象	饮水氟含量（mg/L）	骨 X 线改变指数
1	0.24	0.40
2	0.80	0.56
3	1.00	1.91
4	1.80	0.86
5	3.12	5.25
6	4.10	3.40
7	5.60	58.38
8	10.27	70.33
9	10.81	116.30

（二）实例分析

例实习 6-2 中的数据有两个数值变量，研究饮水氟含量与成人骨 X 线改变指数间的关系。设其中一个变量饮水氟含量为自变量 X，另一个变量成人骨 X 线改变指数为应变量 Y，做线性回归分析。

（三）SPSS 软件的计算操作步骤

1. 建立数据库 d6-2.sav 文件 数据录入如实习图 6-4 所示，变量名分别为 X（饮水氟含量)、Y(成人骨 X 线改变指数)。

2. 数据分析　打开 d6-2.sav 文件,在 SPSS 程序中点击"Analyze"-"Regression"-"Linear…",在弹出的对话框中将左侧的变量列表中应变量 Y 选入到右侧"Dependent"中,自变量 X 选入到右侧"Independent(s)"中,如实习图 6-5 所示。

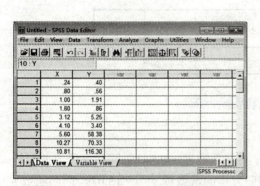

实习图 6-4　实习表 6-2 的数据集

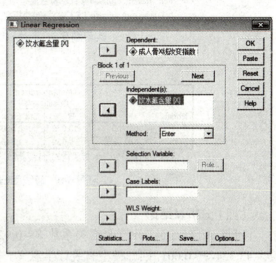

实习图 6-5　直线回归分析对话框

单击"Statistics…",在弹出的对话框中选中"Estimates"和"Model fit"(默认选项),表示做回归系数的相关估计及回归模型的拟合优度检验,如实习图 6-6 所示,然后单击"Continue"返回实习图 6-5 对话框,单击"OK"按钮,输出分析结果如实习图 6-7、6-8、6-9 所示。

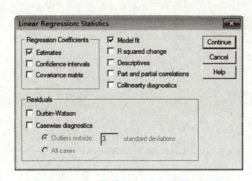

实习图 6-6　直线回归分析选择对话框

Model Summary

Model	R	R Square	Adjusted R Square	Std. Error of the Estimate
1	.928ᵃ	.861	.841	17.01146

a. Predictors: (Constant), 饮水氟含量

实习图 6-7　直线回归模型的拟合优度

ANOVAᵇ

Model		Sum of Squares	df	Mean Square	F	Sig.
1	Regression	12537.411	1	12537.411	43.324	.000ᵃ
	Residual	2025.728	7	289.390		
	Total	14563.139	8			

a. Predictors: (Constant), 饮水氟含量

b. Dependent Variable: 成人骨X线改变指数

实习图 6-8　直线回归方程的方差分析

Coefficientsᵃ

Model		Unstandardized Coefficients		Standardized Coefficients	t	Sig.
		B	Std. Error	Beta		
1	(Constant)	-13.079	8.500		-1.539	.168
	饮水氟含量	9.939	1.510	.928	6.582	.000

a. Dependent Variable: 成人骨X线改变指数

实习图 6-9　直线回归系数的估计及检验

（四）分析及结论

可见，例实习 6-2 计算的相关系数 $R = 0.928$，决定系数 $R^2 = 0.841$。回归方程方差分析 $F = 43.324$，$P < 0.001$，回归模型有统计学意义。回归方程的常数项 a 为 -13.079，回归系数 b 为 9.939，回归系数的检验 $t = 6.582$，$P < 0.001$，说明饮水氟含量（X）与骨 X 线改变指数（Y）之间存在线性回归关系，回归方程为 $\hat{Y} = -13.079 + 9.939X$。

【实验评价】

1. 准确完整地录入原始数据。
2. 正确操作 SPSS 软件线性相关与回归分析的计算步骤。
3. 对计算结果做出合理分析和解释。

（张花荣）

目标测试参考答案

第一章

1. C   2. D   3. D   4. A   5. E   6. E   7. D   8. A   9. C   10. E

第二章

1. D   2. B   3. E   4. C   5. C   6. A   7. D   8. B   9. B   10. E

第三章

1. B   2. A   3. D   4. C   5. B   6. B   7. A   8. A   9. A   10. B

第四章

1. C   2. A   3. E   4. E   5. A   6. E   7. A   8. C   9. C   10. E

第五章

1. B   2. C   3. A   4. D   5. C   6. A   7. B   8. C   9. A   10. A

第六章

1. C   2. C   3. B   4. D   5. A   6. D   7. B   8. D   9. A   10. C

第七章

1. C   2. C   3. E   4. A   5. E   6. D   7. A   8. B   9. E   10. A

第八章

1. A   2. C   3. B   4. B   5. D   6. D   7. A   8. D   9. B   10. C

第九章

1. D   2. E   3. A   4. D   5. D   6. C   7. B   8. A   9. C   10. B

参 考 文 献

1. 罗家洪, 郭秀花. 医学统计学. 第 2 版　北京: 科学出版社, 2015.
2. 孙振球. 医学统计学. 第 3 版　北京: 人民卫生出版社, 2010.
3. 李康, 贺佳. 医学统计学. 第 6 版　北京: 人民卫生出版社, 2013.
4. 马燕. 卫生统计学. 北京: 人民卫生出版社, 2011.
5. 马斌荣. 医学统计学. 第 5 版　北京: 人民卫生出版社, 2008.

附录 统计用表

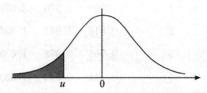

u	0.00	0.01	0.02	0.03	0.04	0.05	0.06	0.07	0.08	0.09
−3.0	0.0013	0.0013	0.0013	0.0012	0.0012	0.0011	0.0011	0.0011	0.0010	0.0010
−2.9	0.0019	0.0018	0.0018	0.0017	0.0016	0.0016	0.0015	0.0015	0.0014	0.0014
−2.8	0.0026	0.0025	0.0024	0.0023	0.0023	0.0022	0.0021	0.0021	0.0020	0.0019
−2.7	0.0035	0.0034	0.0033	0.0032	0.0031	0.0030	0.0029	0.0028	0.0027	0.0026
−2.6	0.0047	0.0045	0.0044	0.0043	0.0041	0.0040	0.0039	0.0038	0.0037	0.0036
−2.5	0.0062	0.0060	0.0059	0.0057	0.0055	0.0054	0.0052	0.0051	0.0049	0.0048
−2.4	0.0082	0.0080	0.0078	0.0075	0.0073	0.0071	0.0069	0.0068	0.0066	0.0064
−2.3	0.0107	0.0104	0.0102	0.0099	0.0096	0.0094	0.0091	0.0089	0.0087	0.0084
−2.2	0.0139	0.0136	0.0132	0.0129	0.0125	0.0122	0.0119	0.0116	0.0113	0.0110
−2.1	0.0179	0.0174	0.0170	0.0166	0.0162	0.0158	0.0154	0.0150	0.0146	0.0143
−2.0	0.0228	0.0222	0.0217	0.0212	0.0207	0.0202	0.0197	0.0192	0.0188	0.1830
−1.9	0.0287	0.0281	0.0274	0.0268	0.0262	0.0256	0.0250	0.0244	0.0239	0.0233
−1.8	0.0359	0.0351	0.0344	0.0336	0.0329	0.0322	0.0314	0.0307	0.0301	0.0294
−1.7	0.0446	0.0436	0.0427	0.0418	0.0409	0.0401	0.0392	0.0384	0.0375	0.0367
−1.6	0.0548	0.0537	0.0526	0.0516	0.0505	0.0495	0.0485	0.0475	0.0465	0.0455
−1.5	0.0668	0.0655	0.0643	0.0630	0.0618	0.0606	0.0594	0.0582	0.0571	0.0559
−1.4	0.0808	0.0793	0.0778	0.0764	0.0749	0.0735	0.0721	0.0708	0.0694	0.0681
−1.3	0.0968	0.0951	0.0934	0.0918	0.0901	0.0885	0.0869	0.0853	0.0838	0.0823
−1.2	0.1151	0.1131	0.1112	0.1093	0.1075	0.1056	0.1038	0.1020	0.1003	0.0985
−1.1	0.1357	0.1335	0.1314	0.1292	0.1271	0.1251	0.1230	0.1210	0.1190	0.1170
−1.0	0.1587	0.1562	0.1539	0.1515	0.1492	0.1469	0.1446	0.1423	0.1401	0.1379
−0.9	0.1841	0.1814	0.1788	0.1762	0.1736	0.1711	0.1685	0.1660	0.1635	0.1611
−0.8	0.2119	0.2090	0.2061	0.2033	0.2005	0.1977	0.1949	0.1922	0.1894	0.1867
−0.7	0.2420	0.2389	0.2358	0.2327	0.2296	0.2266	0.2236	0.2206	0.2177	0.2148
−0.6	0.2743	0.2709	0.2676	0.2643	0.2611	0.2578	0.2546	0.2514	0.2483	0.2451
−0.5	0.3085	0.3050	0.3015	0.2981	0.2946	0.2912	0.2877	0.2843	0.2810	0.2776
−0.4	0.3446	0.3409	0.3372	0.3336	0.3300	0.3264	0.3228	0.3192	0.3156	0.3121
−0.3	0.3821	0.3783	0.3745	0.3707	0.3669	0.3632	0.3594	0.3557	0.3520	0.3483
−0.2	0.4207	0.4168	0.4129	0.4090	0.4052	0.4013	0.3974	0.3936	0.3807	0.3859
−0.1	0.4602	0.4562	0.4522	0.4483	0.4443	0.4404	0.4364	0.4325	0.4286	0.4247
−0.0	0.5000	0.4960	0.4920	0.4880	0.4840	0.4801	0.4761	0.4721	0.4681	0.4641

注:$\Phi(u)=1-\Phi(-u)(u>0)$

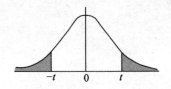

附表 2　t 界值表

自由度 ν	概率, P									
	单侧: 0.25	0.20	0.10	0.05	0.025	0.01	0.005	0.0025	0.001	0.0005
	双侧: 0.50	0.40	0.20	0.10	0.05	0.02	0.01	0.005	0.002	0.001
1	1.000	1.376	3.078	6.314	12.706	31.821	63.657	127.321	318.309	636.619
2	0.816	1.061	1.886	2.920	4.303	6.965	9.925	14.089	22.327	31.599
3	0.765	0.978	1.638	2.353	3.182	4.541	5.841	7.453	10.215	12.924
4	0.741	0.941	1.533	2.132	2.776	3.747	4.604	5.598	7.173	8.610
5	0.727	0.920	1.476	2.015	2.571	3.365	4.032	4.773	5.893	6.869
6	0.718	0.906	1.440	1.943	2.447	3.143	3.707	4.317	5.208	5.959
7	0.711	0.896	1.415	1.895	2.365	2.998	3.499	4.029	4.785	5.408
8	0.706	0.889	1.397	1.860	2.306	2.896	3.355	3.833	4.501	5.041
9	0.703	0.883	1.383	1.833	2.262	2.821	3.250	3.690	4.297	4.781
10	0.700	0.879	1.372	1.812	2.228	2.764	3.169	3.581	4.144	4.587
11	0.697	0.876	1.363	1.796	2.201	2.718	3.106	3.497	4.025	4.437
12	0.695	0.873	1.356	1.782	2.179	2.681	3.055	3.428	3.930	4.318
13	0.694	0.870	1.350	1.771	2.160	2.650	3.012	3.372	3.852	4.221
14	0.692	0.868	1.345	1.761	2.145	2.624	2.977	3.326	3.787	4.140
15	0.691	0.866	1.341	1.753	2.131	2.602	2.947	3.286	3.733	4.073
16	0.690	0.865	1.337	1.746	2.120	2.583	2.921	3.252	3.686	4.015
17	0.689	0.863	1.333	1.740	2.110	2.567	2.898	3.222	3.646	3.965
18	0.688	0.862	1.330	1.734	2.101	2.552	2.878	3.197	3.610	3.922
19	0.688	0.861	1.328	1.729	2.093	2.539	2.861	3.174	3.579	3.883
20	0.687	0.860	1.325	1.725	2.086	2.528	2.845	3.153	3.552	3.850
21	0.686	0.859	1.323	1.721	2.080	2.518	2.831	3.135	3.527	3.819
22	0.686	0.858	1.321	1.717	2.074	2.508	2.819	3.119	3.505	3.792
23	0.685	0.858	1.319	1.714	2.069	2.500	2.807	3.104	3.485	3.768
24	0.685	0.857	1.318	1.711	2.064	2.492	2.797	3.091	3.467	3.745
25	0.684	0.856	1.316	1.708	2.060	2.485	2.787	3.078	3.450	3.725

自由度 ν	概率，P									
	单侧：0.25	0.20	0.10	0.05	0.025	0.01	0.005	0.0025	0.001	0.0005
	双侧：0.50	0.40	0.20	0.10	0.05	0.02	0.01	0.005	0.002	0.001
26	0.684	0.856	1.315	1.706	2.056	2.479	2.779	3.067	3.435	3.707
27	0.684	0.855	1.314	1.703	2.052	2.473	2.771	3.057	3.421	3.690
28	0.683	0.855	1.313	1.701	2.048	2.467	2.763	3.047	3.408	3.674
29	0.683	0.854	1.311	1.699	2.045	2.462	2.756	3.038	3.396	3.659
30	0.683	0.854	1.310	1.697	2.042	2.457	2.750	3.030	3.385	3.646
31	0.682	0.853	1.309	1.696	2.040	2.453	2.744	3.022	3.375	3.633
32	0.682	0.853	1.309	1.694	2.037	2.449	2.738	3.015	3.365	3.622
33	0.682	0.853	1.308	1.692	2.035	2.445	2.733	3.008	3.356	3.611
34	0.682	0.852	1.307	1.691	2.032	2.441	2.728	3.002	3.348	3.601
35	0.682	0.852	1.306	1.690	2.030	2.438	2.724	2.996	3.340	3.591
36	0.681	0.852	1.306	1.688	2.028	2.434	2.719	2.990	3.333	3.582
37	0.681	0.851	1.305	1.687	2.026	2.431	2.715	2.985	3.326	3.574
38	0.681	0.851	1.304	1.686	2.024	2.429	2.712	2.980	3.319	3.566
39	0.681	0.851	1.304	1.685	2.023	2.426	2.708	2.976	3.313	3.558
40	0.681	0.851	1.303	1.684	2.021	2.423	2.704	2.971	3.307	3.551
50	0.679	0.849	1.299	1.676	2.009	2.403	2.678	2.937	3.261	3.496
60	0.679	0.848	1.296	1.671	2.000	2.390	2.660	2.915	3.232	3.460
70	0.678	0.847	1.294	1.667	1.994	2.381	2.648	2.899	3.211	3.435
80	0.678	0.846	1.292	1.664	1.990	2.374	2.639	2.887	3.195	3.416
90	0.677	0.846	1.291	1.662	1.987	2.368	2.632	2.878	3.183	3.402
100	0.677	0.845	1.290	1.660	1.984	2.364	2.626	2.871	3.174	3.390
200	0.676	0.843	1.286	1.653	1.972	2.345	2.601	2.839	3.131	3.340
500	0.675	0.842	1.283	1.648	1.965	2.334	2.586	2.820	3.107	3.310
1000	0.675	0.842	1.282	1.646	1.962	2.330	2.581	2.813	3.098	3.300
∞	0.6745	0.8416	1.2816	1.6449	1.9600	2.3263	2.5758	2.8070	3.0902	3.2905

注：表上右上角图中的阴影部分表示概率 P，以后附表同此

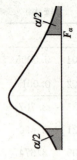

附表3　F分布界值表（方差齐性检验用，双侧界值）P=0.05

分母的自由度 ν₂	分子的自由度 ν₁															
	1	2	3	4	5	6	7	8	9	10	12	15	20	30	60	∞
1	647.79	799.50	864.16	899.58	921.85	937.11	948.22	956.66	963.29	968.63	976.71	984.87	993.10	1001.41	1009.80	1018.26
2	38.51	39.00	39.17	39.25	39.30	39.33	39.36	39.37	39.39	39.40	39.41	39.43	39.45	39.46	39.48	39.50
3	17.44	16.04	15.44	15.10	14.88	14.73	14.62	14.54	14.47	14.42	14.34	14.25	14.17	14.08	13.99	13.90
4	12.22	10.05	9.98	9.60	9.36	9.20	9.07	8.98	8.90	8.84	8.75	8.66	8.56	8.46	8.36	8.26
5	10.01	8.43	7.76	7.39	7.15	6.98	6.85	6.76	6.68	6.62	6.52	6.43	6.33	6.23	6.12	6.02
6	8.81	7.26	6.60	6.23	5.99	5.82	5.70	5.60	5.52	5.46	5.37	5.27	5.17	5.07	4.96	4.85
7	8.07	6.54	5.89	5.52	5.29	5.12	4.99	4.90	4.82	4.76	4.67	4.57	4.47	4.36	4.25	4.14
8	7.57	6.06	5.42	5.05	4.82	4.65	4.53	4.43	4.36	4.30	4.20	4.10	4.00	3.89	3.78	3.67
9	7.21	5.71	5.08	4.72	4.48	4.32	4.20	4.10	4.03	3.96	3.87	3.77	3.67	3.56	3.45	3.33
10	6.94	5.46	4.83	4.47	4.24	4.07	3.95	3.85	3.78	3.72	3.62	3.52	3.42	3.31	3.20	3.08
11	6.72	5.26	4.63	4.28	4.04	3.88	3.76	3.66	3.59	3.53	3.43	3.33	3.23	3.12	3.00	2.88
12	6.55	5.10	4.47	4.12	3.89	3.73	3.61	3.51	3.44	3.37	3.28	3.18	3.07	2.96	2.85	2.72
13	6.41	4.97	4.35	4.00	3.77	3.60	3.48	3.39	3.31	3.25	3.15	3.05	2.95	2.84	2.72	2.60
14	6.30	4.86	4.24	3.89	3.66	3.50	3.38	3.29	3.21	3.15	3.05	2.95	2.84	2.73	2.61	2.49
15	6.20	4.77	4.15	3.80	3.58	3.41	3.29	3.20	3.12	3.06	2.96	2.86	2.76	2.64	2.52	2.40
16	6.12	4.69	4.08	3.73	3.50	3.34	3.22	3.12	3.05	2.99	2.89	2.79	2.68	2.57	2.45	2.32
17	6.04	4.62	4.01	3.66	3.44	3.28	3.16	3.06	2.98	2.92	2.82	2.72	2.62	2.50	2.38	2.25
18	5.98	4.56	3.95	3.61	3.38	3.22	3.10	3.01	2.93	2.87	2.77	2.67	2.56	2.44	2.32	2.19
19	5.92	4.51	3.90	3.56	3.33	3.17	3.05	2.96	2.88	2.82	2.72	2.62	2.51	2.39	2.27	2.13
20	5.87	4.46	3.86	3.51	3.29	3.13	3.01	2.91	2.84	2.77	2.68	2.57	2.46	2.35	2.22	2.09
21	5.83	4.42	3.82	3.48	3.25	3.09	2.97	2.87	2.80	2.73	2.64	2.53	2.42	2.31	2.18	2.04
22	5.79	4.38	3.78	3.44	3.22	3.05	2.93	2.84	2.76	2.70	2.60	2.50	2.39	2.27	2.14	2.00
23	5.75	4.35	3.75	3.41	3.18	3.02	2.90	2.81	2.73	2.67	2.57	2.47	2.36	2.24	2.11	1.97
24	5.72	4.32	3.72	3.38	3.15	2.99	2.87	2.78	2.70	2.64	2.54	2.44	2.33	2.21	2.08	1.94
25	5.69	4.29	3.69	3.35	3.13	2.97	2.85	2.75	2.68	2.61	2.51	2.41	2.30	2.18	2.05	1.91
26	5.66	4.27	3.67	3.33	3.10	2.94	2.82	2.73	2.65	2.59	2.49	2.39	2.28	2.16	2.03	1.88
27	5.63	4.24	3.65	3.31	3.08	2.92	2.80	2.71	2.63	2.57	2.47	2.36	2.25	2.13	2.00	1.85
28	5.61	4.22	3.63	3.29	3.06	2.90	2.78	2.69	2.61	2.55	2.45	2.34	2.23	2.11	1.98	1.83
29	5.59	4.20	3.61	3.27	3.04	2.88	2.76	2.67	2.59	2.53	2.43	2.32	2.21	2.09	1.96	1.81
30	5.57	4.18	3.59	3.25	3.03	2.87	2.75	2.65	2.57	2.51	2.41	2.31	2.20	2.07	1.94	1.79
40	5.42	4.05	3.46	3.13	2.90	2.74	2.62	2.53	2.45	2.39	2.29	2.18	2.07	1.94	1.80	1.64
60	5.29	3.93	3.34	3.01	2.79	2.63	2.51	2.41	2.33	2.27	2.17	2.06	1.94	1.82	1.67	1.48
120	5.15	3.80	3.23	2.89	2.67	2.52	2.39	2.30	2.22	2.16	2.05	1.94	1.82	1.69	1.53	1.31
∞	5.02	3.69	3.12	2.79	2.57	2.41	2.29	2.19	2.11	2.05	1.94	1.83	1.71	1.57	1.39	1.00

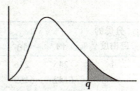

附表 4　F 界值表（方差分析用，单侧界值）　上行：P = 0.05　下行：P = 0.01

分母的自由度 v_2	分子的自由度 v_1											
	1	2	3	4	5	6	7	8	9	10	11	12
1	161	200	216	225	230	234	237	239	241	242	243	224
	4052	4999	5403	5625	5764	5859	5928	5981	6022	6056	6082	6106
2	18.51	19.00	19.16	19.25	19.30	19.33	19.36	19.37	19.38	19.39	19.40	19.41
	98.49	99.00	99.17	99.25	99.30	99.33	99.34	99.36	99.38	99.40	99.41	99.42
3	10.13	9.55	9.28	9.12	9.01	8.94	8.88	8.84	8.81	8.78	8.76	8.74
	34.12	30.82	29.46	28.71	28.24	27.91	27.67	27.49	27.34	27.23	27.31	27.05
4	7.71	6.94	6.59	6.39	6.26	6.16	6.09	6.04	6.00	5.96	5.93	5.91
	21.20	18.00	16.59	15.98	15.52	15.21	14.98	14.80	14.66	14.54	14.45	14.37
5	6.61	5.79	5.41	5.19	5.05	4.05	4.88	4.82	4.78	4.74	4.70	4.68
	16.26	17.27	12.06	11.39	10.97	10.67	10.45	10.27	10.15	10.05	9.96	9.89
6	5.99	5.15	4.76	4.53	4.39	4.28	4.21	4.15	4.10	4.06	4.03	4.00
	13.74	10.92	9.78	9.15	8.75	8.47	8.26	8.10	7.98	7.87	7.79	7.72
7	5.59	4.74	4.35	4.12	3.97	3.87	3.79	3.73	3.68	3.63	3.60	3.57
	12.25	9.55	8.45	7.85	7.46	7.19	7.00	6.84	6.71	6.62	6.54	6.47
8	5.32	4.46	4.07	3.84	3.69	3.58	3.50	3.44	3.39	3.34	3.31	3.28
	11.26	8.65	7.59	7.01	6.63	6.37	6.19	6.03	5.91	5.82	5.74	5.67
9	5.12	4.26	3.86	3.63	3.48	3.37	3.29	3.23	3.18	3.13	3.10	3.07
	10.56	8.02	6.99	6.42	6.06	5.80	5.62	5.47	5.35	5.26	5.18	5.11
10	4.69	4.10	3.71	3.48	3.33	3.22	3.14	3.07	3.02	2.97	2.94	2.91
	10.04	7.56	6.55	5.09	5.64	5.39	5.21	5.06	4.95	4.85	4.78	4.71
11	4.84	3.98	3.59	3.36	3.20	3.09	3.01	2.95	2.90	2.86	2.82	2.79
	9.65	7.20	6.22	5.67	5.32	5.07	4.88	4.74	4.63	4.54	4.46	4.40
12	4.75	3.88	3.49	3.26	3.11	3.00	2.62	2.85	2.80	2.76	2.72	2.69
	9.33	6.93	5.59	5.41	5.06	4.82	4.65	4.50	4.39	4.30	4.22	4.16
13	4.67	3.80	3.41	3.18	3.02	2.92	2.84	2.77	2.72	2.67	2.63	2.60
	9.07	6.70	5.74	5.20	4.85	4.62	4.44	4.30	4.19	4.10	4.02	3.96
14	4.60	3.74	3.34	3.11	2.96	2.85	2.77	2.70	2.65	2.60	2.56	2.53
	8.86	6.51	5.56	5.03	4.69	4.46	4.28	4.14	4.03	3.94	3.86	3.80
15	4.54	3.68	3.29	3.06	2.90	2.79	2.76	2.64	2.59	2.55	2.51	2.48
	8.68	6.36	5.42	4.89	4.56	4.32	4.14	4.00	3.89	3.80	3.73	3.67
16	4.49	3.63	3.24	3.01	2.85	2.74	2.66	2.59	2.54	2.49	2.45	2.42
	8.53	6.23	5.29	4.77	4.44	4.20	4.03	3.89	3.78	3.69	3.61	3.55
17	4.45	3.59	3.20	2.96	2.81	2.70	2.62	2.55	2.50	2.45	2.41	2.38
	8.40	6.11	5.18	4.67	4.34	4.10	3.93	3.79	3.68	3.59	3.52	3.45
18	4.41	3.55	3.16	2.93	2.77	2.66	2.58	2.51	2.46	2.41	2.37	2.34
	8.28	6.01	5.09	4.58	4.55	4.01	3.85	3.71	3.60	3.51	3.44	3.37
19	4.38	3.52	3.13	2.90	2.74	2.63	2.55	2.48	2.43	2.38	2.34	2.31
	8.18	5.93	5.01	4.50	4.17	3.94	3.77	3.63	3.52	3.43	3.36	3.30
20	4.35	3.49	3.10	2.87	2.71	2.60	2.52	2.45	2.40	2.35	2.31	2.28
	8.10	5.85	4.94	4.43	4.10	3.87	3.71	3.56	3.45	3.37	3.30	3.23
21	4.32	3.47	3.07	2.84	2.68	2.57	2.49	2.42	2.37	2.32	2.28	2.25
	8.02	5.78	4.87	4.37	4.04	3.81	3.65	3.51	3.40	3.31	3.24	3.17
22	4.30	3.44	3.05	2.82	2.66	2.55	2.47	2.40	2.35	2.30	2.26	2.23
	7.94	5.72	4.82	4.31	3.99	3.76	3.59	3.45	3.35	3.26	3.18	3.12
23	4.28	3.42	3.03	2.80	2.64	2.53	2.45	2.38	2.32	2.28	2.24	2.20
	7.88	5.66	4.76	4.86	3.94	3.71	3.54	3.41	3.30	3.21	3.14	3.07
24	4.26	3.40	3.01	2.78	2.62	2.51	2.43	2.36	2.30	2.26	2.22	2.18
	7.82	5.61	4.72	4.22	3.90	3.67	3.50	3.36	3.25	3.17	3.09	3.03
25	4.24	3.38	2.99	2.76	2.60	2.49	2.41	2.34	2.28	2.24	2.20	2.16
	7.77	5.57	4.68	4.18	3.86	3.63	3.46	3.32	3.21	3.13	3.05	2.99

分母的自由度 v_2	分子的自由度 v_1											
	14	16	20	24	30	40	50	75	100	200	500	∞
1	245	246	248	249	250	251	252	253	253	254	254	254
	6142	6169	6208	6234	6258	6286	6302	6323	6334	6352	6361	6366
2	19.42	19.43	19.44	19.45	19.46	19.47	19.47	19.48	19.49	19.49	19.50	19.50
	99.43	99.44	99.45	99.46	99.47	99.48	99.48	99.49	99.49	99.49	99.50	99.50
3	8.71	8.69	8.66	8.64	8.62	8.60	8.58	8.57	8.56	8.54	8.54	8.53
	26.92	26.83	26.69	26.60	26.50	26.41	26.35	26.27	26.23	26.18	26.14	26.12
4	5.87	5.84	5.80	5.77	5.74	5.71	5.70	5.68	5.66	5.65	5.64	5.63
	14.24	14.15	14.02	13.93	13.83	13.74	13.69	13.61	13.57	13.52	13.48	13.46
5	4.64	4.60	4.56	4.53	4.50	4.46	4.44	4.42	4.40	4.38	4.37	4.36
	9.77	9.68	9.55	9.47	9.38	9.29	9.24	9.17	9.13	9.07	9.04	9.02
6	3.96	3.92	3.87	3.84	3.81	3.77	3.75	3.72	3.71	3.69	3.68	3.67
	7.60	7.52	7.39	7.31	7.23	7.14	7.09	7.02	6.99	6.94	6.90	6.88
7	3.52	3.49	3.44	3.41	3.38	3.34	3.32	3.29	3.28	3.25	3.24	3.23
	6.35	6.27	6.15	6.07	5.98	5.90	5.85	5.78	5.75	5.70	5.67	5.65
8	3.23	3.20	3.15	3.12	3.08	3.05	3.03	3.00	2.98	2.96	2.94	2.93
	5.56	5.48	5.36	5.28	5.20	5.11	5.06	5.00	4.96	4.91	4.88	4.86
9	3.02	2.98	2.93	2.90	2.86	2.82	2.80	2.77	2.76	2.73	2.72	2.71
	5.00	4.92	4.80	4.73	4.64	4.56	4.51	4.45	4.41	4.36	4.33	4.31
10	2.86	2.82	2.77	2.74	2.70	2.67	2.64	2.61	2.59	2.56	2.55	2.54
	4.60	4.52	4.41	4.33	4.25	4.47	4.12	4.05	4.01	3.96	3.93	3.91
11	2.74	2.70	2.65	2.61	2.57	2.53	2.50	2.47	2.45	2.42	2.41	2.40
	4.29	4.21	4.10	4.02	3.94	3.86	3.80	3.74	3.70	3.66	3.62	3.60
12	2.64	2.60	2.54	2.50	2.46	2.42	2.40	2.36	2.35	2.32	2.31	2.30
	4.05	3.98	3.86	3.78	3.70	3.61	3.56	3.49	3.46	3.41	3.38	3.36
13	2.55	2.51	2.46	2.42	2.38	2.34	2.32	2.28	2.26	2.24	2.22	2.21
	3.85	3.78	3.67	3.59	3.51	3.42	3.37	3.30	3.27	3.21	3.18	3.16
14	2.48	2.44	2.39	2.35	2.31	2.27	2.24	2.21	2.19	2.16	2.14	2.13
	3.70	3.52	3.51	3.43	3.34	3.26	3.21	3.14	3.11	3.06	3.02	3.00
15	2.43	2.39	2.33	2.29	2.25	2.21	2.18	2.15	2.12	2.10	2.08	2.07
	3.56	3.48	3.36	3.29	3.20	3.12	3.07	3.00	2.97	2.92	2.89	2.87
16	2.37	2.33	2.28	2.24	2.20	2.16	2.13	2.09	2.07	2.04	2.02	2.01
	3.45	3.37	3.25	3.18	3.10	3.01	2.96	2.89	2.86	2.80	2.77	2.75
17	2.33	2.29	2.23	2.19	2.15	2.11	2.08	2.04	2.02	1.99	1.97	1.96
	3.35	3.27	3.16	3.08	3.00	2.92	2.86	2.79	2.76	2.70	2.67	2.65
18	2.29	2.25	2.19	2.15	2.11	2.07	2.04	2.00	1.98	1.95	1.93	1.92
	3.27	3.19	3.07	3.00	2.91	2.83	2.78	2.71	2.68	2.62	2.59	2.57
19	2.26	2.21	2.15	2.11	2.07	2.02	2.00	1.96	1.94	1.91	1.90	1.88
	3.19	3.12	3.00	2.92	2.84	2.76	2.70	2.63	2.60	2.54	2.51	2.49
20	2.23	2.18	2.12	2.08	2.04	1.99	1.96	1.92	1.90	1.87	1.85	1.84
	3.13	3.05	2.94	2.86	2.77	2.69	2.63	2.56	2.53	2.47	2.44	2.42
21	2.20	2.15	2.09	2.05	2.00	1.96	1.93	1.89	1.87	1.84	1.82	1.81
	3.07	2.99	2.88	2.80	2.72	2.63	2.58	2.51	2.47	2.42	2.38	2.36
22	2.18	2.13	2.07	2.03	1.98	1.93	1.91	1.87	1.84	1.81	1.80	1.78
	3.02	2.94	2.83	2.75	2.67	2.58	2.53	2.46	2.42	2.37	2.33	2.31
23	2.14	2.10	2.04	2.00	1.96	1.91	1.88	1.84	1.82	1.79	1.77	1.76
	2.97	2.89	2.78	2.70	2.62	2.53	2.48	2.41	2.37	2.32	2.28	2.26
24	2.13	2.09	2.02	1.98	1.94	1.89	1.86	1.82	1.80	1.76	1.74	1.73
	2.93	2.85	2.74	2.66	2.58	2.49	2.44	2.36	2.33	2.27	2.23	2.21
25	2.11	2.06	2.00	1.96	1.92	1.87	1.84	1.80	1.77	1.74	1.72	1.71
	2.89	2.81	2.70	2.62	2.54	2.45	2.40	2.32	2.29	2.23	2.19	2.17

续表

分母的自由度 v_2	分子的自由度 v_1											
	1	2	3	4	5	6	7	8	9	10	11	12
26	4.22	3.37	2.98	2.74	2.59	2.47	2.39	2.32	2.27	2.22	2.18	2.15
	7.72	5.53	4.64	4.14	3.82	3.59	3.42	3.29	3.17	3.09	3.02	2.96
27	4.21	3.35	2.96	2.73	2.57	2.46	2.37	2.30	2.25	2.20	2.16	2.13
	7.68	5.49	4.60	4.11	3.79	3.56	3.39	3.26	3.14	3.06	2.98	2.93
28	4.20	3.34	2.95	2.71	2.56	2.44	2.36	2.29	2.24	2.19	2.15	2.12
	7.64	5.45	4.57	4.07	3.76	3.53	3.36	3.23	3.11	3.03	2.95	2.90
29	4.18	3.33	2.93	2.70	2.54	2.43	2.35	2.28	2.22	2.18	2.14	2.10
	7.60	5.42	4.54	4.04	3.73	3.50	3.33	3.20	3.08	3.00	2.92	2.87
30	4.17	3.32	2.92	2.69	2.53	2.42	2.34	2.27	2.21	2.16	2.12	2.09
	7.56	5.39	4.51	4.02	3.70	3.47	3.30	3.17	3.06	2.98	2.91	2.84
32	4.15	3.30	2.90	2.67	2.51	2.40	2.32	2.25	2.19	2.14	2.10	2.07
	7.50	5.35	4.46	3.97	3.66	3.42	3.25	3.12	3.01	2.94	2.86	2.80
34	4.13	3.28	2.88	2.65	2.49	2.38	2.30	2.23	2.17	2.12	2.08	2.05
	7.44	5.29	4.42	3.93	3.61	3.38	3.21	3.08	2.98	2.89	2.82	2.76
36	4.11	3.26	2.86	2.63	2.48	2.36	2.28	2.21	2.15	2.10	2.06	2.03
	7.39	5.25	4.38	3.89	3.58	3.35	3.18	3.04	2.94	2.86	2.78	2.72
38	4.10	3.25	2.85	2.62	2.46	2.35	2.26	2.19	2.14	2.09	2.05	2.02
	7.35	5.21	4.31	3.86	3.54	3.32	3.15	3.02	2.91	2.82	2.75	2.69
40	4.08	3.23	2.84	2.61	2.45	2.34	2.25	2.18	2.12	2.07	2.04	2.00
	7.31	15.18	4.31	3.83	3.51	3.29	3.12	2.99	2.88	2.80	2.73	2.66
42	4.07	3.22	2.83	2.59	2.44	2.32	2.24	2.17	2.11	2.06	2.02	1.99
	7.27	5.15	4.29	3.80	3.49	3.26	3.10	2.96	2.86	2.77	2.70	2.64
44	4.06	3.21	2.82	2.58	2.43	2.31	2.23	2.16	2.10	2.05	2.01	1.96
	7.24	5.12	4.26	3.78	3.46	3.24	3.07	2.94	2.84	2.75	2.68	2.02
46	4.05	3.20	2.81	2.57	2.42	2.30	2.22	2.14	2.09	2.04	2.00	1.97
	7.21	5.10	4.24	3.76	3.44	3.22	3.05	2.92	2.82	2.73	2.66	2.60
48	4.04	3.19	2.80	2.56	2.41	2.30	2.21	2.14	2.08	2.03	1.99	1.96
	7.19	5.08	4.22	3.74	3.42	3.20	3.04	2.90	2.80	2.71	2.64	2.58
50	4.03	3.18	2.79	2.56	2.40	2.29	2.20	2.13	2.07	2.02	1.98	1.95
	7.17	5.06	4.20	3.72	3.41	3.18	3.02	2.88	2.78	2.70	2.62	2.56
60	4.00	3.15	2.76	2.52	2.37	2.25	2.17	2.10	2.04	1.99	1.95	1.92
	7.08	4.98	4.13	3.65	3.34	3.12	2.95	2.82	2.72	2.63	2.56	2.50
70	3.98	3.13	2.74	2.50	2.35	2.23	2.14	2.07	2.01	1.97	1.93	1.89
	7.01	4.92	4.08	3.60	3.29	3.07	2.91	2.77	2.67	2.59	2.51	2.45
80	3.96	3.11	2.72	2.48	2.33	2.21	2.12	2.05	1.99	1.95	1.91	1.88
	6.96	4.88	4.04	3.56	3.25	3.04	2.87	2.74	2.64	2.55	2.48	2.41
100	3.94	3.09	2.70	2.46	2.30	2.19	2.10	2.03	1.97	1.92	1.88	1.85
	6.90	4.82	3.98	3.51	3.20	2.99	2.82	2.69	2.59	2.51	2.43	2.36
125	3.92	3.07	2.68	2.44	2.29	2.17	2.08	2.01	1.95	1.90	1.86	1.83
	6.84	4.78	3.94	3.47	3.17	2.95	2.79	2.65	2.56	2.47	2.40	2.33
150	3.91	3.06	2.67	2.43	2.27	2.16	2.07	2.00	1.94	1.89	1.85	1.82
	6.81	4.75	3.91	3.44	3.14	2.92	2.76	2.62	2.53	2.44	2.37	2.30
200	3.89	3.04	2.65	2.41	2.26	2.14	2.05	1.98	1.92	1.87	1.83	1.80
	6.76	4.71	3.88	3.41	3.11	2.90	2.73	2.60	2.50	2.41	2.34	2.28
400	3.86	3.02	2.62	2.39	2.23	2.12	2.03	1.96	1.90	1.85	1.81	1.78
	6.70	4.66	3.83	3.36	3.06	2.85	2.69	2.55	2.436	2.37	2.29	2.23
1000	3.85	3.00	2.61	2.38	2.22	2.10	2.02	1.95	1.89	1.84	1.80	1.76
	6.66	4.62	3.80	3.34	3.04	2.82	2.66	2.53	2.43	2.34	2.26	2.20
∞	3.84	2.99	2.60	2.37	2.21	2.09	2.01	1.94	1.88	1.83	1.79	1.75
	6.64	4.60	3.78	3.32	3.02	2.80	2.64	2.51	2.41	2.32	2.24	2.18

分母的自由度 v_2	分子的自由度 v_1											
	14	16	20	24	30	40	50	75	100	200	500	∞
26	2.10	2.05	1.99	1.95	1.90	1.85	1.82	1.78	1.76	1.72	1.70	1.69
	2.86	2.77	2.66	2.58	2.50	2.41	2.36	2.28	2.25	2.19	2.15	2.13
27	2.08	2.03	1.97	1.93	1.88	1.84	1.80	1.76	1.74	1.71	1.68	1.67
	2.83	2.74	2.63	2.55	2.47	2.38	2.33	2.25	2.21	2.16	2.12	2.10
28	2.06	2.02	1.96	1.91	1.87	1.81	1.78	1.75	1.72	1.69	1.67	1.65
	2.80	2.71	2.60	2.52	2.44	2.35	2.30	2.22	2.18	2.13	2.09	2.06
29	2.05	2.00	1.94	1.90	1.85	1.80	1.77	1.73	1.71	1.68	1.65	1.64
	2.77	2.68	2.57	2.49	2.41	2.32	2.27	2.19	2.15	2.10	2.06	2.03
30	2.04	1.99	1.93	1.89	1.84	1.79	1.76	1.72	1.69	1.66	1.64	1.62
	2.74	2.66	2.55	2.47	2.38	2.29	2.24	2.16	2.13	2.07	2.03	2.01
32	2.02	1.97	1.91	1.86	1.82	1.76	1.74	1.69	1.67	1.64	1.61	1.59
	2.70	2.62	2.51	2.42	2.34	2.25	2.20	2.12	2.08	2.02	1.98	1.96
34	2.00	1.95	1.89	1.84	1.80	1.74	1.71	1.67	1.64	1.61	1.59	1.57
	2.66	2.58	2.47	2.38	2.30	2.21	2.15	2.08	2.04	1.98	1.94	1.91
36	7.98	1.93	1.87	1.82	1.78	1.83	1.69	1.65	1.62	1.59	1.56	1.55
	2.62	2.54	2.43	2.35	2.26	2.17	2.12	2.04	2.00	1.94	1.90	1.87
38	1.96	1.92	1.85	1.80	1.76	1.71	1.67	1.63	1.60	1.57	1.54	1.53
	2.59	2.51	2.40	2.32	2.22	2.14	2.08	2.00	1.97	1.90	1.86	1.84
40	1.95	1.90	1.84	1.79	1.74	1.69	1.66	1.61	1.59	1.55	1.53	1.51
	2.56	2.49	2.37	2.29	2.20	2.11	2.05	1.97	1.94	1.88	1.84	1.81
42	1.94	1.89	1.82	1.78	1.73	1.68	1.64	1.60	1.57	1.54	1.51	1.49
	2.54	2.46	2.35	2.26	2.17	2.08	2.02	1.94	1.91	1.85	1.80	1.78
44	1.82	1.88	1.81	1.76	1.72	1.66	1.63	1.58	1.56	1.52	1.50	1.48
	2.52	2.44	2.32	2.24	2.15	2.06	2.00	1.92	1.88	1.82	1.78	1.75
46	1.91	1.87	1.80	1.75	1.71	1.65	1.62	1.57	1.54	1.51	1.48	1.46
	2.50	2.42	2.30	2.22	2.13	2.04	1.98	1.90	1.86	1.80	1.76	1.72
48	1.90	1.85	1.79	1.74	1.70	1.64	1.61	1.56	1.53	1.50	1.47	1.45
	2.48	2.40	2.28	2.20	2.11	2.02	1.96	1.88	1.84	1.78	1.73	1.70
50	1.90	1.85	1.78	1.74	1.69	1.63	1.60	1.55	1.52	1.48	1.46	1.44
	2.46	2.39	2.26	2.18	2.10	2.00	1.94	1.86	1.82	1.76	1.71	1.68
60	1.86	1.81	1.75	1.70	1.65	1.59	1.56	1.50	1.48	1.44	1.41	1.39
	2.40	2.32	2.20	2.12	2.03	1.93	1.87	1.79	1.74	1.68	1.63	1.60
70	1.84	1.79	1.72	1.67	1.62	1.56	1.53	1.47	1.45	1.40	1.37	1.35
	2.35	2.28	2.15	2.07	1.98	1.88	1.82	1.74	1.69	1.62	1.56	1.53
80	1.82	1.77	1.70	1.65	1.60	1.54	1.51	1.45	1.42	1.38	1.35	1.32
	2.32	2.24	2.11	2.03	1.94	1.84	1.78	1.70	1.65	1.57	1.52	1.49
100	1.79	1.75	1.68	1.63	1.57	1.51	1.48	1.42	1.39	1.34	1.30	1.28
	2.26	2.19	2.06	1.98	1.89	1.79	1.73	1.64	1.59	1.51	1.46	1.43
125	1.77	1.72	1.65	1.60	1.55	1.49	1.45	1.39	1.36	1.31	1.27	1.25
	2.23	2.15	2.03	1.94	1.85	1.75	1.68	1.59	1.54	1.46	1.40	1.37
150	1.76	1.71	1.64	1.59	1.54	1.47	1.44	1.37	1.34	1.29	1.25	1.22
	2.20	2.12	2.00	1.91	1.83	1.72	1.66	1.56	1.51	1.43	1.37	1.33
200	1.74	1.69	1.62	1.57	1.52	1.45	1.42	1.35	1.32	1.26	1.22	1.19
	2.17	2.09	1.97	1.88	1.79	1.69	1.62	1.53	1.48	1.39	1.33	1.28
400	1.72	1.67	1.60	1.54	1.49	1.42	1.38	1.32	1.28	1.22	1.16	1.13
	2.12	2.04	1.92	1.84	1.74	1.64	1.57	1.47	1.42	1.32	1.24	1.19
1000	1.70	1.65	1.58	1.53	1.47	1.41	1.36	1.30	1.26	1.19	1.13	1.08
	2.09	2.01	1.89	1.81	1.71	1.61	1.54	1.44	1.38	1.28	1.19	1.11
∞	1.69	1.64	1.57	1.52	1.46	1.40	1.35	1.28	1.24	1.17	1.11	1.00
	2.07	1.99	1.87	1.79	1.69	1.59	1.52	1.41	1.36	1.25	1.15	1.00

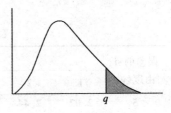

附表5 q界值表

上行:P=0.05　　　　下行:P=0.01

ν	组数,a								
	2	3	4	5	6	7	8	9	10
5	3.64	4.60	5.22	5.67	6.03	6.33	6.58	6.80	6.99
	5.70	6.98	7.80	8.42	8.91	9.32	9.67	9.97	10.24
6	3.46	4.34	4.90	5.30	5.63	5.90	6.12	6.32	6.49
	5.24	6.33	7.03	7.56	7.97	8.32	8.61	8.87	9.10
7	3.34	4.16	4.68	5.06	5.36	5.61	5.82	6.00	6.16
	4.95	5.92	6.54	7.01	7.37	7.68	7.94	8.17	8.37
8	3.26	4.04	4.53	4.89	5.17	5.40	5.60	5.77	5.92
	4.75	5.64	6.20	6.62	6.96	7.24	7.47	7.68	7.86
9	3.20	3.95	4.41	4.76	5.02	5.24	5.43	5.59	5.74
	4.60	5.43	5.96	6.35	6.66	6.91	7.13	7.33	7.49
10	3.15	3.88	4.33	4.65	4.91	5.12	5.30	5.46	5.60
	4.48	5.27	5.77	6.14	6.43	6.67	6.87	7.05	7.21
12	3.08	3.77	4.20	4.51	4.75	4.95	5.12	5.27	5.39
	4.32	5.05	5.50	5.84	6.10	6.32	6.51	6.67	6.81
14	3.03	3.70	4.11	4.41	4.64	4.83	4.99	5.13	5.25
	4.21	4.89	5.32	5.63	5.88	6.08	6.26	6.41	6.54
16	3.00	3.65	4.05	4.33	4.56	4.74	4.90	5.03	5.15
	4.13	4.79	5.19	5.49	5.72	5.92	6.08	6.22	6.35
18	2.97	3.61	4.00	4.28	4.49	4.67	4.82	4.96	5.07
	4.07	4.70	5.09	5.38	5.60	5.79	5.94	6.08	6.20
20	2.95	3.58	3.96	4.23	4.45	4.62	4.77	4.90	5.01
	4.02	4.64	5.02	5.29	5.51	5.69	5.84	5.97	6.09
30	2.89	3.49	3.85	4.10	4.30	4.46	4.60	4.72	4.82
	3.89	4.45	4.80	5.05	5.24	5.40	5.54	5.65	5.76
40	2.86	3.44	3.79	4.04	4.23	4.39	4.52	4.63	4.73
	3.82	4.37	4.70	4.93	5.11	5.26	5.39	5.50	5.60
60	2.83	3.40	3.74	3.98	4.16	4.31	4.44	4.55	4.65
	3.76	4.28	4.59	4.82	4.99	5.13	5.25	5.36	5.45
120	2.80	3.36	3.68	3.92	4.10	4.24	4.36	4.47	4.56
	3.70	4.20	4.50	4.71	4.87	5.01	5.12	5.21	5.30
∞	2.77	3.31	3.63	3.86	4.03	4.17	4.29	4.39	4.47
	3.64	4.12	4.40	4.60	4.76	4.88	4.99	5.08	5.16

附表 6(1) Dunnett-t 界值表(单侧)

(表中横行数字,上行 $P=0.05$,下行 $P=0.01$)

误差的自由度(v)	处理组数(不包括对照组)T								
	1	2	3	4	5	6	7	8	9
5	2.02	2.44	2.68	2.85	2.98	3.08	3.16	3.24	3.30
	3.37	3.90	4.21	4.43	4.60	4.73	4.85	4.94	5.03
6	1.94	2.34	2.56	2.71	2.83	2.92	3.00	3.07	3.12
	3.14	3.61	3.88	4.07	4.21	4.33	4.43	4.51	4.59
7	1.89	2.27	2.48	2.62	2.73	2.82	2.89	2.95	3.01
	3.00	3.42	3.66	3.83	3.96	4.07	4.15	4.23	4.30
8	1.86	2.22	2.42	2.55	2.66	2.74	2.81	2.87	2.92
	2.90	3.29	3.51	3.67	3.79	3.88	3.96	4.03	4.09
9	1.83	2.18	2.37	2.50	2.60	2.68	2.75	2.81	2.86
	2.82	3.19	3.40	3.55	3.66	3.75	3.82	3.89	3.94
10	1.81	2.15	2.34	2.47	2.56	2.64	2.70	2.76	2.81
	2.76	3.11	3.31	3.45	3.56	3.64	3.71	3.78	3.83
11	1.80	2.13	2.31	2.44	2.53	2.60	2.67	2.72	2.77
	2.72	3.06	3.25	3.38	3.48	3.56	3.63	3.69	3.74
12	1.78	2.11	2.29	2.41	2.50	2.58	2.64	2.69	2.74
	2.68	3.01	3.19	3.32	3.42	3.50	3.56	3.62	3.67
13	1.77	2.09	2.27	2.39	2.48	2.55	2.61	2.66	2.71
	2.65	2.97	3.15	3.27	3.37	3.44	3.51	3.56	3.61
14	1.76	2.08	2.25	2.37	2.46	2.53	2.59	2.64	2.69
	2.62	2.94	3.11	3.23	3.32	3.40	3.46	3.51	3.56
15	1.75	2.07	2.24	2.36	2.44	2.51	2.57	2.62	2.67
	2.60	2.91	3.08	3.20	3.29	3.36	3.42	3.47	3.52
16	1.75	2.06	2.23	2.34	2.43	2.50	2.56	2.61	2.65
	2.58	2.88	3.05	3.17	3.26	3.33	3.39	3.44	3.48
17	1.74	2.05	2.22	2.33	2.42	2.49	2.54	2.59	2.64
	2.57	2.86	3.03	3.14	3.23	3.30	3.36	3.41	3.45
18	1.73	2.04	2.21	2.32	2.41	2.48	2.53	2.58	2.62
	2.55	2.84	3.01	3.12	3.21	3.27	3.33	3.38	3.42
19	1.73	2.03	2.20	2.31	2.40	2.47	2.52	2.57	2.61
	2.54	2.83	2.99	3.10	3.18	3.25	3.31	3.36	3.40
20	1.72	2.03	2.19	2.30	2.39	2.46	2.51	2.56	2.60
	2.53	2.81	2.97	3.08	3.17	3.23	3.29	3.34	3.38
24	1.71	2.01	2.17	2.28	2.36	2.43	2.48	2.53	2.57
	2.49	2.77	2.92	3.03	3.11	3.17	3.22	3.27	3.31
30	1.70	1.99	2.15	2.25	2.33	2.40	2.45	2.50	2.54
	2.46	2.72	2.87	2.97	3.05	3.11	3.16	3.21	3.24
40	1.68	1.97	2.13	2.23	2.31	2.37	2.42	2.47	2.51
	2.42	2.68	2.82	2.92	2.99	3.05	3.10	3.14	3.18
60	1.67	1.95	2.10	2.21	2.28	2.35	2.39	2.44	2.48
	2.39	2.64	2.78	2.87	2.94	3.00	3.04	3.08	3.12
120	1.66	1.93	2.08	2.18	2.26	2.32	2.37	2.41	2.45
	2.36	2.60	2.73	2.82	2.89	2.94	2.99	3.03	3.06
∞	1.64	1.92	2.06	2.16	2.23	2.29	2.34	2.38	2.42
	2.33	2.56	2.68	2.77	2.84	2.89	2.93	2.97	3.00

附表 6(2) Dunnett-t 界值表(双侧)

（表中横行数字，上行 $P=0.05$，下行 $P=0.01$）

误差的自由度 (ν)	处理组数(不包括对照组)T								
	1	2	3	4	5	6	7	8	9
5	2.57	3.03	3.39	3.66	3.88	4.06	4.22	4.36	4.49
	4.03	4.63	5.09	5.44	5.73	5.97	6.18	6.36	6.53
6	2.45	2.86	3.18	3.41	3.60	3.75	3.88	4.00	4.11
	3.71	4.22	4.60	4.88	5.11	5.30	5.47	5.61	5.74
7	2.36	2.75	3.04	3.24	3.41	3.54	3.66	3.76	3.86
	3.50	3.95	4.28	4.52	4.71	4.87	5.01	5.13	5.24
8	2.31	2.67	2.94	3.13	3.28	3.40	3.51	3.60	3.68
	3.36	3.77	4.06	4.27	4.44	4.58	4.70	4.81	4.90
9	2.26	2.61	2.86	3.04	3.18	3.29	3.39	3.48	3.55
	3.25	3.63	3.90	4.09	4.24	4.37	4.48	4.57	4.65
10	2.23	2.57	2.81	2.97	3.11	3.21	3.31	3.39	3.46
	3.17	3.53	3.78	3.95	4.10	4.21	4.31	4.40	4.47
11	2.20	2.53	2.76	2.92	3.05	3.15	3.24	3.31	3.38
	3.11	3.45	3.68	3.85	3.98	4.09	4.18	4.26	4.33
12	2.18	2.50	2.72	2.88	3.00	3.10	3.18	3.25	3.32
	3.05	3.39	3.61	3.76	3.89	3.99	4.08	4.15	4.22
13	2.16	2.48	2.69	2.84	2.96	3.06	3.14	3.21	3.27
	3.01	3.33	3.54	3.69	3.81	3.91	3.99	4.06	4.13
14	2.14	2.46	2.67	2.81	2.93	3.02	3.10	3.17	3.23
	2.98	3.29	3.49	3.64	3.75	3.84	3.92	3.99	4.05
15	2.13	2.44	2.64	2.79	2.90	2.99	3.07	3.13	3.19
	2.95	3.25	3.45	3.59	3.70	3.79	3.86	3.93	3.99
16	2.12	2.42	2.63	2.77	2.88	2.96	3.04	3.10	3.16
	2.92	3.22	3.41	3.55	3.65	3.74	3.82	3.88	3.93
17	2.11	2.41	2.61	2.75	2.85	2.94	3.01	3.08	3.13
	2.90	3.19	3.38	3.51	3.62	3.70	3.77	3.83	3.89
18	2.10	2.40	2.59	2.73	2.84	2.92	2.99	3.05	3.11
	2.88	3.17	3.35	3.48	3.58	3.67	3.74	3.80	3.85
19	2.09	2.39	2.58	2.72	2.82	2.90	2.97	3.04	3.69
	2.86	3.15	3.33	3.46	3.55	3.64	3.70	3.76	3.81
20	2.09	2.38	2.57	2.70	2.81	2.89	2.96	3.02	3.07
	2.85	3.13	3.31	3.43	3.53	3.61	3.67	3.73	3.78
24	2.06	2.35	2.53	2.66	2.76	2.84	2.91	2.96	3.01
	2.80	3.07	3.24	3.36	3.45	3.52	3.58	3.64	3.69
30	2.04	2.32	2.50	2.62	2.72	2.79	2.86	3.91	2.96
	2.75	3.01	3.17	3.28	3.37	3.44	3.50	3.55	3.59
40	2.02	2.29	2.47	2.58	2.67	2.75	2.81	2.86	2.90
	2.70	2.95	3.10	3.21	3.29	3.36	3.41	3.46	3.50
60	2.00	2.27	2.43	2.55	2.63	2.70	2.76	2.81	2.85
	2.66	2.90	3.04	3.14	3.22	3.28	3.33	3.38	3.42
120	1.98	2.24	2.40	2.51	2.59	2.66	2.71	2.76	2.80
	2.62	2.84	2.98	3.08	3.15	3.21	3.25	3.30	3.33
∞	1.96	2.21	2.37	2.47	2.55	2.62	2.67	2.71	2.75
	2.58	2.79	2.92	3.01	3.08	3.14	3.18	3.22	3.25

附表 7 百分率的可信区间

上行:95%可信区间　　　下行:99%可信区间

n	X													
	0	1	2	3	4	5	6	7	8	9	10	11	12	13
1	0—98													
	0—100													
2	0—84	1—99												
	0—93	0—100												
3	0—71	1—91	9—99											
	0—83	0—96	4—100											
4	0—60	1—81	7—93											
	0—73	0—89	3—97											
5	0—52	1—72	5—85	15—95										
	0—65	0—81	2—92	8—98										
6	0—46	0—64	4—78	12—88										
	0—59	0—75	2—86	7—93										
7	0—41	0—58	4—71	10—82	18—90									
	0—53	0—68	2—80	6—88	12—94									
8	0—37	0—53	3—65	9—76	16—84									
	0—48	0—63	1—74	5—83	10—90									
9	0—34	0—48	3—60	7—70	14—79	21—86								
	0—45	0—59	1—69	4—78	9—85	15—91								
10	0—31	0—45	3—56	7—65	12—74	19—81								
	0—41	0—54	1—65	4—74	8—81	13—87								
11	0—28	0—41	2—52	6—61	11—69	17—77	23—83							
	0—38	0—51	1—61	3—69	7—77	11—83	17—89							
12	0—26	0—38	2—48	5—57	10—65	15—72	21—79							
	0—36	0—48	1—57	3—66	6—73	10—79	15—85							
13	0—25	0—36	2—45	5—54	9—61	14—68	19—75	25—81						
	0—34	0—45	1—54	3—62	6—69	9—76	14—81	19—86						
14	0—23	0—34	2—43	5—51	8—58	13—65	18—71	23—77						
	0—32	0—42	1—51	3—59	5—66	9—72	13—78	17—83						
15	0—22	0—32	2—41	4—48	8—55	12—62	16—68	21—73	27—79					
	0—30	0—40	1—49	2—56	5—63	8—69	12—74	16—79	21—84					
16	0—21	0—30	2—38	4—46	7—52	11—59	15—65	20—70	25—75					
	0—28	0—38	1—46	2—53	5—60	8—66	11—71	15—76	19—81					

续表

n	X													
	0	1	2	3	4	5	6	7	8	9	10	11	12	13
17	0—20	0—29	2—36	4—43	7—50	10—56	14—62	18—67	23—72	28—77				
	0—27	0—36	1—44	2—51	4—57	7—63	10—69	14—74	18—78	22—82				
18	0—19	0—27	1—35	4—41	6—48	10—54	13—59	17—64	22—69	26—74				
	0—26	0—35	1—42	2—49	4—55	7—61	10—66	13—71	17—75	21—79				
19	0—18	0—26	1—33	3—40	6—46	9—51	13—57	16—62	20—67	24—71	29—76			
	0—24	0—33	1—40	2—47	4—53	6—58	9—63	12—68	16—73	19—77	23—81			
20	0—17	0—25	1—32	3—38	6—44	9—49	12—54	15—59	19—64	23—69	27—73			
	0—23	0—32	1—39	2—45	4—51	6—56	9—61	11—66	15—70	18—74	22—78			
21	0—16	0—24	1—30	3—36	5—42	8—47	11—52	15—57	18—62	22—66	26—70	30—74		
	0—22	0—30	1—37	2—43	3—49	6—54	8—59	11—63	14—68	17—71	21—76	24—80		
22	0—15	0—23	1—29	3—35	5—40	8—45	11—50	14—55	17—59	21—64	24—68	28—72		
	0—21	0—29	1—36	2—42	3—47	5—52	8—57	10—61	13—66	16—70	20—73	23—77		
23	0—15	0—22	1—28	3—34	5—39	8—44	10—48	13—53	16—57	20—62	23—66	27—69	31—73	
	0—21	0—28	1—35	2—40	3—45	5—50	7—55	10—59	13—63	15—67	19—71	22—75	25—78	
24	0—14	0—21	1—27	3—32	5—37	7—42	10—47	13—51	16—55	19—59	22—63	26—67	29—71	
	0—20	0—27	0—33	2—39	3—44	5—49	7—53	9—57	12—61	15—65	18—69	21—73	24—76	
25	0—14	0—20	1—26	3—31	5—36	7—41	9—45	12—49	15—54	18—58	21—61	24—65	28—69	31—72
	0—19	0—26	0—32	1—37	3—42	5—47	7—51	9—56	11—60	14—63	17—67	20—71	23—74	26—77
26	0—13	0—20	1—25	2—30	4—35	7—39	9—44	12—48	14—52	17—56	20—60	23—63	27—67	30—70
	0—18	0—25	0—31	1—36	3—41	4—46	6—50	8—54	11—58	13—62	16—65	19—69	22—72	25—75
27	0—13	0—19	1—24	2—29	4—34	6—38	9—42	11—46	14—50	17—54	19—58	22—61	26—65	29—68
	0—18	0—25	0—30	1—35	3—40	4—44	6—48	8—52	10—56	13—60	15—63	18—67	21—70	24—73
28	0—12	0—18	1—24	2—28	4—33	6—37	8—41	11—45	13—49	16—52	19—56	22—59	25—63	28—66
	0—17	0—24	0—29	1—34	3—39	4—43	6—47	8—51	10—55	12—58	15—62	17—65	20—68	23—71
29	0—12	0—18	1—23	2—27	4—32	6—36	8—40	10—44	13—47	15—51	18—54	21—58	24—61	26—64
	0—17	0—23	0—28	1—33	2—37	4—42	6—46	8—49	10—53	12—57	14—60	17—63	19—66	22—70
30	0—12	0—17	1—22	2—27	4—31	6—35	8—39	10—42	12—46	15—49	17—53	20—56	23—59	26—63
	0—16	0—22	0—27	1—32	2—36	4—40	5—44	7—48	9—52	11—55	14—58	16—62	19—65	21—68
31	0—11	0—17	1—22	2—26	4—30	6—34	8—38	10—41	12—45	14—48	17—51	19—55	22—58	25—61
	0—16	0—22	0—27	1—31	2—35	4—39	5—43	7—47	9—50	11—54	13—57	16—60	18—63	20—66
32	0—11	0—16	1—21	2—25	4—29	5—33	7—36	9—40	12—43	14—47	16—50	19—53	21—56	24—59
	0—15	0—21	0—26	1—30	2—34	4—38	5—42	7—46	9—49	11—52	13—56	15—59	17—62	20—65
33	0—11	0—15	1—20	2—24	3—28	5—32	7—36	9—39	11—42	13—46	16—49	18—52	20—55	23—58
	0—15	0—20	0—25	1—30	2—34	3—37	5—41	7—44	8—48	10—51	12—54	14—57	17—60	19—63

n	X													
	0	1	2	3	4	5	6	7	8	9	10	11	12	13
34	0—10	0—15	1—19	2—23	3—28	5—31	7—35	9—38	11—41	13—44	15—48	17—51	20—54	22—56
	0—14	0—20	0—25	1—29	2—33	3—36	5—40	6—43	8—47	10—50	12—53	14—56	16—59	18—62
35	0—10	0—15	1—19	2—23	3—27	5—30	7—34	8—37	10—40	13—43	15—46	17—49	19—52	22—55
	0—14	0—20	0—24	1—28	2—32	3—35	5—39	6—42	8—45	10—49	12—52	14—55	16—57	18—60
36	0—10	0—15	1—18	2—22	3—26	5—29	6—33	8—36	10—39	12—42	14—45	16—48	19—51	21—54
	0—14	0—19	0—23	1—27	2—31	3—35	5—38	6—41	8—44	9—47	11—50	13—53	15—56	17—59
37	0—10	0—14	1—18	2—22	3—25	5—28	6—32	8—35	10—38	12—41	14—44	16—47	18—50	20—53
	0—13	0—18	0—23	1—27	2—30	3—34	4—37	6—40	7—43	9—46	11—49	13—52	15—55	17—58
38	0—10	0—14	1—18	2—21	3—25	5—28	6—32	8—34	10—37	11—40	13—43	15—46	18—49	20—51
	0—13	0—18	0—22	1—26	2—30	3—33	4—36	6—39	7—42	9—45	11—48	12—51	14—54	16—56
39	0—9	0—14	1—17	2—21	3—24	4—27	6—31	8—33	9—36	11—39	13—42	15—45	17—48	19—50
	0—13	0—18	0—21	1—25	2—29	3—32	4—35	6—38	7—41	9—44	10—47	12—50	14—53	16—55
40	0—9	0—13	1—17	2—21	3—24	4—27	6—30	8—33	9—35	11—38	13—41	15—44	17—47	19—49
	0—12	0—17	0—21	1—25	2—28	3—32	4—35	5—38	7—40	9—43	10—46	12—49	13—52	15—54
41	0—9	0—13	1—17	2—20	3—23	4—26	6—29	7—32	9—35	11—37	12—40	14—43	16—46	18—48
	0—12	0—17	0—21	1—24	2—28	3—31	4—34	5—37	7—40	8—42	10—45	11—48	13—50	15—53
42	0—9	0—13	1—16	2—20	3—23	4—26	6—28	7—31	9—34	10—37	12—39	14—42	16—45	18—47
	0—12	0—17	0—20	1—24	2—27	3—30	4—33	5—36	7—39	8—42	9—44	11—47	13—49	15—52
43	0—9	0—12	1—16	2—19	3—23	4—25	5—28	7—31	8—33	10—36	12—39	14—41	15—44	17—46
	0—12	0—16	0—20	1—23	2—26	3—30	4—33	5—35	6—38	8—41	9—43	11—46	13—49	14—51
44	0—9	0—12	1—15	2—19	3—22	4—25	5—28	7—30	8—33	10—35	11—38	13—40	15—43	17—45
	0—11	0—16	0—19	1—23	2—26	3—29	4—32	5—35	6—37	8—40	9—42	11—45	12—47	14—50
45	0—8	0—12	1—15	2—18	3—21	4—24	5—27	7—30	8—32	9—34	11—37	13—39	15—42	16—44
	0—11	0—15	0—19	1—22	2—25	3—28	4—31	5—34	6—37	8—39	9—42	10—44	12—47	14—49
46	0—8	0—12	1—15	2—18	3—21	4—24	5—26	7—29	8—31	9—34	11—36	13—39	14—41	16—43
	0—11	0—15	0—19	1—22	2—25	3—28	4—31	5—33	6—36	7—39	9—41	10—43	12—46	13—48
47	0—8	0—12	1—15	2—17	3—20	4—23	5—26	6—28	8—31	9—34	11—36	12—38	14—40	16—43
	0—11	0—15	0—18	1—21	2—24	2—27	3—30	5—33	6—35	7—38	9—40	10—42	11—45	13—47
48	0—8	0—11	1—14	2—17	3—20	4—22	5—25	6—28	8—30	9—33	11—35	12—37	14—39	15—42
	0—10	0—14	0—18	1—21	2—24	2—27	3—29	5—32	6—35	7—37	8—40	10—42	11—44	13—47
49	0—8	0—11	1—14	2—17	2—20	4—22	5—25	6—27	7—30	9—32	10—35	12—37	13—39	15—41
	0—10	0—14	0—17	1—20	1—24	2—26	3—29	4—32	6—34	7—36	8—39	9—41	11—44	12—46
50	0—7	0—11	1—14	2—17	2—19	3—22	5—24	6—26	7—29	9—31	10—34	11—36	13—38	15—41
	0—10	0—14	0—17	1—20	1—23	2—26	3—28	4—31	5—33	7—36	8—38	9—40	11—43	12—45

n	X											
	14	15	16	17	18	19	20	21	22	23	24	25
26												
27	32—71											
	27—76											
28	31—69											
	26—74											
29	30—68	33—71										
	25—72	28—75										
30	28—66	31—69										
	24—71	27—74										
31	27—64	30—67	33—70									
	23—69	26—72	28—75									
32	26—62	29—65	32—68									
	22—67	25—70	27—73									
33	26—61	28—64	31—67	34—69								
	21—66	24—69	26—71	29—74								
34	25—59	27—62	30—65	32—68								
	21—64	23—67	25—70	28—72								
35	24—58	26—61	29—63	31—66	34—69							
	20—63	22—66	24—68	27—71	29—73							
36	23—57	26—59	28—62	30—65	33—67							
	19—62	22—64	23—67	26—69	28—72							
37	23—55	25—58	27—61	30—63	32—66	34—68						
	19—60	21—63	23—65	25—68	28—70	30—73						
38	22—54	24—57	26—59	29—62	31—64	33—67						
	18—59	20—61	22—64	25—66	27—69	29—71						
39	21—53	23—55	26—58	28—60	30—63	32—65	35—68					
	18—58	20—60	22—63	24—65	26—68	28—70	30—72					
40	21—52	23—54	25—57	27—59	29—62	32—64	34—66					
	17—57	19—59	21—61	23—64	25—66	27—68	30—71					

续表

n	X											
	14	15	16	17	18	19	20	21	22	23	24	25
41	20—51	22—53	24—56	26—58	29—60	31—63	33—65	35—67				
	17—55	19—58	21—60	23—63	25—65	27—67	29—69	31—71				
42	20—50	22—52	24—54	26—57	28—59	30—61	32—64	34—66				
	16—54	18—57	20—59	22—61	24—64	26—66	28—67	30—70				
43	19—49	21—51	23—53	25—56	27—58	29—60	31—62	33—65	36—67			
	16—53	18—56	19—58	21—60	23—62	25—65	27—66	29—69	31—71			
44	19—48	21—50	22—52	24—55	26—57	28—59	30—61	33—63	35—65			
	15—52	17—55	19—57	21—59	23—61	25—63	26—65	28—68	30—70			
45	18—47	20—49	22—51	24—54	26—56	28—58	30—60	32—62	34—64	36—66		
	15—51	17—54	19—56	20—58	22—60	24—62	26—64	28—66	30—68	32—70		
46	18—46	20—48	21—50	23—53	25—55	27—57	29—59	31—61	33—63	35—65		
	15—50	16—53	18—55	20—57	22—59	23—61	25—63	27—65	29—67	31—69		
47	18—45	19—47	21—49	23—52	25—54	26—56	28—58	30—60	32—62	34—64	36—66	
	14—49	16—52	18—54	19—56	21—58	23—60	25—62	26—64	28—66	30—68	32—70	
48	17—44	19—46	21—48	22—51	24—53	26—55	28—57	30—59	31—61	33—63	35—65	
	14—49	16—51	17—53	19—55	21—57	22—59	24—61	26—63	28—65	29—67	31—69	
49	17—43	18—45	20—47	22—50	24—52	25—54	27—56	29—58	31—60	33—62	34—64	36—66
	14—48	15—50	17—52	19—54	20—56	22—58	23—60	25—62	27—64	29—66	31—68	32—70
50	16—43	18—45	20—47	21—49	23—51	25—53	26—55	28—57	30—59	32—61	34—63	36—65
	14—47	15—49	17—51	18—53	20—55	21—57	23—59	25—61	26—63	28—65	30—67	32—68

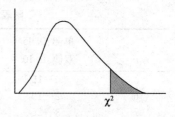

附表8　χ^2界值表

自由度 ν	概率,P												
	0.995	0.990	0.975	0.950	0.900	0.750	0.500	0.250	0.100	0.050	0.025	0.010	0.005
1					0.02	0.10	0.45	1.32	2.71	3.84	5.02	6.63	7.88
2	0.01	0.02	0.05	0.10	0.21	0.58	1.39	2.77	4.61	5.99	7.38	9.21	10.60
3	0.07	0.11	0.22	0.35	0.58	1.21	2.37	4.11	6.25	7.81	9.35	11.34	12.84
4	0.21	0.30	0.48	0.71	1.06	1.92	3.36	5.39	7.78	9.49	11.14	13.28	14.86
5	0.41	0.55	0.83	1.15	1.61	2.67	4.35	6.63	9.24	11.07	12.83	15.09	16.75
6	0.68	0.87	1.24	1.64	2.20	3.45	5.35	7.84	10.64	12.59	14.45	16.81	18.55
7	0.99	1.24	1.69	2.17	2.83	4.25	6.35	9.04	12.02	14.07	16.01	18.48	20.28
8	1.34	1.65	2.18	2.73	3.49	5.07	7.34	10.22	13.36	15.51	17.53	20.09	21.95
9	1.73	2.09	2.70	3.33	4.17	5.90	8.34	11.39	14.68	16.92	19.02	21.67	23.59
10	2.16	2.56	3.25	3.94	4.87	6.74	9.34	12.55	15.99	18.31	20.48	23.21	25.19
11	2.60	3.05	3.82	4.57	5.58	7.58	10.34	13.70	17.28	19.68	21.92	24.72	26.76
12	3.07	3.57	4.40	5.23	6.30	8.44	11.34	14.85	18.55	21.03	23.34	26.22	28.30
13	3.57	4.11	5.01	5.89	7.04	9.30	12.34	15.98	19.81	22.36	24.74	27.69	29.82
14	4.07	4.66	5.63	6.57	7.79	10.17	13.34	17.12	21.06	23.68	26.12	29.14	31.32
15	4.60	5.23	6.26	7.26	8.55	11.04	14.34	18.25	22.31	25.00	27.49	30.58	32.80
16	5.14	5.81	6.91	7.96	9.31	11.91	15.34	19.37	23.54	26.30	28.85	32.00	34.27
17	5.70	6.41	7.56	8.67	10.09	12.79	16.34	20.49	24.77	27.59	30.19	33.41	35.72
18	6.26	7.01	8.23	9.39	10.86	13.68	17.34	21.60	25.99	28.87	31.53	34.81	37.16
19	6.84	7.63	8.91	10.12	11.65	14.56	18.34	22.72	27.20	30.14	32.85	36.19	38.58
20	7.43	8.26	9.59	10.85	12.44	15.45	19.34	23.83	28.41	31.41	34.17	37.57	40.00
21	8.03	8.90	10.28	11.59	13.24	16.34	20.34	24.93	29.62	32.67	35.48	38.93	41.40
22	8.64	9.54	10.98	12.34	14.04	17.24	21.34	26.04	30.81	33.92	36.78	40.29	42.80
23	9.26	10.20	11.69	13.09	14.85	18.14	22.34	27.14	32.01	35.17	38.08	41.64	44.18
24	9.89	10.86	12.40	13.85	15.66	19.04	23.34	28.24	33.20	36.42	39.36	42.98	45.56
25	10.52	11.52	13.12	14.61	16.47	19.94	24.34	29.34	34.38	37.65	40.65	44.31	46.93
26	11.16	12.20	13.84	15.38	17.29	20.84	25.34	30.43	35.56	38.89	41.92	45.64	48.29
27	11.81	12.88	14.57	16.15	18.11	21.75	26.34	31.53	36.74	40.11	43.19	46.96	49.64
28	12.46	13.56	15.31	16.93	18.94	22.66	27.34	32.62	37.92	41.34	44.46	48.28	50.99
29	13.12	14.26	16.05	17.71	19.77	23.57	28.34	33.71	39.09	42.56	45.72	49.59	52.34
30	13.79	14.95	16.79	18.49	20.60	24.48	29.34	34.80	40.26	43.77	46.98	50.89	53.67
40	20.71	22.16	24.43	26.51	29.05	33.66	39.34	45.62	51.81	55.76	59.34	63.69	66.77
50	27.99	29.71	32.36	34.76	27.69	42.94	49.33	56.33	63.17	67.50	71.42	76.15	79.49
60	35.53	37.48	40.48	43.19	46.46	52.29	59.33	66.98	74.40	79.08	83.30	88.38	91.95
70	43.28	45.44	48.76	51.74	55.33	61.70	69.33	77.58	85.53	90.53	95.02	100.42	104.22
80	51.17	53.54	57.15	60.39	64.28	71.14	79.33	88.13	96.58	101.88	106.63	112.33	116.32
90	59.20	61.75	65.65	69.13	73.29	80.62	89.33	98.65	107.56	113.14	118.14	124.12	128.30
100	67.33	70.06	74.22	77.93	82.36	90.13	99.33	109.14	118.50	124.34	129.56	135.81	140.17

附表 9 T界值表(配对比较的符号秩和检验用)

n	单侧:0.05	0.025	0.01	0.005
	双侧:0.10	0.05	0.02	0.010
5	0—15	. —.	. —.	. —.
6	2—19	0—21	. —.	. —.
7	3—25	2—26	0—28	. —.
8	5—31	3—33	1—35	0—36
9	8—37	5—40	3—42	1—44
10	10—45	8—47	5—50	3—52
11	13—53	10—56	7—59	5—61
12	17—61	13—65	9—69	7—71
13	21—70	17—74	12—79	9—82
14	25—80	21—84	15—90	12—93
15	30—90	25—95	19—101	15—105
16	35—101	29—107	23—113	19—117
17	41—112	34—119	27—126	23—130
18	47—124	40—131	32—139	27—144
19	53—137	46—144	37—153	32—158
20	60—150	52—158	43—167	37—173
21	67—164	58—173	49—182	42—189
22	75—178	65—188	55—198	48—205
23	83—193	73—203	62—214	54—222
24	91—209	81—219	69—231	61—239
25	100—225	89—236	76—249	68—257
26	110—241	98—253	84—267	75—276
27	119—259	107—271	92—286	83—295
28	130—276	116—290	101—305	91—315
29	140—295	126—309	110—325	100—335
30	151—314	137—328	120—345	109—356
31	163—333	147—349	130—366	118—378
32	175—353	159—369	140—388	128—400
33	187—374	170—391	151—410	138—423
34	200—395	182—413	162—433	148—447
35	213—417	195—435	173—457	159—471
36	227—439	208—458	185—481	171—495
37	241—462	221—482	198—505	182—521
38	256—485	235—506	211—530	194—547
39	271—509	249—531	224—556	207—573
40	286—534	264—556	238—582	220—600
41	302—559	279—582	252—609	233—628
42	319—584	294—609	266—637	247—656
43	336—610	310—636	281—665	261—685
44	353—637	327—663	296—694	276—714
45	371—664	343—692	312—723	291—744
46	389—692	361—720	328—753	307—774
47	407—721	378—750	345—783	322—806
48	426—750	396—780	362—814	339—837
49	446—779	415—810	379—846	355—870
50	466—809	434—841	397—878	373—902

附表 10　T 界值表(两样本比较的秩和检验用)

	单侧	双侧
1 行	$P=0.05$	$P=0.10$
2 行	$P=0.025$	$P=0.05$
3 行	$P=0.01$	$P=0.02$
4 行	$P=0.005$	$P=0.01$

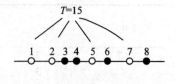

n_1 (较小 n)	n_2-n_1 0	1	2	3	4	5	6	7	8	9	10
2				3—13	3—15	3—17	4—18	4—20	4—22	4—24	5—25
						3—19	3—21	3—23	3—25	4—26
3	6—15	6—18	7—20	8—22	8—25	9—27	10—29	10—32	11—34	11—37	12—39
		6—21	7—23	7—26	8—28	8—31	9—33	9—36	10—38	10—41
			6—27	6—30	7—32	7—35	7—38	8—40	8—43
				6—33	6—36	6—39	7—41	7—44
4	11—25	12—28	13—31	14—34	15—37	16—40	17—43	18—46	19—49	20—52	21—55
	10—26	11—29	12—32	13—35	14—38	14—42	15—45	16—48	17—51	18—54	19—57
		10—30	11—33	11—37	12—40	13—43	13—47	14—50	15—53	15—57	16—60
			10—34	10—38	11—41	11—45	12—48	12—52	13—55	13—59	14—62
5	19—36	20—40	21—44	23—47	24—51	26—54	27—58	28—62	30—65	31—69	33—72
	17—38	18—42	20—45	21—49	22—53	23—57	24—61	26—64	27—68	28—72	29—76
	16—39	17—43	18—47	19—51	20—55	21—59	22—63	23—67	24—71	25—75	26—79
	15—40	16—44	16—49	17—53	18—57	19—61	20—65	21—69	22—73	22—78	23—82
6	28—50	29—55	31—59	33—63	35—67	37—71	38—76	40—80	42—84	44—88	46—92
	26—52	27—57	29—61	31—65	32—70	34—74	35—79	37—83	38—88	40—92	42—96
	24—54	25—59	27—63	28—68	29—73	30—78	32—82	33—87	34—92	36—96	37—101
	23—55	24—60	25—65	26—70	27—75	28—80	30—84	31—89	32—94	33—99	34—104
7	39—66	41—71	43—76	45—81	47—86	49—91	52—95	54—100	56—105	58—110	61—114
	36—69	38—74	40—79	42—84	44—89	46—94	48—99	50—104	52—109	54—114	56—119
	34—71	35—77	37—82	39—87	40—93	42—98	44—103	45—109	47—114	49—119	51—124
	32—73	34—78	35—84	37—89	38—95	40—100	41—106	43—111	44—117	45—122	47—128
8	51—85	54—90	56—96	59—101	62—106	64—112	67—117	69—123	72—128	75—133	77—139
	49—87	51—93	53—99	55—105	58—110	60—116	62—122	65—127	67—133	70—138	72—144
	45—91	47—97	49—103	51—109	53—115	56—120	58—126	60—132	62—138	64—144	66—150
	43—93	45—99	47—105	49—111	51—117	53—123	54—130	56—136	58—142	60—148	62—154
9	66—105	69—111	72—117	75—123	78—129	81—135	84—141	87—147	90—153	93—159	96—165
	62—109	65—115	68—121	71—127	73—134	76—140	79—146	82—152	84—159	87—165	90—171
	59—112	61—119	63—126	66—132	68—139	71—145	73—152	76—158	78—165	81—171	83—178
	56—115	58—122	61—128	63—135	65—142	67—149	69—156	72—162	74—169	76—176	78—183
10	82—128	86—134	89—141	92—148	96—154	99—161	103—167	106—174	110—180	113—187	117—193
	78—132	81—139	84—146	88—152	91—159	94—166	97—173	100—180	103—187	107—193	110—200
	74—136	77—143	79—151	82—158	85—165	88—172	91—179	93—187	96—194	99—201	102—208
	71—139	73—147	76—154	79—161	81—169	84—176	86—184	89—191	92—198	94—206	97—213

附表 11 **H** 界值表(三样本比较的秩和检验用)

n	n_1	n_2	n_3	P 0.05	P 0.01
7	3	2	2	4.71	
	3	3	1	5.14	
8	3	3	2	5.36	
	4	2	2	5.33	
	4	3	1	5.21	
	5	2	1	5.00	
9	3	3	3	5.60	7.20
	4	3	2	5.44	6.44
	4	4	1	4.97	6.67
	5	2	2	5.16	6.53
	5	3	1	4.96	
10	4	3	3	5.73	6.75
	4	4	2	5.45	7.04
	5	3	2	5.25	6.82
	5	4	1	4.99	6.95
11	4	4	3	5.60	7.14
	5	3	3	5.65	7.08
	5	4	2	5.27	7.12
	5	5	1	5.13	7.31
12	4	4	4	5.69	7.65
	5	4	3	5.63	7.44
	5	5	2	5.34	7.27
13	5	4	4	5.62	7.76
	5	5	3	5.71	7.54
14	5	5	4	5.64	7.79
15	5	5	5	5.78	7.98

附表 12 **M** 界值表(随机区组比较的秩和检验用)

($P = 0.05$)

区组数 (n)	处理组数(g)													
	2	3	4	5	6	7	8	9	10	11	12	13	14	15
2	—	—	20	38	64	96	138	192	258	336	429	538	664	808
3	—	18	37	64	104	158	225	311	416	542	691	865	1063	1292
4	—	26	52	89	144	217	311	429	574	747	950	1189	1460	1770
5	—	32	65	113	183	277	396	547	731	950	1210	1512	1859	2254
6	18	42	76	137	222	336	482	664	887	1155	1469	1831	2253	2738
7	24.5	50	92	167	272	412	591	815	1086	1410	1791	2233	2740	3316
8	32	50	105	190	310	471	676	931	1241	1612	2047	2552	3131	3790
9	24.5	56	118	214	349	529	760	1047	1396	1813	2302	2871	3523	4264
10	32	62	131	238	388	588	845	1164	1551	2014	2558	3189	3914	4737
11	40.5	66	144	261	427	647	929	1280	1706	2216	2814	3508	4305	5211
12	32	72	157	285	465	706	1013	1396	1862	2417	3070	3827	4697	5685
13	40.5	78	170	309	504	764	1098	1512	2017	2618	3326	4146	5088	6159
14	50	84	183	333	543	823	1182	1629	2172	2820	3581	4465	5479	6632
15	40.5	90	196	356	582	882	1267	1745	2327	3021	3837	4784	5871	7106

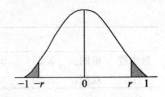

附表 13 r 界值表

自由度	单侧：	0.25	0.10	0.05	0.025	0.01	0.005	0.0025	0.001	0.000
ν	双侧：	0.50	0.20	0.10	0.05	0.02	0.01	0.005	0.002	0.001
1		0.707	0.951	0.988	0.997	1.000	1.000	1.000	1.000	1.000
2		0.500	0.800	0.900	0.950	0.980	0.990	0.995	0.998	0.999
3		0.404	0.687	0.805	0.878	0.934	0.959	0.974	0.986	0.991
4		0.347	0.608	0.729	0.811	0.882	0.917	0.942	0.963	0.974
5		0.309	0.551	0.669	0.755	0.833	0.875	0.906	0.935	0.951
6		0.281	0.507	0.621	0.707	0.789	0.834	0.870	0.905	0.925
7		0.260	0.472	0.582	0.666	0.750	0.798	0.836	0.875	0.898
8		0.242	0.443	0.549	0.632	0.715	0.765	0.805	0.847	0.872
9		0.228	0.419	0.521	0.602	0.685	0.735	0.776	0.820	0.847
10		0.216	0.398	0.497	0.576	0.658	0.708	0.750	0.795	0.823
11		0.206	0.380	0.476	0.553	0.634	0.684	0.726	0.772	0.801
12		0.197	0.365	0.457	0.532	0.612	0.661	0.703	0.750	0.780
13		0.189	0.351	0.441	0.514	0.592	0.641	0.683	0.730	0.760
14		0.182	0.338	0.426	0.497	0.574	0.623	0.664	0.711	0.742
15		0.176	0.327	0.412	0.482	0.558	0.606	0.647	0.694	0.725
16		0.170	0.317	0.400	0.468	0.542	0.590	0.631	0.678	0.708
17		0.165	0.308	0.389	0.456	0.529	0.575	0.616	0.662	0.693
18		0.160	0.299	0.378	0.444	0.515	0.561	0.602	0.648	0.679
19		0.156	0.291	0.369	0.433	0.503	0.549	0.589	0.635	0.665
20		0.152	0.284	0.360	0.423	0.492	0.537	0.576	0.622	0.652
21		0.148	0.277	0.352	0.413	0.482	0.526	0.565	0.610	0.640
22		0.145	0.271	0.344	0.404	0.472	0.515	0.554	0.599	0.629
23		0.141	0.265	0.337	0.396	0.462	0.505	0.543	0.588	0.618
24		0.138	0.260	0.330	0.388	0.453	0.496	0.534	0.578	0.607
25		0.136	0.255	0.323	0.381	0.445	0.487	0.524	0.568	0.597

概率，P

续表

自由度	单侧:	0.25	0.10	0.05	0.025	0.01	0.005	0.0025	0.001	0.000
ν	双侧:	0.50	0.20	0.10	0.05	0.02	0.01	0.005	0.002	0.001
26		0.133	0.250	0.317	0.374	0.437	0.479	0.515	0.559	0.588
27		0.131	0.245	0.311	0.367	0.430	0.471	0.507	0.550	0.579
28		0.128	0.241	0.306	0.361	0.423	0.463	0.499	0.541	0.570
29		0.126	0.237	0.301	0.355	0.416	0.456	0.491	0.533	0.562
30		0.124	0.233	0.296	0.349	0.409	0.449	0.484	0.526	0.554
31		0.122	0.229	0.291	0.344	0.403	0.442	0.477	0.518	0.546
32		0.120	0.225	0.287	0.339	0.397	0.436	0.470	0.511	0.539
33		0.118	0.222	0.283	0.334	0.392	0.430	0.464	0.504	0.532
34		0.116	0.219	0.279	0.329	0.386	0.424	0.458	0.498	0.525
35		0.115	0.216	0.275	0.325	0.381	0.418	0.452	0.492	0.519
36		0.113	0.213	0.271	0.320	0.376	0.413	0.446	0.486	0.513
37		0.111	0.210	0.267	0.316	0.371	0.408	0.441	0.480	0.507
38		0.110	0.207	0.264	0.312	0.367	0.403	0.435	0.474	0.501
39		0.108	0.204	0.261	0.308	0.362	0.398	0.430	0.469	0.495
40		0.107	0.202	0.257	0.304	0.358	0.393	0.425	0.463	0.490
41		0.106	0.199	0.254	0.301	0.354	0.389	0.420	0.458	0.484
42		0.104	0.197	0.251	0.297	0.350	0.384	0.416	0.453	0.479
43		0.103	0.195	0.248	0.294	0.346	0.380	0.411	0.449	0.474
44		0.102	0.192	0.246	0.291	0.342	0.376	0.407	0.444	0.469
45		0.101	0.190	0.243	0.288	0.338	0.372	0.403	0.439	0.465
46		0.100	0.188	0.240	0.285	0.335	0.368	0.399	0.435	0.460
47		0.099	0.186	0.238	0.282	0.331	0.365	0.395	0.431	0.456
48		0.098	0.184	0.235	0.279	0.328	0.361	0.391	0.427	0.451
49		0.097	0.182	0.233	0.276	0.325	0.358	0.387	0.423	0.447
50		0.096	0.181	0.231	0.273	0.322	0.354	0.384	0.419	0.443

概率,P

附表 14 r_s 界值表

n	概率,P								
	单侧: 0.25	0.10	0.05	0.025	0.01	0.005	0.0025	0.001	0.0005
	双侧: 0.50	0.20	0.10	0.05	0.02	0.01	0.005	0.002	0.001
4	0.600	1.000	1.000						
5	0.500	0.800	0.900	1.000	1.000				
6	0.371	0.657	0.829	0.886	0.943	1.000	1.000		
7	0.321	0.571	0.714	0.786	0.893	0.929	0.964	1.000	1.000
8	0.310	0.524	0.643	0.738	0.833	0.881	0.905	0.952	0.976
9	0.267	0.483	0.600	0.700	0.783	0.833	0.867	0.917	0.933
10	0.248	0.455	0.564	0.648	0.745	0.794	0.830	0.879	0.903
11	0.236	0.427	0.536	0.618	0.709	0.755	0.800	0.845	0.873
12	0.217	0.406	0.503	0.587	0.678	0.727	0.769	0.818	0.846
13	0.209	0.385	0.484	0.560	0.648	0.703	0.747	0.791	0.824
14	0.200	0.367	0.464	0.538	0.626	0.679	0.723	0.771	0.802
15	0.189	0.354	0.446	0.521	0.604	0.654	0.700	0.750	0.779
16	0.182	0.341	0.429	0.503	0.582	0.635	0.679	0.729	0.762
17	0.176	0.328	0.414	0.485	0.566	0.615	0.662	0.713	0.748
18	0.170	0.317	0.401	0.472	0.550	0.600	0.643	0.695	0.728
19	0.165	0.309	0.391	0.460	0.535	0.584	0.628	0.677	0.712
20	0.161	0.299	0.380	0.447	0.520	0.570	0.612	0.662	0.696
21	0.156	0.292	0.370	0.435	0.508	0.556	0.599	0.648	0.681
22	0.152	0.284	0.361	0.425	0.496	0.544	0.586	0.634	0.667
23	0.148	0.278	0.353	0.415	0.486	0.532	0.573	0.622	0.654
24	0.144	0.271	0.344	0.406	0.476	0.521	0.562	0.610	0.642
25	0.142	0.265	0.337	0.398	0.466	0.511	0.551	0.598	0.630

续表

n	单侧： 双侧：	0.25 0.50	0.10 0.20	0.05 0.10	0.025 0.05	0.01 0.02	0.005 0.01	0.0025 0.005	0.001 0.002	0.0005 0.001
					概率，P					
26		0.138	0.259	0.331	0.390	0.457	0.501	0.541	0.587	0.619
27		0.136	0.255	0.324	0.382	0.448	0.491	0.531	0.577	0.608
28		0.133	0.250	0.317	0.375	0.440	0.483	0.522	0.567	0.598
29		0.130	0.245	0.312	0.368	0.433	0.475	0.513	0.558	0.589
30		0.128	0.240	0.306	0.362	0.425	0.467	0.504	0.549	0.580
31		0.126	0.236	0.301	0.356	0.418	0.459	0.496	0.541	0.571
32		0.124	0.232	0.296	0.350	0.412	0.452	0.489	0.533	0.563
33		0.121	0.229	0.291	0.345	0.405	0.446	0.482	0.525	0.554
34		0.120	0.225	0.287	0.340	0.399	0.439	0.475	0.517	0.547
35		0.118	0.222	0.283	0.335	0.394	0.433	0.468	0.510	0.539
36		0.116	0.219	0.279	0.330	0.388	0.427	0.462	0.504	0.533
37		0.114	0.216	0.275	0.325	0.382	0.421	0.456	0.497	0.526
38		0.113	0.212	0.271	0.321	0.378	0.415	0.450	0.491	0.519
39		0.111	0.210	0.267	0.317	0.373	0.410	0.444	0.485	0.513
40		0.110	0.207	0.264	0.313	0.368	0.405	0.439	0.479	0.507
41		0.108	0.204	0.261	0.309	0.364	0.400	0.433	0.473	0.501
42		0.107	0.202	0.257	0.305	0.359	0.395	0.428	0.468	0.495
43		0.105	0.199	0.254	0.301	0.355	0.391	0.423	0.463	0.490
44		0.104	0.197	0.251	0.298	0.351	0.386	0.419	0.458	0.484
45		0.103	0.194	0.248	0.294	0.347	0.382	0.414	0.453	0.479
46		0.102	0.192	0.246	0.291	0.343	0.378	0.410	0.448	0.474
47		0.101	0.190	0.243	0.288	0.340	0.374	0.405	0.443	0.469
48		0.100	0.188	0.240	0.285	0.336	0.370	0.401	0.439	0.465
49		0.098	0.186	0.238	0.282	0.333	0.366	0.397	0.434	0.460
50		0.097	0.184	0.235	0.279	0.329	0.363	0.393	0.430	0.456

附表 15　随机数字表

编号	1～10	11～20	21～30	31～40	41～50
1	22 17 68 65 81	68 95 23 92 35	87 02 22 57 51	61 09 43 95 06	58 24 82 03 47
2	19 36 27 59 46	13 79 93 37 55	39 77 32 77 09	85 52 05 30 62	47 83 51 62 74
3	16 77 23 02 77	09 61 87 25 21	28 06 24 25 93	16 71 13 59 78	23 05 47 47 25
4	78 43 76 71 61	20 44 90 32 64	97 67 63 99 61	46 38 03 93 22	69 81 21 99 21
5	03 28 28 26 08	73 37 32 04 05	69 30 16 09 05	88 69 58 28 99	35 07 44 75 47
6	93 22 53 64 39	07 10 63 76 35	87 03 04 79 88	08 13 13 85 51	55 34 57 72 69
7	78 76 58 54 74	92 38 70 96 92	52 06 79 79 45	82 63 18 27 44	69 66 92 19 09
8	23 68 35 26 00	99 53 93 61 28	52 70 05 48 34	56 65 05 61 86	90 92 10 70 80
9	15 39 25 70 99	93 86 52 77 65	15 33 59 05 28	22 87 26 07 47	86 96 98 29 06
10	58 71 96 30 24	18 46 23 34 27	85 13 99 24 44	49 18 09 79 49	74 16 32 23 02
11	57 35 27 33 72	24 53 63 94 09	41 10 76 47 91	44 04 95 49 66	39 60 04 59 81
12	48 50 86 54 48	22 06 34 72 52	82 21 15 65 20	33 29 94 71 11	15 91 29 12 03
13	61 96 48 95 03	07 16 39 33 66	98 56 10 56 79	77 21 30 27 12	90 49 22 23 62
14	36 93 89 41 26	29 70 83 63 51	99 74 20 52 36	87 09 41 15 09	98 60 16 03 03
15	18 87 00 42 31	57 90 12 02 07	23 47 37 17 31	54 08 01 88 63	39 41 88 92 10
16	88 56 53 27 59	33 35 72 67 47	77 34 55 45 70	08 18 27 38 90	16 95 86 70 75
17	09 72 95 84 29	49 41 31 06 70	42 38 06 45 18	64 84 73 31 65	52 53 37 97 15
18	12 96 88 17 31	65 19 69 02 83	60 75 86 90 68	24 64 19 35 51	56 61 87 39 12
19	85 94 57 24 16	92 09 84 38 76	22 00 27 69 85	29 81 94 78 70	21 94 47 90 12
20	38 64 43 59 98	98 77 87 68 07	91 51 67 62 44	40 98 05 93 78	23 32 65 41 18
21	53 44 09 42 72	00 41 86 79 79	68 47 22 00 20	35 55 31 51 51	00 83 63 22 55
22	40 76 66 26 84	57 99 99 90 37	36 63 32 08 58	37 40 13 68 97	87 64 81 07 83
23	02 17 79 18 05	12 59 52 57 02	22 07 90 47 03	28 14 11 30 79	20 69 22 40 98
24	95 17 82 06 53	31 51 10 96 46	92 06 88 07 77	56 11 50 81 69	40 23 72 51 39
25	35 76 22 42 92	96 11 83 44 80	34 68 35 48 77	33 42 40 90 60	73 96 53 97 86

续表

编号	1~10	11~20	21~30	31~40	41~50
26	26 29 31 56 41	85 47 04 66 08	34 72 57 59 13	82 43 80 46 15	38 26 61 70 04
27	77 80 20 75 82	72 82 32 99 90	63 95 73 76 63	89 73 44 99 05	48 67 26 43 18
28	46 40 66 44 52	91 36 74 43 53	30 82 13 54 00	78 45 63 98 35	55 03 36 67 68
29	37 56 08 18 09	77 53 84 46 47	31 91 18 95 58	24 16 74 11 53	44 10 13 85 57
30	61 65 61 68 66	37 27 47 39 19	84 83 70 07 48	53 21 40 06 71	95 06 79 88 54
31	93 43 69 64 07	34 18 04 52 35	56 27 09 24 86	61 85 53 83 45	19 90 70 99 00
32	21 96 60 12 99	11 20 99 45 18	48 13 93 55 34	18 37 79 49 90	65 97 38 20 46
33	95 20 47 97 97	27 37 83 28 71	00 06 41 41 74	45 89 09 39 84	51 67 11 52 49
34	97 86 21 78 73	10 65 81 92 59	58 76 17 14 97	04 76 62 16 17	17 95 70 45 80
35	69 92 06 34 13	59 71 74 17 32	27 55 10 24 19	23 71 82 13 74	63 52 52 01 41
36	04 31 17 21 56	33 73 99 19 87	26 72 39 27 67	53 77 57 68 93	60 61 97 22 61
37	61 06 98 03 91	87 14 77 43 96	43 00 65 98 50	45 60 33 01 07	98 99 46 50 47
38	85 93 85 86 88	72 87 08 62 40	16 06 10 89 20	23 21 34 74 97	76 38 03 29 63
39	21 74 32 47 45	73 96 07 94 52	09 65 90 77 47	25 76 16 19 33	53 05 70 53 30
40	15 69 53 82 80	79 96 23 53 10	65 39 07 16 29	45 33 02 43 70	02 87 40 41 45
41	02 89 08 04 49	20 21 14 68 86	87 63 93 95 17	11 29 01 95 80	35 14 97 35 33
42	87 18 15 89 79	85 43 01 72 73	08 61 74 51 69	89 74 39 82 15	94 51 33 41 67
43	98 83 71 94 22	59 97 50 99 52	08 52 85 08 40	87 80 61 65 31	91 51 80 32 44
44	10 08 58 21 66	72 68 49 29 31	89 85 84 46 06	59 73 19 85 23	65 09 29 75 63
45	47 90 56 10 08	88 02 84 27 83	42 29 72 23 19	66 56 45 65 79	20 71 53 20 25
46	22 85 61 68 90	49 64 92 85 44	16 40 12 89 88	50 14 49 81 06	01 82 77 45 12
47	67 80 43 79 33	12 83 11 41 16	25 58 19 68 70	77 02 54 00 52	53 43 37 15 26
48	27 62 50 96 72	79 44 61 40 15	14 53 40 65 39	27 31 58 50 28	11 39 03 34 25
49	33 78 80 87 15	38 30 06 38 21	14 47 47 07 26	54 96 87 53 32	40 36 40 96 76
50	13 13 92 66 99	47 24 49 57 74	32 25 43 62 17	10 97 11 69 84	99 63 22 32 98

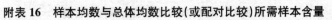

附表 16 样本均数与总体均数比较(或配对比较)所需样本含量

δ/σ	单侧:α=0.005 双侧:α=0.01					α=0.01 α=0.02					α=0.025 α=0.05					α=0.05 α=0.1					δ/σ
1−β=	.99	.95	.9	.8	.5	.99	.95	.9	.8	.5	.99	.95	.9	.8	.5	.99	.95	.9	.8	.5	
0.05																					0.05
0.10																					0.10
0.15																				122	0.15
0.20										139					99					70	0.20
0.25					110					90				128	64			139	101	45	0.25
0.30				134	78				115	63			119	90	45		122	97	71	32	0.30
0.35			125	99	58			109	85	47		109	88	67	34		90	72	52	24	0.35
0.40		115	97	77	45		101	85	66	37	117	84	68	51	26	101	70	55	40	19	0.40
0.45		92	77	62	37	110	81	68	53	30	93	67	54	41	21	80	55	44	33	15	0.45
0.50	100	75	63	51	30	90	66	55	43	25	76	54	44	34	18	65	45	36	27	13	0.50
0.55	83	63	53	42	26	75	55	46	36	21	63	45	37	28	15	54	38	30	22	11	0.55
0.60	71	53	45	36	22	63	47	39	31	18	53	38	32	24	13	46	32	26	19	9	0.60
0.65	61	46	39	31	20	55	41	34	27	16	46	33	27	21	12	39	28	22	17	8	0.65
0.70	53	40	34	28	17	47	35	30	24	14	40	29	24	19	10	34	24	19	15	8	0.70
0.75	47	36	30	25	16	42	31	27	21	13	35	26	21	16	9	30	21	17	13	7	0.75
0.80	41	32	27	22	14	37	28	24	19	12	31	22	19	15	9	27	19	15	12	6	0.80
0.85	37	29	24	20	13	33	25	21	17	11	28	21	17	13	8	24	17	14	11	6	0.85
0.90	34	26	22	18	12	29	23	19	16	10	25	19	16	12	7	21	15	13	10	5	0.90
0.95	31	24	20	17	11	27	21	18	14	9	23	17	14	11	7	19	14	11	9	5	0.95
1.00	28	22	19	16	10	25	19	16	13	9	21	16	13	10	6	18	13	11	8	5	1.00
1.1	24	19	16	14	9	21	16	14	12	8	18	13	11	9		15	11	9	7		1.1
1.2	21	16	14	12	8	18	14	12	10		15	12	10	8	6	13	10	8	6		1.2
1.3	18	15	13	11	8	16	13	11	9	6	14	10	9	7	5	11	8	7	6		1.3
1.4	16	13	12	10	7	14	11	10	9	6	12	9	8	7		10	8	7	5		1.4
1.5	15	12	11	9	7	13	10	9	8	6	11	8	7	6		9	7	6			1.5
1.6	13	11	10	8		12	10	8	7		10	8	7	6		8	6	6			1.6
1.7	12	10	9	8		11	9	8	7		9	7	6	5		8	6	5			1.7
1.8	12	10	9	8	6	10	8	7	7		8	7	6			7	6				1.8
1.9	11	9	8	7	6	10	8	7	6		8	6	6			7	5				1.9
2.0	10	8	8	7	5	9	7	7	6		7	6	5			6					2.0
2.1	10	8	7	7		8	7	6	6		7	6				6					2.1
2.2	9	8	7	6		8	7	6	5		7	6				6					2.2
2.3	9	7	7	6		8	6	6			6	5				5					2.3
2.4	8	7	7	6		7	6	6			6										2.4
2.5	8	7	6	6		7	6	6			6										2.5
3.0	7	6	6	5		6	5	5			5										3.0
3.5	6	5	5			5															3.5
4.0	6																				4.0

附表 17 两样本均数比较所需样本含量

$\delta/\sigma=\left(\dfrac{\mu_1-\mu_2}{\sigma}\right)$	单侧:α=0.005 双侧:α=0.01					α=0.01 / α=0.02					α=0.025 / α=0.05					α=0.05 / α=0.1					$\delta/\sigma=\left(\dfrac{\mu_1-\mu_2}{\sigma}\right)$
$1-\beta=$	.99	.95	.9	.8	.5	.99	.95	.9	.8	.5	.99	.95	.9	.8	.5	.99	.95	.9	.8	.5	
0.05																					0.05
0.10																					0.10
0.15																					0.15
0.20																			137		0.20
0.25															124					88	0.25
0.30										123					87					61	0.30
0.35										90					64				102	45	0.35
0.40										70				100	50			108	78	35	0.40
0.45				118	68				101	55			105	79	39		108	86	62	28	0.45
0.50				96	55			106	82	45		106	86	64	32		88	70	51	23	0.50
0.55			101	79	46		106	88	68	38		87	71	53	27	112	73	58	42	19	0.55
0.60		101	85	67	39		90	74	58	32	104	74	60	45	23	89	61	49	36	16	0.60
0.65		87	73	57	34	104	77	64	49	27	88	63	51	39	20	76	52	42	30	14	0.65
0.70	100	75	63	50	29	90	66	55	43	24	76	55	44	34	17	66	45	36	26	12	0.70
0.75	88	66	55	44	26	79	58	48	38	21	67	48	38	29	15	57	40	32	23	11	0.75
0.80	77	58	49	39	23	70	51	43	33	19	59	42	34	26	14	50	35	28	21	10	0.80
0.85	69	51	43	35	21	62	46	38	30	17	52	37	31	23	12	45	31	25	18	9	0.85
0.90	62	46	39	31	19	55	41	34	27	15	47	34	27	21	11	40	28	22	16	8	0.90
0.95	55	42	35	28	17	50	37	31	24	14	42	30	25	19	10	36	25	20	15	7	0.95
1.00	50	38	32	26	15	45	33	28	22	13	38	27	23	17	9	33	23	18	14	7	1.00
1.1	42	32	27	22	13	38	28	23	19	11	32	23	19	14	8	27	19	15	12	6	1.1
1.2	36	27	23	18	11	32	24	20	16	9	27	20	16	12	7	23	16	13	10	5	1.2
1.3	31	23	20	16	10	28	21	17	14	8	23	17	14	11	6	20	14	11	9	5	1.3
1.4	27	20	17	14	9	24	18	15	12	8	20	15	12	10	6	17	12	10	8	4	1.4
1.5	24	18	15	13	8	21	16	14	11	7	18	13	11	9	5	15	11	9	7	4	1.5
1.6	21	16	14	11	7	19	14	12	9	6	16	12	10	8	5	14	10	8	6	4	1.6
1.7	19	15	13	10	7	17	13	11	9	6	14	11	9	7	4	12	9	7	6	3	1.7
1.8	17	13	11	10	6	15	12	10	8	5	13	10	8	6	4	11	8	7	5		1.8
1.9	16	12	11	9		14	11	9	8	5	12	9	7	6	4	10	7	6	4		1.9
2.0	14	11	10	8	6	13	10	9	7	5	11	8	7	6	4	9	7	6	4		2.0
2.1	13	10	9	8	5	12	9	8	7	5	10	8	6	5	3	8	6	5	4		2.1
2.2	12	10	8	7	5	11	9	7	6	4	9	7	6	5		8	6	5	4		2.2
2.3	11	9	8	7	5	10	8	7	6	4	9	7	6	5		7	5	5	4		2.3
2.4	11	9	8	6	5	10	8	7	6	4	8	6	5	4		7	5	4	4		2.4
2.5	10	8	7	6	4	9	7	6	5	4	8	6	5	4		6	5	4	3		2.5
3.0	8	6	6	5	4	7	6	5	4	3	6	5	4	4		5	4	3			3.0
3.5	6	5	5	4	3	6	5	4	4		5	4	4	3		4	3				3.5
4.0	6	5	4	4		5	4	4	3		4	4	3			4					4.0

附表 18　两样本率比较所需样本含量（单侧）

上行：$\alpha=0.05,1-\beta=0.80$

中行：$\alpha=0.05,1-\beta=0.90$

下行：$\alpha=0.01,1-\beta=0.95$

较小率 (%)	两组率之差（%），δ													
	5	10	15	20	25	30	35	40	45	50	55	60	65	70
5	330	105	55	35	25	20	16	13	11	9	8	7	6	6
	460	145	76	48	34	26	21	17	15	13	11	9	8	7
	850	270	140	89	63	47	37	30	25	21	19	17	14	13
10	540	155	76	47	32	23	19	15	13	11	9	8	7	6
	740	210	105	64	44	33	25	21	17	14	12	11	9	8
	1370	390	195	120	81	60	46	37	30	25	21	19	16	14
15	710	200	94	56	38	27	21	17	14	12	10	8	7	6
	990	270	130	77	52	38	29	22	19	16	13	10	10	8
	1820	500	240	145	96	69	52	41	33	27	22	20	17	14
20	860	230	110	63	42	30	22	18	15	12	10	8	7	6
	1190	320	150	88	58	41	31	24	20	16	14	11	10	8
	2190	590	280	160	105	76	57	44	35	28	23	20	17	14
25	980	260	120	69	45	32	24	19	15	12	10	8	7	
	1360	360	165	96	63	44	33	25	21	16	14	11	9	
	2510	660	300	175	115	81	60	46	36	29	23	20	16	
30	1080	280	130	73	47	33	24	19	15	12	10	8		
	1500	390	175	100	65	46	33	25	21	16	13	11		
	2760	720	330	185	120	84	61	47	36	28	22	19		
35	1160	300	135	75	48	33	24	19	15	12	9			
	1600	410	185	105	67	46	33	25	20	16	12			
	2960	750	340	190	125	85	61	46	35	27	21			
40	1210	310	135	76	48	33	24	18	14	11				
	1670	420	190	105	67	46	33	24	19	14				
	3080	780	350	195	125	84	60	44	33	25				
45	1230	310	135	75	47	32	22	17	13					
	1710	430	190	105	65	44	31	22	17					
	3140	790	350	190	120	81	57	41	30					
50	1230	310	135	73	45	30	21	15						
	1710	420	185	100	63	41	29	21						
	3140	780	340	185	115	76	52	37						

附表 19 两样本率比较所需样本含量(双侧)

上行:$\alpha=0.05,1-\beta=0.80$

中行:$\alpha=0.05,1-\beta=0.90$

下行:$\alpha=0.01,1-\beta=0.95$

较小率(%)	两组率之差(%),δ													
	5	10	15	20	25	30	35	40	45	50	55	60	65	70
5	420	130	69	44	31	24	20	16	14	12	10	9	9	7
	570	175	93	59	42	32	25	21	18	15	13	11	10	9
	960	300	155	100	71	54	42	34	28	24	21	19	16	14
10	680	195	96	59	41	30	23	19	16	13	11	10	9	7
	910	260	130	79	54	40	31	24	21	18	15	13	11	10
	1550	440	220	135	92	68	52	41	34	28	23	21	18	15
15	910	250	120	71	48	34	26	21	17	14	12	10	9	8
	1220	330	160	95	64	46	35	27	22	19	16	13	11	10
	2060	560	270	160	110	78	59	47	37	31	25	21	19	16
20	1090	290	135	80	53	38	28	22	18	15	13	10	9	7
	1460	390	185	105	71	51	38	29	23	20	16	14	11	10
	2470	660	310	180	120	86	64	50	40	32	26	21	19	15
25	1250	330	150	88	57	40	30	23	19	15	13	10	9	
	1680	440	200	115	77	54	40	13	24	20	16	13	11	
	2840	740	340	200	130	92	68	52	41	32	26	21	18	
30	1380	360	160	93	60	42	31	23	19	15	12	10		
	1840	480	220	125	80	56	41	31	24	20	16	13		
	3120	810	370	210	135	95	69	53	41	32	25	21		
35	1470	380	170	96	61	42	31	23	18	14	11			
	1970	500	225	130	82	57	41	31	23	19	15			
	3340	850	380	215	140	96	69	52	40	31	23			
40	1530	390	175	97	61	42	30	22	17	13				
	2050	520	230	130	82	56	40	29	22	18				
	3480	880	390	220	140	95	68	50	37	28				
45	1560	390	175	96	60	40	28	21	16					
	2100	520	230	130	80	54	38	27	21					
	3550	890	390	215	135	92	64	47	34					
50	1560	390	170	93	57	38	26	19						
	2100	520	225	125	77	51	35	24						
	3550	880	380	210	130	86	59	41						

45